Claudia Christ ■ Ferdinand Mitterlehner

Männerwelten

Claudia Christ ▪ Ferdinand Mitterlehner

Männerwelten

Männer in Psychotherapie und Beratung

Mit 6 Abbildungen und 9 Tabellen

Schattauer

Prof. Dr. med. Claudia Christ, MPH
Mag. Mag. Ferdinand Mitterlehner
Akademie an den Quellen
An den Quellen 1
65183 Wiesbaden

christ@quellen-akademie.de
mitterlehner@quellen-akademie.de

Bibliografische Information der Deutschen Nationalbibliothek
Die Deutsche Nationalbibliothek verzeichnet diese Publikation in der Deutschen Nationalbibliografie; detaillierte bibliografische Daten sind im Internet über http://dnb.d-nb.de abrufbar.

E-Mail: info@schattauer.de
Internet: www.schattauer.de
Printed in Germany

Projektleitung: Dr. Christina Hardt
Lektorat: Katharina Sporns-Schollmeyer, Berlin
Umschlagabbildung: Perspective © olly – Fotolia.com
Satz: Satzstudio 90 (A. Kretschmer), Kühbach
Druck und Einband: AZ Druck und Datentechnik GmbH, Kempten/Allgäu

ISBN 978-3-7945-2909-4

Vorwort

Wie kommt man als berufliches und privates Lebenspaar auf die Idee eines solchen Buches? Wir könnten jetzt sagen, unsere Psychopathologie sind die fehlenden Väter und die grenzverletzenden Mütter, die mit manchen (großen) Steinen angefüllte Kindheit usw. usw. Ehrlich gesagt, wir erklären uns lieber nicht aus der Pathologie, sondern wollten als Herzensangelegenheit der Frage nachgehen, warum mindestens die Hälfte unserer Klienten Männer sind, obwohl wir zur Kategorie der »Psychos« gehören, warum wir es in unserem Leben immer wieder mit begleitenden, aber auch mit mächtigen und destruktiven Männer zu tun hatten, warum wir beide sowohl männliche als auch weibliche Rollenmuster leben und in keine typische Kategorisierung passen.

Wenn wir Sie die unisex gemeinten Stichworte »Arzt, Klarinettist, Intensivmediziner, Musikpädagoge, Aerobictrainer, Marathonläufer, Tamborin-Spieler in einer Samba-Band, Jugendleiter in der Kirche, Theologe, Ironman-Finisher, Bergkletterer, Sänger, Psychologe, Elternteil, Bruder und Schwester, Überstundenmacher, Geschichtenvorleser, Kuchenbäcker, Grillwürstchenumdreher, Zopfflechter, Kunstliebhaber, Design-Möger, Freund, Stillesuchender, Karitativer, Reisender, Schlafloser, Kleinwagenfahrer, Nachbars Katze Versorger usw. usw.« entweder der Autorin oder dem Autor zuordnen ließen – wäre das für Sie eindeutig möglich?

Was zu uns beiden passt ist, dass wir angetreten sind, die inneren Beweggründe von Menschen und die Einzigartigkeit ihres Lebensweges individuell zu verstehen. Manche von ihnen haben bereits einen langen und steinigen Weg hinter sich. Zu uns passt, dass wir Männer und Frauen auf ihrem **weiteren Weg** ein Stück begleiten und dabei die Potenziale und Fähigkeiten entdecken und alte Wunden etwas heilen lassen möchten. Zu uns passt auch, dass wir gemerkt haben, dass über Männer in der Therapie wenig Umfassendes geschrieben ist. Dem wollten wir auf den Grund gehen und den »Gentle-mental health Code« entschlüsseln. Manchmal passt es auch zu uns, dass wir Menschen ziehen lassen müssen in dem Wissen, dass noch einige Umwege auf sie warten. Und manchmal sind auch wir hilflos, aber nicht hoffnungslos. Es passt auch zu uns, dass wir Kinderfotos, Hochzeitskarten, Urlaubsgrüße und Dankensbriefe, die uns sehr freuen und berühren, noch nach Jahren erhalten. Es würde sehr zu uns passen, weiterhin offenherzig und neugierig zu bleiben. Wenn Sie neugierig geworden sind, so finden Sie uns unter www.quellen-akademie.de.

Wiesbaden, im Frühjahr 2013 **Claudia Christ** und **Ferdinand Mitterlehner**

Inhalt

Einleitung

Männerwelten

Über Männer ist schon einiges geschrieben worden, gelesen wird es von den Männern allerdings nicht. Ratgeberliteratur für den Mann – wie uncool. Denn sie wissen ja, wie es geht. Mann handelt und blättert keine Bücher. Oder vielleicht doch heimlich – vom Nachttisch der Ehefrau, da lag es doch neulich »Rundum glücklich mit mir«. Also ehrlich, so was kann Mann doch nicht lesen, jedenfalls nicht öffentlich. Na ja, aber so einige Fragen hätten die Männer beim näheren Hinsehen ja doch. Nur, wem können sie diese stellen? Dem Kumpel? Wie peinlich, mit dem schwitzt man höchstens beim Fußball. Der Ehefrau? Was für eine Schlappe, nein, die Männer sind doch die Starken. Dem Psychologen? Der fragt in einer heilsvollen Stimme, »Wie fühlt sich Ihr inneres Kind an?« und schwupp, ist der normale Mann wieder draußen. Mal ehrlich, zum Psychotherapeuten? Wir haben doch noch alle Tassen im Schrank!

Nachdem alle Varianten des Fragens durchgespielt und wieder verworfen wurden, bleiben die altbewähren Mittel übrig: locker über Probleme hinweggehen, im Alkohol ertränken, mit mehr Arbeit betäuben, stellvertretend die Ehefrau in die Beratung schicken, die langbeinige Blonde. Das hat doch schon seit Hunderten von Jahren gut gewirkt, so auch sicher jetzt. Alles schön und gut, wären da nicht hartnäckige Zweifel, ob es nicht doch an der Zeit ist, neue Wege zu gehen. Aber welche sind die männlichen Wege? Was ist denn 2013 überhaupt männlich?

Sozialpsychologisch sind der Mann und das Männliche geortet und gescannt (vgl. Hollstein 2001; Döge u. Volz 2006; Zulehner u. Volz 1999); psychologisch ist der Mann durchanalysiert (vgl. Süfke 2008; Nitzschke 1984). Angekommen bei sich ist er nicht!

Die Anforderungen der Frauen an die Männer sind vielfältig, ausdifferenziert und klar; die Konsumwirtschaft weiß, wohin sich der Mann bis 2020 entwickeln wird. Der eigene männliche Standpunkt ist bis zur Unkenntlichkeit aufgeteilt!

In ihrer Identität verunsicherte Männer orientieren sich an eindimensionalen öffentlichen »Mannsbildern« (vgl. Scheub 2010). Globale Megatrends, problematische Formen des männlichen Genderings und zu wenig spezielle Angebote der Gesundheitsvor- und -fürsorge machen den Mann zum sozial und gesundheitlich gefährdeten Subjekt. Ist der Mann möglicherweise tatsächlich das »bedrohte Geschlecht« (vgl. Hüther 2009)?

Eingeschlagene Wege scheinen bisher wenig zielführend und die oftmals männerfeindliche Dekonstruktion des männlichen Geschlechts fördert die Verunsicherung und die Festigung traditioneller Männlichkeit gleichermaßen. Doch »wenn man traditionelle Männlichkeit verändern will, was ja auch den Männern selber längerfristig zugute käme, darf man sie nicht einfach zerstören und die Männer orientierungslos in den Trümmern zurücklassen, sondern man muss Hilfen, neue Orientierung und andere Lebensziele anbieten. [...] Und es muss noch weiter gedacht werden. Ein zureichendes Männerbild, an dem man sich orientieren und ausrichten kann, bietet Sicherheit und damit auch Zukunft« (vgl. Hollstein 2008, S. 209).

Der Aufbau des Buches

Männer auf ihrem Weg der Identitätsfindung zu begleiten und Psychologen, Coaches, Psychotherapeuten oder anderen Therapeuten ein umfassendes Wissen über Männer zu vermitteln, ist Anliegen dieses Buches. Der 1. Teil beschäftigt sich mit der Frage, wie aus einem Jungen ein Mann wird, welche Entwicklungsschritte seine Psyche durchläuft, welche Rollenangebote er von der Gesellschaft bekommt und dadurch auch manipuliert wird und welche Hindernisse von Männern zu überwinden sind. Der 2. Teil beschreibt den Mann in seinen Lebenswelten und den damit verbundenen innerpsychischen Auseinandersetzungen. Grundmuster des Handelns und Orientierungspunkte in den Einstellungen haben dazu geführt, dass man die Gesamtheit der Männer in klar abgrenzbare Gruppen einteilen kann, welche dargestellt sind. Im 3. Teil werden die »Stolpersteine« auf einem männlichen Lebensweg aufgeführt, die Männer in die Beratung, zum Arzt und zur Psychotherapie führen. Diese sind die »7 V's«: Verbrannt – Burnout, »Verliebt Verlobt Verheiratet Verführt«, Vaterschaft, Verantwortung und/oder virtuelle Welten, Veränderungen, Verlust und Verurteilung. Der 4. Teil richtet sich überwiegend an beratend und therapeutisch Arbeitende. Ziel ist es, mit Hilfe des »*Gentle-mental health Codes*[1]« ein tieferes Verständnis für die Belange der Männer zu bekommen und Symptome richtig zu interpretieren, um eine erfolgreiche Begleitung zu ermöglichen. Mögliche Methoden in der Beratung und der Therapie sind praxisnah und schulenübergreifend dargestellt. Der Ausblick lädt den Leser ein, sich mit aus unserer Sicht wichtigen Stichpunkten wie Partnerschaft, Sexualität, Vaterschaft, Bedeutung der eigenen Herkunft etc. zu beschäftigen. Therapeuten erhalten inhaltlich einen roten Faden für die Begleitung von Männern.

---

1 Die von uns entwickelte und begrifflich neu gefasste Sichweise im »*Gentle-mental health Code*« ermöglicht, die verschlüsselten Botschaften von Männern bezüglich ihrer gesundheitsrelevanten Themen zu dechiffrieren.

Mann werden und Mann sein

1 Der Mann als Gegenstand der Reflexion

Über Männer nachzudenken und Männer auf ihrem Weg zum »authentischen Mann« (Hüther 2009, S. 134), zum »Herzenskrieger« (Leimbach 2011, S. 305ff) oder zum »*einzigartigen Mann*« zu begleiten, kann nur mit parallelem Engagement für die materielle, soziale und politische Gleichheit der Geschlechter einhergehen. Erst wenn die beiden Geschlechter in Wahrung ihrer Verschiedenheit gleich behandelt werden und gleich handeln können – erst dann macht das »gleichberechtigte Gegengewicht [...] frei« (Bönt 2012, S. 126). In dieser Freiheit können sich im Wissen um die Unterschiedlichkeit aufeinander bezogene Frauen und Männer entwickeln, welche nicht durch (seelische) Zurücksetzungen (vgl. Sigusch 2005, S. 141) oder durch die »gesamtgesellschaftlich getragene Abwertungsroutine« (Bönt 2012, S. 123) geprägt und verletzt sind.

Sich als Mann »auf den Weg« machen, kann dennoch ein kompliziertes Unterfangen werden. Glücklicherweise gibt es mittlerweile vielfältige männerspezifische Angebote und Männerberatungsstellen. Angebote, welche sich thematisch vorrangig auf Gewalt, Schulden oder sexuelle Perversionen richten, gehen aber oft an den Fragen zur Identitätsentwicklung von Männern vorbei. Angebote aus kirchlich getragenen Einrichtungen setzen immer wieder einen Sinnhorizont voraus, welcher nicht automatisch von Männern mitgetragen wird. Und Angebote aus der »freien Szene« werden oftmals von Männern geleitet, die Lebensformen und Wirklichkeitskonstrukte vertreten, welche den Einstieg für Männer aus einer gesellschaftlichen Mitte deutlich erschweren. Von Psychologen und Psychotherapeuten oftmals falsch verstanden werden Männer medizinisch erst dann richtig behandelt, wenn sie bereits manifeste Symptome entwickelt haben – also zu einem Zeitpunkt, an dem Identitätsfragen bereits hinter einer medizinischen Erkrankung zurückgedrängt wurden.

Sich als Mann »auf den Weg« machen – das ist ein altes Thema, das immer noch aktuell ist: wissenschaftlich, politisch, sozial, psychologisch und persönlich.

Sich als Mann »auf den Weg« machen heißt für die Männer, sich den eigenen Ängsten zu stellen, über sich selbst nachzudenken und gleichzeitig den Freiraum einzufordern, Neuorientierungsphasen durchlaufen zu dürfen. Ausformulierte Erwartungen vom Umfeld, aus dem Feminismus entliehene Ziele oder ironisch-skeptische Kommentare von Kollegen sind in diesen Phasen richtige Stolpersteine.

Sich als Mann »auf den Weg« machen heißt auch, dankbar zu sein: In den unterschiedlichen Phasen des Feminismus haben Frauen gezeigt, wie über Geschlechterverhältnis, Machtstrukturen und Identitätsentwicklung diskutiert wurde und Veränderungen eingeleitet werden konnten. Homosexuelle Männer haben für die Akzeptanz der Vielfalt von männlichen Lebensformen gekämpft. Vertreter kleiner Randgruppen schärfen unseren Blick für Verunsicherung und radikale Optionen. Europäische und staatliche Institutionen haben durch die Sammlung unendlicher Zahlenwerke verschiedenste Aspekte männlichen Lebens statistisch erfasst. Und Autoren bemühen sich seit den 80er-Jahren des vergangenen Jahrhunderts, über den Mann wissenschaftlich zu schreiben oder ihn als Leser persönlich anzusprechen.

In den Grundprofessionen der beiden Autoren – Naturwissenschaft und Geisteswissenschaft – spannt sich der Bogen, wie über den Mann gesprochen werden kann und gleichzeitig das individuelle Erleben dieses Mannseins notwendigerweise zum Thema werden muss. Der Mann mit seinem Körper, seiner Statur, seinen erfassbaren Maßen – von Körpergröße bis elektrischer Hautwiderstand – seinem Bewegungsmuster und natürlich auch mit seinen Hormonen und seiner physiologischen Strukturierung des Gehirns ist physikalisch, biologisch und chemisch real. Auch seine mentalen Eigenschaften beruhen auf deren physikalischer Realisierbarkeit (vgl. Giampierie-Deutsch 2002, S. 17). Ja mehr noch – die Neurowissenschaft hat uns gezeigt, dass die genetische Potenz unseres Gehirns seit 100000 Jahren unverändert ist (Hüther 2009, S. 13), durch die »nutzungsabhängige Plastizität« (Hüther 2009, S. 14) jedoch erstaunliche Entwicklungsmöglichkeiten in sich trägt. Klarerweise finden sich daher durch die geschlechtsspezifisch unterschiedlichen Erfahrungen von Jungen und Mädchen im Laufe ihrer Entwicklung spezifische Veränderungen und Bahnungen.

> Zum »*einzigartigen Mann*« werden – das heißt zum unverwechselbaren und konturierten Mann werden; zum Mann werden, der seine Potenziale ausschöpft und seine Begrenzungen akzeptiert. Zum »*einzigartigen Mann*« werden das heißt auch, zum Mann werden, der wagt, sich mitzuteilen und vorläufige Ambivalenz für Eindeutigkeit zurücklässt.
> Zum »*einzigartigen Mann*« werden – was ist auf diesem Entwicklungsweg bedeutsam?

Gleichzeitig ist der Mann aber nicht nur Mann, sondern erlebt sich selbst als einen »*einzigartigen Mann*«. Was ist bedeutsam für ihn in seiner Geschichte mit seinem Körper? Welche Beantwortung hat zur Festigung seiner männlichen Identität beigetragen? Warum beschämt ihn ein möglicher Vergleich? Und – um den Bogen wieder zu schließen – wie wirkt sich seine psychisch-emotionale Verfassung psychosomatisch auf

- seine Peristaltik,
- seine Haut,
- seine sexuelle Erregbarkeit,
- seinen Muskeltonus,
- seinen Blutdruck oder
- die Zahl seiner selbstbestimmten und autonomen Lebensjahre aus?

Den Annahmen des nicht-reduktionistischen Physikalismus (Giampieri-Deutsch 2002, S. 17) folgend finden sich in unserer Körpergeschichte alle Lebenserfahrungen mit der Welt eingespeichert. Da die kognitive Bewertung dieser Erfahrung selbst wieder sowohl die Differenzierung unserer Affekte vorantreibt (Moser 1996, S. 57) als auch die neuronalen Strukturen prägt, ist die Frage, welche Seite unseres Spannungsbogens wichtiger, früher, Ausgangspunkt oder Endpunkt sei, obsolet! Was wir aber brauchen, ist eine saubere Klärung unsers perspektivischen Blicks.

Die Erkenntnisse aus der **Dritte-Person-Perspektive** (Beobachter) ermöglichen uns eine nachvollziehbare, objektivierbare und mitteilbare Basis für den Dialog unterschiedlicher Wissenschaften. Die Erkenntnisse aus der **Erste-Person-Perspektive** (Erlebender) hat vorrangig die Psychologie als Wissenschaft in ihr Fachgebiet integriert (vgl. Gampieri-Deutsch 2002, S. 64). Die aus dem Erlebten gewonnenen Erkenntnisse ermöglichen uns hingegen zu verstehen,

- wie Männer Bedeutungen zuschreiben,
- wie sie sich um Sinn bemühen,
- wo sie sich evident erleben und
- wie sie, um Ängste zu vermeiden, um eine klare Identität ohne Brüche ringen.

Sollte es gelingen, beide Erkenntniswege in den Dialog zwischen den Geschlechtern einzubringen, dann könnten nicht nur gegenseitig hervorgerufenes Unglück wegen Herrschaft, Gewalt (vgl. Scheub 2010) und Mysandrie (Abwertung des Männlichen) reduziert, sondern auch eine konstruktive gesellschaftliche Entwicklung stattfinden und Momente der glücklichen Begegnung zwischen den Geschlechtern vervielfacht werden.

Da »der Mann« nicht anders kann, als immer in einer konkreten historischen, spirituellen, politischen, wirtschaftlichen und interpersonellen Situation zu leben, müssen wir das gestaltpsychologische Axiom vom Menschen als »wesensmäßig Co-existierenden« (vgl. Petzold 1993, S. 55) den Erkenntnissen aus den Sozialwissenschaften über das Leben der Männer in unserer Zeit zugrunde legen. Da die Grenzen unseres eigenen Selbstkonzeptes immer auch durchlässig für das Bild sind, das andere Menschen von uns haben, gilt es, »den Mann« auch in »seinem Feld« zu betrachten und zu befragen. Denn um eine gemeinsame

Wirklichkeit herzustellen, sind wir (Männer und Frauen) bereit, die Positionen des anderen oder die antizipierte Interaktion mit dem anderen vorwegzunehmen und uns identitätsstiftend anzueignen. (vgl. Sinclair et al. 2006, S. 529).

2 Mann werden

2.1 Biologisch – das Geschlecht mit dem Y-Chromosom

Es ist nicht notwendig, die »Anlage-Umwelt-Diskussion« neu aufzurollen. Auch können wir den Biologen und Soziologen folgen: Es sind paradoxerweise nicht unsere Gehirne oder unsere biologischen Grundausstattungen ausschlaggebend. Es sind die kulturellen Umstände, in denen wir leben, welche die nahezu grenzenlosen Verhaltenspotenziale beschränken, die unseren Gehirnen möglich wären (vgl. Bleier 1984, S. VIII). Natürlich, Männer und Frauen unterscheiden sich. Der kleine Unterschied in der Genetik führt dazu, dass Männer die Welt zur männlichen Welt machen. Die daraus resultierenden Erfahrungen prägen im Umkehrschluss bedingt durch die Neuroplastizität männliches Denken und Handeln. Dank der Neugierde von Cordelia Fine (vgl. Fine 2012, S. 258) und der von ihr erstellten übersichtlichen Zusammenstellung unzähliger Untersuchungen zu diesem Thema lassen sich jedoch alle physikalisch begründeten Genderunterschiede alla »Männer denken, Frauen fühlen« ins Altpapier entsorgen (vgl. auch Hüther 2009, S. 57).

Auch ein Flugbegleiter kann den Passagier mit Flugangst beruhigen, während die Pilotin den A-370 landet.

Unser aktuelles Wissen um die Gehirnentwicklung verweist auf die hochkomplexen Wechselwirkungen zwischen Genen, Hormonen und Umgebungsvariablen. Wir sollten daher **achtsam sein**,

- wie und was wir denken,
- womit wir uns beschäftigen und
- welche Anreizsituationen wir unseren Söhnen bieten.

Söhne gehen von Anfang an mit einer anderen genetischen Ausstattung ins Leben als Töchter. Ihr Y-Chromosom anstelle der Doppelung des X-Chromosoms führt dazu, dass aus der befruchteten Eizelle ein männlicher Embryo wird. 11 Gene auf diesem Y-Chromosom steuern aktiv die Reifung der Spermien und die Leydig-Zwischenzellen produzieren das männliche Geschlechtshormon Testosteron.

Schon in der sechsten/sieben Woche nach der Befruchtung setzt eine hormongesteuerte Entwicklung der Gehirnstrukturen, der Körperformen und der Gesichtsformen ein. Männliche Neugeborene sind als Folge des spezifisch männlichen Hormonhaushalts während ihrer Entwicklung »im Durchschnitt impulsiver, geraten rascher in emotionale Erregung und lassen sich schwerer beruhigen« (Hüther 2009, S. 66). Tritt später noch eine Wechselwirkung mit einer männlichen Lebensweise hinzu, können sogar körperliche Merkmale extremer ausgebildet sein. Auch scheint die Bereitschaft, Grenzen zu überwinden, damit zusammenzuhängen. Am Ende der Wüste, unter der Meeresoberfläche, auf dem Mond, in der Bibliothek, unter dem Kohleflöz, in der stundenlangen Monotonie der Computer-gestützten Qualitätskontrolle – wen wundert es, wenn Männer dadurch auch früher sterben, öfter in Unfälle verwickelt sind, häufiger einen Schlaganfall erleiden (Hüther 2009, S. 56)? Wen wundert es dann, wenn diese Männer aus dem Wissen um ihre Ersetzbarkeit (einer von 1000 Arbeitern zu sein, im Krieg zu fallen, das Weiterbestehen der Kinder zu sichern und selbst nicht mehr dabei zu sein) »neben sich« stehen (vgl. Bönt 2012, S. 25)? Die Bereitschaft, sich neben der vorhandenen höheren genetischen Gefährdung zusätzlich körperlich zu schaden (z. B. zu viel oder zu wenig Sport, Alltagsdrogen, Essverhalten, Risikoverhalten), ist bei Männern auf jeden Fall groß.

Lassen Sie uns noch einmal auf die **Neuroplastizität** zurückkommen. Männer kommen durch den vorgeburtlichen Einfluss des männlichen Geschlechtshormones Testosteron mit einem spezifisch organisierten und strukturierten Gehirn auf die Welt. Und Jungs interessieren sich oftmals durch ihre Orientierung an anderen Jungs und Männern für andere Möglichkeiten und »Potenziale« ihrer Umgebung als Mädchen es tun würden. Trotzdem steht dieser Startsituation jegliche Entwicklung offen! Nur das,

- was uns mit Begeisterung entgegengebracht wurde und
- was in uns Begeisterung ausgelöst hat,
- was »unter die Haut« geht,
- was wir nie wieder vergessen werden und
- was wir nie wieder aus unserer Lebensgeschichte wegdenken mögen,

prägt unsere neuronalen Nervenbahnen. Durch die Begeisterung kommt es zur verstärkenden Wirkung der neuroplastischen Botenstoffe (Katecholamine und endogene Opiate). Begeisterung und emotionale Berührung hinterlassen neuronale Spuren. So werden aus fragilen Nervenbahnen im Gehirn richtige Datennetzwerke – die Basisstruktur für unser Selbstbild.

Eine sichere Bindung zum Vater aufbauen

Ein Teil unseres Selbstbildes ist das sogenannte Bindungssystem. Es regelt unseren Wunsch nach Nähe und Zugehörigkeit und lässt uns immer wieder in den Austausch mit wichtigen Bezugspersonen gehen. Durch Resonanz mit der Mutter kann der Embryo und später der Säugling bestimmte Aktivierungsmuster erzeugen, welche er als Beruhigung und Sicherheit abspeichert. Während der Geburt wird dieser Vorgang durch die Ausschüttung eines bestimmten Peptides, Oxytocin, verstärkt; während des Stillens aktiviert zusätzlich Prolactin die Vertrauen auslösenden Netzwerke. All dies funktioniert natürlich mit der leiblichen Mutter am einfachsten.

Da die Natur jedoch zusätzlich einen vergleichbaren Mechanismus über die interaktionelle Bahn – Nähe über die Reaktion auf das Kindchenschema – entwickelt hat, kann auch der Vater eine Sicherheit gebende Bindung aufbauen. Beide Formen der Bindung – versorgende Mutterbindung und zugewandte authentische Vaterbindung – sind wichtig für das Selbstbild.

> *»Ich kann mich an meine Söhne erst erinnern, als diese bereits Ski fahren konnten.«*

Dieses Zitat eines Klienten verweist daher auf eine für beide Seiten verlorene Chance! Das wird von Hüther (2009) mit der folgenden Aussage unterstrichen:

> *»Von […] emotional zugewandten und authentischen Vätern übernehmen Kinder alles. Nichts aktiviert ihre sogenannten Spiegelneuronensysteme im Gehirn so sehr wie die Begeisterung über das, was ein solcher Vater alles weiß und kann. Seine körperlichen Bewegungsmuster und seine mimischen und gestischen Ausdrucksformen werden von solchen Kindern, vor allem von den Söhnen, mit großer Begeisterung imitiert und dabei tief in ihrem Gehirn verankert. Das gilt auch für die von diesem Vater vertretenen inneren Einstellungen und Überzeugungen, seine Interessen, seine Vorbehalten oder Abneigungen« (S. 126).*

Kommt die Sexualität ins Spiel, reden die Generationen aneinander vorbei

Die positive Identifikation mit dem Vater oder einem väterlichen Erwachsenen stützt das entwickelte Empfinden der eigenen Männlichkeit beim Jungen. Kommt es nun durch die mit der Adoleszenz einhergehenden biologischen Veränderungen zur neuerlichen psychoemotionalen Verunsicherung (Hüther 2009, S. 112) und zur kritischen Auseinandersetzung mit der Geschlechtsrollenidentität (Tyson u. Tyson 2001, S. 293), können sich Anzeichen psychischer Erkrankungen häufen. In der vorübergehenden Auflösung der Grenzen zwischen »normal« und »krank«, werden Söhne nach den Angaben ihrer Eltern im Vergleich zu den Töchtern viel häufiger als psychisch auffällig eingeschätzt (vgl. Robert-Koch-Institut, KiGGs-Studie 2006, S. 45).

> In der Adoleszenz spielt alles »verrückt«. Gesund/krank oder normal/abnormal liegen dicht beieinander.

Grobe Missverständnisse und Unverständnis zwischen den Generationen und den Geschlechtern scheinen eher in diesem Lebensabschnitt vorzuherrschen, denn gesund/krank, normal/abnormal oder auch hilfreich/»für die Katz« werden vollkommen unterschiedlich bewertet. So glauben zum Beispiel Eltern, ihren Kindern bei deren intensiver (auch internetgestützter) Suche nach Orientierung in der eigenen Sexualität bis zu 70 % der wesentlichen Information zu geben. Die Jugendlichen selbst bewerten hingegen die elterliche Hilfe lediglich im Umfang von 22 % (vgl. Stangl 2012). Die fehlende quantitative Übereinstimmung verwundert umso mehr, da sich inhaltlich die Einstellung zu zentralen Werten und das Sexualverhalten zwischen den beiden letzten Generationen kaum verändert haben. Junge Männer binden ihre eigene Sexualität sogar noch stärker an eine feste Liebesbeziehung als es deren Väter taten (vgl. Sigusch 2005, S. 22). Auch mit Dating, Küssen, Petting und Geschlechtsverkehr beginnen die Jugendlichen kaum früher und haben auch keine umfangreicheren Erfahrungen als die Eltern. »Berichte in den Medien, nach denen die heutige Jugend entweder sexuell enthemmt sei oder sich von der Sexualität ganz verabschiedete habe, gehen gleichermaßen an der Wirklichkeit vorbei. Denn nach wie vor haben mit 16 oder 17 Jahren drei Fünftel der Jungen und Mädchen schon einmal genitales Petting und etwa zwei Fünftel schon einmal Geschlechtsverkehr erlebt« (Sigusch 2005, S. 21).

Warum scheint die gegenseitige Fehleinschätzung dennoch so groß zu sein? Mögliche Gründe für die kontroverse Bewertung und die Hilflosigkeit der Eltern sehen wir im veränderten kulturellen Stellenwert der Sexualität als solcher. »Sie hat in der Gesellschaft insgesamt und damit auch für junge Leute an symbolischer Bedeutung eingebüßt. Heute ist Sexualität selbstverständlicher, banaler [...]« (Sigusch 2005, S. 22).

> Sexualität ist für die momentan junge Generation selbstverständlicher und offener inszeniert.

Die Sexualität kann daher im öffentlichen Raum, als Rollenspiel oder als Gestaltung der eigenen Körperlichkeit offener inszeniert werden. Pech für die Jungen! Denn diese stehen dadurch »beim ersten Mal« stärker unter Druck (vgl. Dannenbeck u. Stich 2002) und haben gegenüber den Altersgenossinnen ihren früheren Erfahrungsvorsprung verloren (vgl. Schmidt et al. 2006). Da zusätzlich sowohl im wissenschaftlichen Diskurs als auch im Erleben des Einzelnen mittlerweile zwischen dem eigenen Körpergeschlecht, »Sex«, und der notwendigen Ausgestaltung der Geschlechtsrolle, »Gender«, unterschieden wird, kommt gerade für die Zeit der Adoleszenz eine zusätzliche Aufgabe für die jungen Menschen dazu. Die zu lösende Entwicklungsaufgabe der Identitätsfindung (vgl. Erikson 1988, S. 72) wird dadurch nicht einfacher.

Was Jungen brauchen

Was Jungen auf ihrem Weg zum Mannsein brauchen, sind Aufgaben, in deren Rahmen sie Autonomie und Zugehörigkeit erleben können (Hüther 2009, S. 84). Sie brauchen Rituale, um den Schritt ins Erwachsenenalter auch formal in der Begleitung von Männern zu erleben (Leimbach 2011, S. 216ff). Sie brauchen Anleitung, um sich mit ihrer von Testosteron durchwirkten Körperlichkeit ohne Verletzungen messen zu können. Sie brauchen Schutz. Und sie brauchen eine sinnvolle, engagierte Auseinandersetzung mit Orientierung gebenden Erwachsenen, um ihre »exekutiven Frontalhirnfunktionen« (Hüther 2009, S. 114) auszubilden. Strategische Kompetenz, Problemlösekompetenz, Motivation und Konzentrationsfähigkeit, Einsichtsfähigkeit und Flexibilität sind ebenso entscheidende Bausteine für das weitere Leben eines Mannes, sowie Frustrationstoleranz, Impulskontrolle und Lebenslust.

> Jungen brauchen Aufgaben, Rituale, Anleitung, Schutz und Auseinandersetzung mit Orientierung auf dem Weg zum »Mannsein«.

2.2 Psychologisch – der Mann als Sohn

In der Regel wird auch im Jahr 2012 nach der Geburt von Kindern das klassische Rollenmodell eingenommen: die Frau kümmert sich um die Erziehung und die Versorgung der Kinder, der Mann geht arbeiten und sorgt für die Familie. Obwohl in der Postmoderne auch andere Verteilungen untersucht und gewünscht sind, sieht die Realität aus vielerlei Gründen »re-traditionalisiert« aus:

- 33 % der Männer wünschen sich ein gleichgestelltes Familienmodell,
- 34 % wünschen sich ein »Zuverdienermodell«,

- 15 % ein traditionelles Ernährermodell und
- 6 % (von tatsächlichen 19 %) möchten als Single leben (vgl. Wippermann 2009).

Auch wenn viele Familien andere Wege suchen, liegen doch meist die Organisation und der Hauptanteil der Erziehung der Kinder bei der Mutter. Sie hilft ihrem Sohn, motivationale Spannungen zwischen Ruhebedürfnis und Neugierde, zwischen Rückzugstendenzen und Partizipation, zwischen Angst und lustvoller Neugierde auszubalancieren. Die Mutter fordert, versorgt, pflegt, tröstet, spielt … und ermöglicht durch die dabei erfolgten Berührungen ihrem Sohn, ein kohärentes Körperselbst zu entwickeln. Schaffen es die beiden, die jeweiligen Signale ihres Gegenübers richtig zu deuten und zu beantworten, dann hat dieser Sohn erfahren, wie (mit einer Frau) eine sichere Bindung herzustellen und aufrecht zu erhalten ist. Obwohl es in diesem Prozess eigentlich um den Bindungsaufbau mit einem »signifikanten Erwachsenen« geht, der genauso der Vater sein könnte (Benjamin 1991, S. 17), werden die realen Erfahrungen eines Jungen »weiblich multipliziert«. Dies geschieht laut dem Statistischen Bundesamt (2010b) durch alleinerziehende Mütter (18 %), die Freundinnen der Mutter, Großmütter, Erzieherinnen (92,8 %), Lehrerinnen (ohne Gymnasium 75,8 %), Kinderärztinnen, Ärztinnen für Allgemeinmedizin, (Schul-) Psychologinnen, Sozialpädagoginnen oder Schwimmlehrerinnen.

> Obwohl viele Familien andere, »modernere« Wege suchen, wird nach der Geburt von Kindern häufig das »klassische« Rollenmodell gelebt. Daher werden die realen Erfahrungen eines Jungen in den ersten Jahren »weiblich multipliziert«.

- Die tatsächliche Verteilung der Erwerbstätigkeit (82 % der Väter, Statistisches Bundesamt 2010b, S. 30),
- die juristische Praxis der Besuchsregelungen nach einer Trennung der Eltern, aber auch
- die massive Widersprüchlichkeit in der Einstellung zu Kindern in der Gruppe der »etablierten« Männer (Wippermann 2009, S. 150)

führen möglicherweise auch im Jahr 2013 zu einem Mangel an zeitlich und emotional verfügbaren Vätern. Auch wenn diese im günstigen Fall engagierte »Event-Manager« für den Abend oder das Wochenende sind, können sie sich dem Sohn kaum als »ganze Menschen präsentieren«. In der Rollenfixierung, in der Spannung zwischen den einzelnen Lebensbereichen und im Ausdruck der eigenen Emotionalität gefangen ist der vielschichtige Umgang mit dem Sohn reduziert, in der Interaktion eher auf »Action« gepolt. Durch das Aufwachsen in diesem Umfeld fehlt für den Sohn – genauso wie für die Tochter – die direkte und differenzierte Identifikation mit dem männlichen Gegenüber. Auch ist zu hinterfragen, ob die Gefühle von Jungen direkt und identifikationsstiftend von den weiblichen Bezugspersonen gespiegelt werden können.

- Wie fühlen denn kleine Jungen?
- Fühlen sie anders als kleine Mädchen?
- Bekommen kleine Jungen auf ihre fragenden Äußerungen wirklich eine sinnstiftende Antwort?

Die Fragen bleiben unbeantwortet – entscheidend ist jedoch die mögliche Konsequenz:

- Entwickeln sich das männliche Selbstbild und eine männliche Identität durch die Abgrenzung zur Frau?
- Wird das als männlich erlebt, was nicht weiblich ist?
- Muss das Weibliche in der Außenwelt wie im eigenen Erleben abgewehrt und ausgegrenzt werden, um das »Andere«, »Männliche« erfahren zu können?

Nur wenn ein Sohn mit einem Vater aus der bürgerlichen Mitte oder aus der meist durch hohes Einkommen, mehrköpfigen Haushalt und Konzentration auf die persönliche Nahwelt gekennzeichneten postmateriellen Gruppe aufwächst (vgl. Wippermann 2009, S. 152f), kann er andere Erfahrungen machen. Vor allem diese Väter versuchen,

- durch die Reflexion ihrer eigenen Rollen,
- durch ihre Experimentierfreude in den Beziehungsformen,
- durch ihre eigenen emotionale Ausdrucksfähigkeit,
- aber auch durch ihre Möglichkeiten im finanziellen Bereich und im kognitiven Leistungsvermögen

für ihre Söhne umfassend präsent zu sein. Dann wird das Erwachsenwerden viel mehr durch unterschiedliche Personen als durch deren Geschlecht geprägt sein. Diese Gruppe von Vätern »sind begeistert« (Wippermann 2009, S. 167) für ihre Kinder, sodass sie sich unaufgefordert und aus eigenen Antrieb den Kindern widmen. Mehr noch, sie ringen gemeinsam mit ihren Frauen um neue Erziehungsformen jenseits von überkommenen Leitbildern und verbinden die eigene Lebensqualität auch mit dem Gelingen »ganzheitlicher Erziehungsansätze« (Wippermann 2009, S. 159).

Wir sollten also versuchen zu verstehen, warum diese grundlegenden Erfahrungen mit Mutter und/oder Vater so entscheidend sind und wie sich das *Selbstbild* des Mannes entwickelt.

> *»Meine Gedanken sind in alle Richtungen der Welt gewandert; aber nirgends habe ich etwas gefunden, das dem Menschen teurer ist als sein eigenes Ich.« (Siddharta Buddha).*

Definition von »Ich« und »Selbst«

Bezüglich der Sprachverwirrung um die Ideen- und Begriffsgeschichte von »Seele«, »Ich«, »Persönlichkeit« oder »Selbst« verweisen wir gern auf Newen und Vogeley (2000) oder Hinterhuber (2001). Wir verstehen den Begriff »Selbst« als häufig synonym gebrauchten Nachfolger des Begriffs »Ich« (vgl. Hinterhuber 2001, S. 169) und definieren diesen in Anlehnung an Roth (vgl. 2004, S. 183) »modular«. Das heißt, das erlebte und erlebende »Ich« setzen sich aus mehreren Anteilen zusammen:

- das Körper-Ich (»Das ist mein Körper und ich erlebe mich darin leiblich als Mann.«),
- das Verortungs-Ich (»Mit gesundem psychischen Befund kann ich mich örtlich, zeitlich und situativ definieren.«),
- das Ich als Zentrum individuellen Verhaltens und Erlebens (es eröffnet eine Perspektive nach außen und einen Raum der »Selbstwahrnehmung«),
- das Ich als Subjekt perzeptiver, kognitiver und emotionaler Leistungen und Zustände (»*Ich* habe diese Wahrnehmung, Ideen, Gefühle.«),
- das Handlungs-Ich (»Ich tue gerade das …«),
- das Autorenschafts- bzw. Zurechnungs-Ich (»Ich bin Verursacher und Kontrolleur meiner Gedanken und Handlungen.«),
- das autobiografische Ich (»Ich bin auch der Junge, der ich gestern war und kann die innere Verbindung über meine Lebensjahre aufrechterhalten.«),
- das sprachliche Ich (Reden über sich selbst als konturierte und stabile Einheit),
- das reflexive Ich (das Ich als Gegenstand der eigenen Betrachtung),
- das ethische Ich (als innere »Letzt-Instanz« für Gewissensentscheidungen; »… kann *ich* vertreten …«) und
- das spirituelle Ich, das sich individualistisch auflösen kann und die Erfahrungen veränderter Bewusstseinszustände zu integrieren vermag.

Diese Aufzählung unterstreicht, dass sich das Ich/Selbst als Gebilde in jeder Sekunde unseres Lebens in unterschiedlicher Weise neu zusammenfügt – »auf noch unbekannte Weise« (Roth 2004, S. 184) und dass wir dieses »Ich« als ontogenetisch spätes Produkt des Gehirns verstehen müssen. Dieses »bewusste Ich« wird entwicklungspsychologisch ca. ab dem dritten/vierten Lebensjahr gedacht, sozusagen in die »limbische Persönlichkeit hineingestellt und von ihr getragen« (Roth 2004, S. 184). Dadurch wird es mit dem emotionalen Erfahrungsgedächtnis verbunden. Bleiben wir bei Kohut (1979, S. 157), sehen wir dieses durch seine Früherfahrungen geprägte »Ich /Selbst« eines Mannes als Introjekt der primären Objekte.

- Die Summe der Interaktionen mit Mutter und Vater als der erste Baustein,
- die Summe der Selbst-Erfahrungen als zweiter Baustein und
- die Summe des Bewertungserlebens von Interaktionsmustern als dritter Baustein

verdichten sich zum männlichen Selbst-Bild. Fehlen diese Bausteine, so entwickelt das Kind Leihidentitäten oder Umweg-Identifikationen. Sind als Interaktionspartner Väter oder väterliche Bindungsfiguren nicht ausreichend präsent, wird es für den Sohn schwierig. Sind diese Männer zwar als Modell, nicht jedoch als mitschwingender, spiegelnder und erreichbarer Weggefährte für den Sohn verfügbar, wird es schwierig. Konnten die Mütter ihre männlichen Anteile aufgrund fehlender Väter oder aufgrund von psychischen Verletzungen durch Männer nicht ausreichend entwickeln – wird es für den Sohn schwierig.

Eindimensionale Absicherungen im Selbstbild, Inkonsistenz, fehlende Autonomie, Unechtheit bzw. Unreife und Tendenz zur Externalisierung können das Leben dieses Mannes bestimmen und seine Suche nach »Leihidentitäten« verstärken. Diese **Leihidentitäten** wie der »unverletzliche Mann«, »der Chef«, »der Genügsame« können als Folge des »falschen Selbst« (Winnicott 1983) verstanden werden. Der immer wiederkehrende Erklärungsansatz der **Umweg-Identifikation** (vgl. auch Süfke 2008, S. 38) – Männer lernen durch Umweg-Identifikation mit der Mutter eine »Nicht-Frau« zu sein – beschreibt daher die Konsequenz aus einer leider immer noch zu wenig partnerschaftlich geteilten Kinderbetreuung.

Die partnerschaftlich geteilte und gleichberechtigte **Betreuung der Kinder** wäre auch aus einem weiteren Grund für die psychische Entwicklung entscheidend: Sobald das Kind die Geschlechterdifferenz wahrnehmen kann, erfährt es häufig im Normalfall, dass nicht alle Menschen gleich sind. Dass eines der Geschlechter minderwertig wäre, »sagen aber nicht Körper, sondern die vergesellschafteten Menschen. Erst wenn die Frau gesellschaftlich gleichwertig ist, kann das kleine Kind seine Mutter so wahrnehmen. Erst wenn beide Eltern dem Kind bewusst und unbewusst ihre eigene Gleichwertigkeit in der Differenz signalisieren, kann vielleicht der kollektive Teufelskreis unterbrochen werden, der aus dem weiblichen Geschlecht das ‚Zweite Geschlecht' macht und aus dem männlichen das ‚Erste Geschlecht'« (Sigusch 2005, S. 183). Erst der zukünftige Mann und die zukünftige Frau können sich von der erlernten und als Kind erfahrenen Tatsache, dass Männlichkeit und Unabhängigkeit sowie Weiblichkeit und Gebundensein assoziiert sind, lösen (vgl. Benjamin 1991, S. 154). Ablösung und Identifikation können sich dann auf Mutter und Vater beziehen. Und die gelungene Beziehungserfahrung mit real anwesenden Bindungsfiguren schmälert das Bedürfnis »nach dem Ideal« (Benjamin 1991, S. 205) und schützt vor der krankmachenden Nichterreichbarkeit desselben.

Die psychische Entwicklung von Kindern ist komplex. Sie braucht stabile Bindungen zu Mutter und Vater und eine vergleichbare Wertschätzung für das

Weibliche und das Männliche im Menschen. Die Beschäftigung damit impliziert automatisch »politische« Forderungen. Drei mögliche davon möchten wir an das Ende des Abschnitts stellen:

- Die gegenseitige Anerkennung der Geschlechter als Mann und Frau, als Mutter und Vater würde nicht nur das Diktum der Anatomie als Schicksal (vgl. Freud 1999, S. 90) auflösen, sondern auch genderspezifischen Aspekten der Geschlechterpolarisierung den Boden entziehen.
- Psychotherapeuten können zur Angleichung der Geschlechter beitragen, indem sie die ungleiche Wertschätzung für beide Geschlechter im Rahmen der psychoanalytischen Entwicklungslehre als historische Lehrmeinung archivieren (vgl. Sigusch 2005, S. 182).
- In der Bedeutsamkeit eines väterlichen Gegenübers haben wir uns gefragt, wie häufig die alleingelassene Mutter wohl mit der Bewältigung der alltäglichen Erziehungsaufgaben an der Grenze ihrer Kraft ist. Wie häufig erleben Jungen unbewusst oder bewusst eine mütterliche Überforderungssituation. Was bedeutet dieses dann für das männliche Selbstverständnis? Wenn die Idee weitergetragen werden darf, dass männlich das ist, was nicht weiblich ist, heißt dieses in der Folge, dass Männer eigene Belastungsgrenzen nicht wahrnehmen lernen bzw. wahrnehmen dürfen? Oder heißt es einfach ein Leben lang, »Ich muss die Mutter/die Frau schützen und als besserer Mann auftreten als es mein Vater war?«

2.3 Rollenspezifisch – der Mann als Erfüller der Rollenerwartungen

Wir gehen davon aus, dass nicht die genitale Differenzierung den Motor der Entwicklung von geschlechtsspezifischer und sexueller Identität darstellt (vgl. Benjamin 1996, S. 16), sondern die Geschlechterdifferenz, welche durch positive Identifikation mit Vater und Mutter vom Kind verinnerlicht wird, dem genitalen Unterschied Gewicht verleiht. Besonders für die Freiheitsgrade in der Entwicklung der »Geschlechterrolle« auf der Basis der jeweiligen Kerngeschlechtlichkeit (»Ich weiß, dass ich weiblich oder männlich bin.«) und der darauf folgenden Ausgestaltung der Geschlechtspartnerorientierung ist dieser Erklärungsansatz entscheidend. In der folgenden Tabelle 2-1 werden Sie allerdings etwas resigniert feststellen, dass sich im stereotypen Gendering seit unseren Großeltern wenig verändert hat. Der von Richard Rohr gesteckte Zeithorizont für notwendige Veränderung von fünf weiteren Generationen (2011, S. 398) scheint realistisch!

Frauen- und Männerstereotype

Studierende der Frankfurter Fachhochschule fassten in einem Workshop zum Thema »Genderspezifische Aspekte in sozialen Berufen« (vgl. Christ 2012) ihre Ergebnisse zusammen (s. Tab. 2-1).

Die Aussagen von Tabelle 2-1 sind nicht generalisierbar und inkongruent. Die Gegenüberstellung kann maximal als Tendenz verstanden werden – als Tendenz in einer Bevölkerungsgruppe, welche transkulturell gemischt, am Weg zu einem akademischen Abschluss und in den Startlöchern fürs Kinderkriegen und die Familiengründung steht. Und da passiert nun genau das, was die Soziologinnen Ridgeway und Correll (2004, S. 520 übersetzt durch S. Held) beschreiben: »Die kulturellen Gender-Überzeugung wirken wie ein Gewicht auf der Waage, das langsam, aber sicher das Verhalten und die Beurteilung von eigentlich eher ähnlichen Männern und Frauen in immer größere Verschiedenheit treibt. Der Einfluss der Gender-Überzeugungen auf die Befindlichkeiten von Männer und Frauen macht sich zwar in einzelnen Situationen vielleicht nur

Tab. 2-1 Übersicht über genderspezifische Aspekte bei Frauen und Männern in sozialen Berufen

Frauen	Männer
• emotionaler • einfühlsam • kommunizieren mehr • sind »zickig« • haben bessere »Social Scills« • legen Wert auf Details • sind kreativ, haben neue Ideen • grazil • Mutterqualitäten versus »Kampflesbe« • rosa • spirituell • besorgt/umsorgend • Kinder-Küche-Kirche • »Powerfrauen« • Erzieherin/Grundschullehrerin • manchmal Versorgersyndrom • anpassungsfähig	• körperlich stärker • handwerkliche Tätigkeiten • lösungsorientiert • Kommunikation ist oft auf das Nötigste beschränkt • Besserwisser • setzen oft auf Altbewährtes • strukturierteres Handeln • Macho versus Softie • Versorger/Ernährer • statusorientiert • »schwule Sau« • Kräftemessen • »Proll« • Handwerker, Banker, Informatiker • radikaler, lässt sich nicht so sehr von Gefühlen leiten • eher langfristigeres Denken • manchmal überheblich

minimal bemerkbar, doch das Leben eines Individuums ist durch vielfältige, sich wiederholende soziale Kontexte bestimmt. [...] Diese minimalen Impulse akkumulieren sich im Lauf von Karrieren und Lebensläufen zu Verhaltensweisen, die für Männer und Frauen, welche ansonsten aus einem vergleichbaren sozialen Umfeld stammen, jeweils ganz anders aussehen.«

Gender-Überzeugungen halten sich hartnäckig.

Logischerweise prägen daher soziale Realitäten unser Denken (vgl. Fine 2012, S. 86) und begründen schon bei den ersten Gedanken einer werdenden Mutter und eines werdenden Vaters implizite elterliche Genderstandpunkte. Bereits rund um die Geburt finden sich Unterschiede:

- Jungengeburten werden statistisch häufiger öffentlich benannt,
- Geburtsanzeigen weisen textliche Wertungstendenzen auf oder
- in der Namensgebung werden stärkere Assoziationen zum väterlichen Namen hergestellt (vgl. Fine 2012, S. 310ff).

In einer großen Metaanalyse konnten Lytton und Romney (1991) zeigen, dass Eltern ihre Kinder zu gendertypischen Aktivitäten und Spielen ermutigen, während sie gleichzeitig untypisches Verhalten zu verhindern suchen. Vor allem Söhne werden angehalten und reglementiert, sich ihrem Geschlecht entsprechend zu verhalten, Männliches einzuüben und anzustreben. Hoffentlich bringen Einstellungsveränderungen der Eltern seit dem Zeitpunkt dieser Untersuchung Flexibilität in die Rollenerwartungen (vgl. Orenstein 2000), denn im Jahr 2001 benannten 11-/12-jährige Mädchen und Jungen Tätigkeiten von Männern, welchen ihnen auf Bilder gezeigt wurden, noch immer als schwerer, besser bezahlt und wichtiger als die identischen Tätigkeiten, wenn sie von Frauen ausgeführt wurden (vgl. Liben et al. 2001)! Wenn sich in den Kinderzimmern der Babys bereits 6 Monate nach deren Geburt signifikant mehr »Haushaltsspielsachen« bei den Girls, mehr »Außenweltspielsachen« bei den Boys finden (vgl. Nash u. Krawczyk 1994) verwundert es nicht wirklich, dass sich spätestens mit 1 Jahr unsere männlichen Nachfolger zu 46 % mit Jungenspielzeug beschäftigen. (vgl. van de Beek 2009).

Die Gender-Identität beginnt früh, z.B. mit rosa für Mädchen und blau für Jungen.

Wenn die Kinder im Rahmen ihrer Identitätsentwicklung nach ihrem 2. Geburtstag zu richtigen »Gender-Detektiven« werden, dann verdirbt ihnen unser gesellschaftliches Rosa-Blau-Spiel schon fast den Spaß. Wenn wir aber bedenken, dass aufgrund der damaligen technischen Möglichkeiten der Stoffindustrie die Kinder bis zum Ende des 19. Jahrhunderts allesamt in weiße Kleidchen gesteckt wurden; wenn wir uns erinnern, dass sich bis Mitte des 20. Jahrhunderts Mädchen im zarten Blau und Buben im rosaroten Dress wohlfühlten, dann könnten Zugehörigkeitskriterien auch anders definiert und sichtbar gemacht werden. Vielleicht wäre es an dieser Stelle auch an der Zeit zu überlegen, warum wir aus der Erwachsenenwelt generell die Empfänglichkeit der Kinder für die sogenannte Ingroup-Bias, die Bevorzugung der jeweils definierten eigenen Gruppe (vgl. Bigler u. Liben 2007), ausnutzen und dadurch völlig unnötige und gesellschaftspolitisch hinderliche Akzentuierungen immer wieder ermöglichen (vgl. auch Lenz u. Adler 2010, S. 114). Natürlich sind Eltern in den eigenen Rollenüberzeugungen gefangen. Erschwerend kommt aus unserer Sicht allerdings hinzu: Haben sich Mann und Frau in deren Zusammenleben um Flexibilität in der Ausgestaltung der Rollen bemüht, haben sie wertschätzend sogar Aufgaben des alltäglichen Lebens geteilt – nach der Geburt eines Kindes treten die impliziten Tendenzen wieder deutlicher hervor! Auto, Arbeit, Computer … wer wohl? Kinderversorgung, Krankenbetreuung, Feste organisieren … wahrscheinlich haben Sie es erraten (vgl. Wippermann et al. 2009, S. 66ff).

Der Mann als »Emotionsexperte«

Entgegen der Vorsätze der Eltern erlebt das Kind modellhaft eine längst vergangen geglaubte Wirklichkeit. Dazu passt es nur zu gut, dass sich Mütter in ihrem Selbstbild als Emotionsexperten mit ihren Töchtern mehr verbunden fühlen (vgl. Chodorow 1985) und mit ihren Töchtern insgesamt mehr und emotionaler sprechen, als mit ihren Söhnen (vgl. Leaper et al. 1998; Fine 2012, S. 316). Was folgt unter anderem daraus? Obwohl Untersuchungsergebnisse keinerlei Unterschiede in der Empathiefähigkeit erwachsener Männer und Frauen zeigen (Ickes et al. 2000), strengen sich Frauen mehr an, »wenn ihre Motivation zu empathischen Verhalten durch situationsbedingte Hinweise verstärkt wird, die sie an die allgemeine Erwartung erinnern, dass sie als Frauen in Sachen Empathie deutlich besser sind« (Ickes 2003, S. 135; Übersetzung FM). Wenn wir also zur Empathie fähige Männer wollen, dann sollten wir diese dazu ermutigen – sie können es (vgl. Klein u. Hodges 2001)!

Dann würden auch zukünftige Väter sicherer ihren Söhnen helfen,
- sich als Kleinkinder von der Mutter zu »entidentifizieren« (vgl. Greenson 1954),
- ein stabiles Männlichkeitsgefühl aufzubauen und
- Stabilität im männlichen Körperbild zu finden.

Ursprünglich wahrnehmbare »Leibinseln« (vgl. Petzold 1993b, S. 1154) würden sich auch durch die väterliche Berührung, Pflege und Liebkosung zu einem inneren, positiv besetzten Selbstbild zusammenfügen und der heranwachsende Mann könnte achtsam, gewaltlos und ohne homoerotische Angst körperlich seinen Raum in der Welt einnehmen. Emotional verfügbar und anwesend würde dieser Mann seiner Frau und der Mutter seines Sohnes keinen Anlass für eine entwertende Haltung des »Männlichen« bieten. Dieser Sohn müsste sich dann nicht vor einer möglichen Entwertung seines Mannseins schützen. Er müsste sich intrapsychisch nicht auf die Seite der Mutter schlagen (vgl. Tyson u. Tyson 2001, S. 287) und ihr vor allem nicht beweisen, dass er – im Gegensatz zu seinem Vater – die Mutter versteht, emotional unterstützt und innerlich nicht verlässt. Was sich aus solchen Konstellationen entwickelt, ist für alle Beteiligten höchst problematisch und psychotherapeutisch langwierig zu behandeln: Aus der Funktionalisierung des Sohnes entsteht ein unbewusster Hass auf Frauen, welchen meist nicht die idealisierte Mutter zu spüren bekommt sondern die Partnerin.

Die nie zur Sprache gebrachte Rivalität zwischen Vater und Sohn erschwert deren gegenseitige Akzeptanz und verhindert deren Begegnung. Gerät ein solcher Sohn später in eine eigene Beziehungskrise, entspricht er plötzlich dem schon von der Mutter introjezierten negativen Mannesbild und versucht häufig unbewusst, z.B. durch Zugeständnisse bei der Besuchsregelung und beim Unterhalt oder bei der Frage, wer aus der Wohnung auszieht, gegen diese Rollenzuschreibung anzukämpfen. Hatte diese Mutter nicht nur Gründe oder unbewussten Gewinn, ihren Mann zu entwerten, sondern zusätzlich psychische Probleme, hat diese Mutter ihren Sohn nicht gehalten, sondern sich an ihm sprichwörtlich festgehalten, dann wird ihr Sohn bis zum Erkennen seiner inneren Dramatik im Leben immer wieder emotional bedürftigen Frauen Struktur bieten, Schutz gewähren und die eigene Lebendigkeit zugunsten einer depressiven Beziehungsgestaltung aufgeben. Wenn wir also zur Empathie fähige Männer wollen, dann sollten wir diese dazu ermutigen – sie können es!

Gender-Unterschiede sind »gemacht«

> *»Wählen sie einen Gender-Unterschied, irgendeinen. Schauen Sie jetzt genau hin – und wusch – weg ist er« (Fine 2012, S.68).*

Was wir an unterschiedlichen Rollenausgestaltungen, Zuschreibungen und Realität gewordener Einstellungen sehen, ist keine angeborene, physiologische, neuronale, stabile o.ä. Entität, sondern Beleg für die Wirksamkeit soziokultureller, pädagogischer und anderer Umweltfaktoren (vgl. u.a. Andreescu et al. 2008, S. 1252).

Die genderspezifische Rollengestaltung ist keine stabile Entität, sondern beruht auf der Wirkung soziokultureller, pädagogischer und erfahrener Prägung.

In jeder Kletterhalle des DAV würden wir Gelächter ernten, wenn wir Studienergebnisse der Studiengruppe um E. R. Mondschein (2000) referieren würden. Man zeigte Müttern einen abschüssigen, im Neigungswinkel verstellbaren Steg. Sie wurden gebeten abzuschätzen, welche Steigung ihr 11-monatiges Kind im Krabbelgang bewältigen kann. Die Testung der Kinder beiderlei Geschlechts am Steg ergab keinen Unterschied in deren motorischen Fertigkeiten; die Mütter unterschätzten allerdings ihre Töchter ebenso signifikant, wie sie deren Söhne überschätzten (vgl. Mondschein et al. 2000)!

Warum ist dieses singuläre Ergebnis exemplarisch so wichtig? Frauen sind auf ihrem Weg in eine gleichberechtigte (Berufs-) Gesellschaft immer wieder mit Begrenzung durch eine »gläserne Wand« konfrontiert. Diese kann innerpsychisch begründet sein – wie Marlen Haushofer (2004) beispielsweise in ihrem Roman »Die Wand« literarisch verdeutlicht – oder in der Außenwelt als Zurückweisung ausgestaltet sein. Frauen wird weniger zugetraut, sie müssen mit besonderen Leistungen diese Zuschreibung löschen oder ihr Können wird ihnen als »nicht weiblich« wieder zum Nachteil (vgl. Heilman 2001, S. 659). Mit anderen Worten, sowohl deskriptive (»Frauen sind nicht durchsetzungsfähig«) als auch normative (»Frauen sollten sich integrierend verhalten«) Elemente der Gender-Stereotype werden für aktive Frauen zum Problem.

Frauen kämpfen gegen die »gläserne Wand«. Diese zu durchbrechen ist nicht weiblich. Männer stehen auf der »gläsernen Rolltreppe«. Diese nicht zu fahren ist nicht männlich. Beide Rollenzuschreibungen hemmen oder überfordern.

Auf der anderen Seite werden Männer auf der »gläsernen Rolltreppe« (Williams 1992, S. 256) nach oben durchgereicht und sehen sich einem unsichtbaren Druck ausgesetzt, ihre Position zu verbessern (Williams 1992, S. 256). Analoge Parallelen zum amerikanischen Forschungsergebnis, wo sich vorrangig weiße Männer auf dieser Rolltreppe bewegen (vgl. Wingfield 2009), finden sich in unserem Kulturkreis unschwer. Weitere Rollenveränderungen sind daher unumgänglich und lassen sich problematischerweise nicht von einem Verteilungskampf zwischen den Geschlechtern trennen (vgl. Hollstein 2004, S. 251). **Rollenveränderungen** für die Männer

- erfordern daher nicht nur eine umfassendere Entwicklung ihrer Persönlichkeit und Veränderungen in deren Gedanken und Wirkungsbereich, sondern

- müssen auch durch den Abbau von männlichen Privilegien und angestammten Positionen vorangetrieben werden.

Dafür zeigen sich viele Männer weder vorbereitet noch bereit. Die längst laufende historische Verunsicherung des Mannes erschwert möglicherweise diesen Prozess:

- die Position des alleinigen Ernährers – längst verloren,
- die aktive Wahl der Sexualpartner – durch die Frauen ebenso aktiv mitgestaltet,
- Einleitung einer Trennung – in 80 % der Scheidungen durch die Partnerinnen initiiert,
- Macht über die Vaterschaft – Frauen haben die letzte Instanz, Samenbanken liefern das erforderliche Material,
- Konkurrenz am Arbeitsmarkt – durch die Frauen.

Und (!) gerade der »neue Mann« muss feststellen, dass er nicht als Partner erwünscht ist, sondern dass »die neuen Rollenerwartungen von Frauen [...] sich auf sein Engagement als Vater beschränken« (Wippermann 2009, S. 210).

2.4 Schuldig – der Mann als Opfer und Täter

Tauchen in unseren Köpfen nur die Begriffe »Opfer« und »Täter« auf, so ist es schwer, nicht von der Flut der inneren Bilder aus der täglichen Zeitung, aus vielen Jahren Tatortserien, aus hunderten erzählten Lebensläufen, aus der Arbeit im Kinderschutzzentrum oder aus den unzähligen Begegnungen mit Menschen in unserer Praxis davongetragen zu werden.

> Frau A erzählt weinend von den nicht zu bewältigenden Aufgaben als alleinerziehende Mutter, nachdem der Kindsvater nach der Trennung seine Firma sofort auf seine Mutter überschrieben hat und keinerlei Unterhalt zahlt.
>
> Herr B will seine notwendige Chemotherapie nicht fortzusetzen, nachdem ihn seine Frau verlassen hat und höchst manipulativ den Kontakt zu den 2- bis 6-jährigen Kindern unterbindet.
>
> Frau C erzählt nach dem Scheitern ihrer dritten Ehe und unzähligen somatischen Beschwerden, wie sie als Nachfolgerin ihrer größeren Schwester zum Großvater ins Bett weitergereicht wurde und alle am Hof dies billigend in Kauf nahmen.

> Herr D hat aufgrund seiner selbst benannten »Aggressionshemmung« immer wieder Probleme, sich in seiner Umwelt durchzusetzen und listet resignierte Universitätsmediziner, welche an der Einstellung seines Blutzuckers scheitern, auf. Erst, als nach langer Zeit beschämt seine kaum regulierbare innere Spannung mit dem mehrjährigen Missbrauch durch seinen Onkel in Verbindung gebracht werden kann; erst als er sich erinnert, wie er sich, während er das Küchenmesser in den Oberschenkel des Onkels rammte, jegliche weitere Aggression in seinem Leben verbat, konnte der Heilungsprozess fortschreiten.
>
> Im Behandlungsraum I weint die 32-jährige Frau E, weil ihr Partner ihr auf unbestimmte Zeit die Mutterschaft verweigert.
>
> Im Behandlungsraum II weiß der dialysepflichtige Vater F nicht, wie er sein Kind in den Kindergarten bringen soll, weil die Mutter in ihrer Selbstfindungsphase nicht gewillt ist, sich auf den notwendigen Alltagsrhythmus einzustellen.
>
> Herr G versucht mühsam, Worte zu finden, mit welchen er seine Hilflosigkeit umschreiben kann, ohne die Ehre seiner jungen Frau zu verletzen. Nach der von den Familien organisierten Verheiratung drohe ihre darauf folgende Essstörung das Eheleben des jungen Paares zu zerstören.
>
> Herr H erkundigt sich beim Stop-over, ob das deutsche Vaterschaftsrecht auch für seinen in Hongkong geborenen Sohn gelte.
>
> Herr I stellt, nachdem er am Familienserver den E-Mail-Verkehr seiner Frau während seiner Arbeitszeit gelesen hatte, nach 25 Jahren Ehe- und Familienleben erstmals die innere Balance dieser Beziehung in Frage.
>
> Herr J findet im Seniorenstift sitzend rückwirkend keinen Sinn mehr in der restriktiven Beschränkung des gesamten Lebens auf seine Arbeit und harrt depressiv seinem Ende entgegen.
>
> Die als Traum geschilderte Szene, vom Adoptivvater lebendig begraben zu werden, stellt sich bei Frau K als wahr heraus.

Wir könnten diese Liste an Beispielen wahrscheinlich unendlich fortsetzen. Die große Frage, die sich in diesem Kapitel stellt ist: Wer ist der Täter, wer ist das Opfer?

All diesen Menschen gebührt Dank, dass sie uns an ihrem Leben teilhaben ließen. Aus der Mitteilung der individuellen Betroffenheit durch die Erste-Person-Perspektive (»ich erlebe selbst die Situation«) ergeben sich implizit stimmige Entwicklungsschritte. Für die gesellschaftliche Einordnung dieser einzelnen Lebensereignisse brauchen wir zusätzlich die Dritte-Person-Perspektive – eine beobachtende Sichtweise (»ich sehe von außen, dass er/sie sich in folgender Situation befindet«).

Der Mann als Opfer der Arbeitswelt?

Er arbeitet! Und er leidet unter der ihm auferlegten Einschränkung durch ein gänzlich eindimensionales Anforderungsprofil der Erwerbsarbeit. Was heißt das konkret? In der beruflichen Wirklichkeit sind folgende Fähigkeiten gefordert:

- Disziplin,
- Pünktlichkeit,
- Kontinuität,
- Fleiß,
- Härte,
- Leistung,
- Berechnung,
- Rationalität,
- Konkurrenz,
- Teamfähigkeit mit Kollegen, welche Mann sich nicht selbst ausgesucht hat,
- Einordnung in ein übergeordnetes System, welches auf Individualität keinen Wert legt.

Sich hineinfügen in eine geradlinige Berufsbiografie ist ein Einpassen in ein Leben, das in wesentlichen Bereichen einseitig, bedürfnisfern und möglichst rational durchorganisiert ist (vgl. Beck-Gernsheim 1980, S. 77).

»Meine Tochter Josefine sehe ich eine ganze Woche nicht, denn wenn ich zum Arbeiten aus dem Haus gehe, schläft sie noch. Wenn ich nach Hause komme, ist sie bereits wieder im Bett« – erzählt ein befreundeter Chemiker beim Kindergeburtstag. Die darauf folgende Diskussion am Küchentisch zwischen den Geschlechtern, dass sich der Mann nicht beschweren solle, da er doch gern zu seiner Selbstverwirklichung arbeite, können wir uns lebhaft vorstellen. Doch stimmt das in dieser Eindeutigkeit? Richtig ist, dass bezahlte Erwerbstätigkeit von 96 % der Männer als zentral für deren Bildung einer männlichen Geschlechtsidentität angesehen wird (Luedtke u. Baur 2008, S.89). Gleichzeitig wird eine egoistische Selbstentfaltung des Mannes über die Arbeit auf Kosten der Familie abgelehnt, die »Karriere« soll für die meisten keinen Vorrang vor der Familie haben. Im Gegenteil, nach den Gründen für die berufliche Tätigkeit befragt, stimmen 99 % der Befragten der Antwortmöglichkeit »Familie ernähren« und 75 % der Antwortmöglichkeit »gebraucht werden« zu (Baur u. Luedtke 2008, S. 90). Mit anderen Worten: (Familien-) Einkommen durch (Erwerbs-) Tätigkeit gilt immer noch als »männliche Form der Fürsorge« (Döge 2000, S. 23). Trotz Unterschieden in Bildungsgrad, Konfession und Milieu setzen sich Männer dem Wettbewerb aus, um andere davor zu schützen. Sie unterwerfen sich damit der »chronologischen Zeitorganisation« und haben wenig Gelegenheit, ihr Leben nach dem »rechten Augenblick« (Kairos) zu gestalten.

Vollzeitarbeit für das Familieneinkommen gilt immer noch als die »männliche Form der Fürsorge«. Dies reduziert den Mann auf seine wirtschaftliche Funktionalität.

Der im Berufsleben auf seine wirtschaftliche Funktionalität reduzierte Mann (vgl. Mitterlehner 2008, S. 32) sieht sich in einer eindimensionalen Ereignis- und Anforderungswelt gefangen. Er reagiert innerlich müde (vgl. u.a. Tritt et al. 2004, S. 182) und ausgebrannt. Wenn dies auch sicherlich nicht den einzigen Grund für eine **depressive Erkrankung** darstellt, ein wesentliches Element für eine 1-Jahres-Prävalenz von Depression bei Männern über 8,1 % (vgl. Wolfersdorf et al. 2006, S. 7) ist es sicherlich. Die depressiven Erkrankungen werden von den Fachleuten bei Männern schwerer eingeschätzt als von den Männern selbst. Die depressiven Phasen dauern länger und in der erlebten Ausweglosigkeit sind Männer leider genauso zielstrebig, wie auch sonst von ihnen gefordert: in Relation zu 1 Frau, welche den Freitod wählt, bringen sich 2–3 Männer um (vgl. Wolfersdorf et al. 2006, S. 7)!

Entsprechend ihrer normativen männlichen Geschlechtsrollenverpflichtungen und gemeinsam mit dem gesellschaftlich vermittelten subjektiven Gesundheitskonzept neigen Männer dazu, Belastungs- und Krankheitssymptome zu verleugnen und zu bagatellisieren. Sie haben ein geringeres Körperbewusstsein ausgebildet und dadurch eine höhere Symptomtoleranz entwickelt (vgl. Möller-Leimkühler 2000). Sie kreisen egozentrisch um sich selbst und artikulieren sich kaum, um Hilfe zu erhalten!

Männer neigen zur Verleugnung ihrer Belastungsgrenzen. Dies kann zu körperlichen und seelischen Symptomen führen.

Aus der medizinischen Notaufnahme eines internationalen Flughafens erreichte mich per Handy mein Klient. Er war in der Gangway zusammengebrochen und konnte sich aufgrund von Erschöpfung nach mehrmaligem Überfliegen von Zeitzonen in den vergangenen Tagen, Präsentationsaufgaben in mehreren Sprachen und Fehlernährung zeitlich und örtlich nicht mehr orientieren. Er wusste einfach nicht mehr, wo er sich eigentlich befand!

Nicht nur die tatsächlichen Anforderungen im Berufsalltag können zur Belastung werden. Drohende bzw. faktische Arbeitslosigkeit oder Brüche in der Arbeitsbiografie (vgl. Scholz 2008, S. 106) treffen als Belastungsfaktor ebenso ganz direkt den Kern des männlichen Selbstbildes (vgl. Luedtke 1998, S. 237).

Paradoxerweise kommen auch diejenigen Männer kaum aus diesem Teufelskreis heraus, denen die Flexibilisierung ihrer Rollen, die Differenzierung ihres Selbstbildes und die aktive Gestaltung unterschiedlicher Lebensbereiche (vgl. Döge u. Volz 2006, S. 8) gelingt! Kümmern sich diese Männer um sich, um ihre Partnerin und ihre Kinder, sind das erforderliche Engagement und der zusätzliche Zeitaufwand ein »**Add-on**«. Der Zeitaufwand für die Erwerbsarbeit wird praktisch nicht reduziert (vgl. Döge u. Volz 2006, S. 3).

Der Mann als Opfer und Täter der Männlichkeitsidee?

Selbstbeherrschung, Dominanz der natürlichen und sozialen Umwelt, Akzeptanz des »soldatischen« Körpers im Militär, des »verwahrten Körpers« im Gefängnis, des »kasernierten« Körpers in der Fabrik oder des »funktionalisierten Körpers« im (Leistungs-) Sport verdeutlichen unterschiedliche Aspekte des »patriarchalischen Syndroms« (vgl. Hollstein 2001, S. 93) bzw. »hegemonialer Männlichkeit« (vgl. Connell 2006). Im Rahmen der Kernthemen, **Kontrolle und Wettbewerb**, versuchen Männer nicht nur über Frauen zu herrschen, sondern verschiedene Gruppen von Männern verfechten zudem verschiedene Männlichkeitsideale. Zwei Wettbewerbe laufen daher stets parallel:

- welche Männlichkeitsvorstellungen hegemonial sind und
- wer in diesem System der Über- bzw. Unterordnung welchen Rang einnimmt.

Jeder Mann ist so zugleich Gefangener und Opfer der herrschenden Vorstellung von Männlichkeit und stets mit der Pflicht konfrontiert, »seine Männlichkeit unter allen Umständen zu bestätigen« (Bourdieu 2005, S. 92). Ob dies auf dem »Spielfeld« des Krieges, der Politik, der Wissenschaft (vgl. Bourdieu 2005, S. 132f), in der Ausgestaltung der sexuellen Orientierung (Krell 2008, S. 272) oder tatsächlich rund um das Fußballspiel (Jösting 2008, S. 50) stattfindet, ist letztendlich aufgrund der Vergleichbarkeit der Grundregeln unerheblich. Frauen können durch den »Scharfblick der Ausgeschlossenheit« diese Spiele durchschauen und eventuell gewinnen. Meist sind sie jedoch durch emotionale, solidarische Verbundenheit mit einem »Spieler« verurteilt, indirekt teilzunehmen – oder werden von den Männern rigoros von der Teilnahme ausgeschlossen. Geschäftsabschlüsse im Nachtclub (vgl. Barnyard u. Lewis 2009) sind dafür nur ein beliebiges, wenn auch deutliches, Beispiel.

Auch wenn Wettbewerb ein Mittel männlicher Vergemeinschaftung ist (vgl. Meuser 2008, S. 34), versuchen Männer Handlungen zu verhindern, die von der sozialen Umwelt als Geste der Schwäche interpretiert werden könnten (vgl. Luedtke u. Bauer 2008, S. 16).

Männer als Opfer oder Täter von Gewalt

Risikoverhalten und **Gewalttäterschaft** sind mit Männlichkeit eng verknüpft. Körperliche Gewaltakte in der Öffentlichkeit werden als »normal« erfahren (vgl. Lenz u. Adler 2011, S. 219). Die Handlungsoption, keine Gewalt auszuüben, ist selbst für »neue Männer« wiederholt eine bewusste Entscheidung (vgl. Pech 2002). Es verwundert daher nicht, dass laut polizeilicher Kriminalstatistik vom Bundeskriminalamt (2011)

- 75,6 % der tatverdächtigen Personen in Deutschland männlich sind,
- 27,9 % davon verurteilt werden und
- 12,9 % tatsächlich ins Gefängnis müssen (vgl. auch Lenz u. Adler 2011, S. 196).

Am Stichtag 31.03.2012 waren 56746 Männer (gegenüber 3321 Frauen) inhaftiert. Gründe für eine Verurteilung sind vielfältig: Diebstahl, Unterschlagung, Raub, Erpressung und Straftaten gegen die körperliche Unversehrtheit. Anders als bei allen anderen Straftaten ist vor allem bei Gewaltdelikten der Männeranteil entschieden höher im Vergleich zu den Frauen. Außer bei Sexualgewaltdelikten (Bundeskriminalamt 2011, S. 23) werden die meisten Straftaten von männlichen Tätern an männlichen Opfern begangen. Die gefährlichste Zeit, Opfer zu werden, ist für Männer deren Kindheit und Jugendzeit. Schläge, Tritte, Bedrohung mit einer Waffe, Belästigungen, Schikanen, Raub und Diebstahl werden hier genannt (vgl. Lenz u. Adler 2011, S. 219). Dass körperliche Erziehungsgewalt, sofern diese nicht mit dem Eindruck der Willkür und der ungerechtfertigten Härte verbunden ist, von vielen Männern als »normale« Erziehungsmethode angesehen wird, kann unseres Erachtens nur als Konsequenz falscher männlicher Bewertungsmaßstäbe verstanden werden. Da männliche Opfer von sexueller Gewalt – immerhin jeder 12. Mann aus einer repräsentativen Studie (vgl. Jungnitz et al. 2007) – häufig »still« werden und nur dann auffallen, wenn sie selbst massiv aggressiv werden, muss auf diese Gruppe gesondert hingewiesen werden. Ebenso wenig wie über erlittene Verletzung der körperlichen Integrität gesprochen wird, können sich Männer über körperliche Gewalt durch Frauen (Lenz u. Adler 2011, S. 220) oder über psychische Gewalt durch Beleidigung, Einschüchterung, Rollenmissbrauch oder soziale Kontrolle äußern. Kulturell dominant ist das Bild des Mannes als Täter, auch wenn nur ein Bruchteil der Männer »gewaltauffällig« ist. Das Bild des Mannes als Opfer verschwindet hinter dieser kulturellen Setzung. Nach Lenz (2007, S. 22) ist dies »ein gesellschaftlicher Ausdruck der noch weitergehenden Verdrängung der männlichen Verletzbarkeit in den männlichkeitsdominierten Verhältnissen«.

Der verletzbare Mann verletzt sich selbst

Es gilt nach wie vor die **Paradoxie**, dass ein Mann nicht verletzbar sei, und wer verletzbar ist, könne kein Mann sein. Gefangen in diesem Dilemma müssen Männer, mit oder ohne Handicap und gleich welcher sexuellen Orientierung, um die Anerkennung ihrer Männlichkeit ringen. Gefangen in diesem Dilemma riskieren Männer ihren Körper in verletzungsanfälligen Sportarten (Gisler 1995, S. 654). Gefangen in diesem Dilemma entwickeln sie wenig Gesundheitsbewusstsein, ernähren sich ungünstig, machen sich kaum über die zeitliche Verteilung und inhaltliche Zusammenstellung der Nahrung Gedanken und riskieren dadurch Fettleibigkeit (60 % der deutschen Männer! laut Robert-Koch-Institut 2010), Bluthochdruck und Krebserkrankungen (Lenz u. Adler 2011, S. 79). Gefangen in diesem Dilemma konsumieren Männer mehr Suchtmittel und akzeptieren die damit verbundenen Erkrankungen; sie verursachen häufiger Unfälle (Lenz u. Adler 2011, S. 80). Gefangen in diesem Dilemma ignorieren Männer ihre Schmerzen, verleugnen ihren Bedarf an professioneller Hilfe und reagieren auf gesundheitliche Störungen vielfach erst dann, wenn ihre Arbeitsfähigkeit bedroht ist (vgl. Faltermaier 2004, S. 20). Gefangen in diesem Dilemma sterben Männer in Deutschland unnötigerweise 5 Jahre und 1 Monat früher (vgl. Luy u. Wegner 2011) als Frauen, durchschnittlich mit 77 Jahren!

> »Wer verletzbar ist, ist kein Mann.« Mit dieser Überzeugung achten Männer gesundheitlich weniger auf sich als Frauen.

Der Mann in seiner Sexualität – Potenz als Kompetenz

Wenn männliche Verletzbarkeit »per se« als unmännlich gilt – wie sollte sich dieser Mann in der vielfältig und widersprüchlichen Welt der Sexualität zurechtfinden? In einer Sexualität, welche zugleich umfassend und partiell, nehmend und hingebend, gleichberechtigt und asymmetrisch, kontrollierend und loslassend, liebevoll und bestimmend, aufnehmend und eindringend ist. Zugegeben, dies ist vielmehr eine Zielformulierung für Sexualität als die Beschreibung des Alltags. Wenn wir uns allerdings mit einigen ausgewählten Aspekten von Sexualität, deren hoher kultureller, institutioneller und individueller Bedeutung und deren identitätsbildender Funktion (vgl. Stein-Hilbers 2000, S. 15) befassen und diese insgesamt hegemonialen Männlichkeitskonstrukten gegenüberstellen, dann werden die Grenzen zwischen Verlierer und Gewinner (Opfer und Täter) unscharf. Spätestens seit den Kinsey-Reports (1953 u. 1955), natürlich auch gestützt durch die kirchliche Betonung des Fortpflanzungsaspektes, wird Sexualität verkürzt noch immer mit Koitus und Orgasmus gekoppelt.

> Solange Potenz als Kompetenz und Sexualität auf Koitus und Orgasmus reduziert werden, bleibt für den Mann nur die Rollenwahl zwischen besitzergreifendem Macho oder nettem Freund – gemeinsames lustvolles Erleben braucht andere Voraussetzungen.

Zusätzlich finden sich in der Bewertung sexueller Handlungen Auswirkungen und Auslegungen einengender christlicher Ethik wieder, im Rahmen dieser nachkonziliar ein Ideal der Liebe zur Norm für Realität gemacht wird. Unhinterfragte (und auch kirchenrechtlich überholte) Moralvorstellungen unserer Großeltern und Eltern, welchem dem Mann im Rahmen der Ehe das Recht auf Sexualität mit seiner Ehefrau zubilligten, belasten bis heute männliches und weibliches lustvolles Erleben. Sich mit offenem Herzen, kraft- und lustvoll, zugreifend mit einer Frau zu vereinigen, birgt für den Mann die Gefahr, in eben diese Ecke des »besitzergreifenden Machos« geschoben zu werden.

Gleichzeitig akzeptieren Frauen »einen Mr. Nice Guy nur als Freund, nicht aber als Partner« (Leimbach 2011, S. 35). Glücklicherweise haben Frauen in der Frauenbewegung ihr Recht auf Gleichberechtigung, ihre eigene Körperlichkeit und ihre Entscheidungsfreiheit bezüglich einer Schwangerschaft durchgesetzt. Aus der damit veränderten Bedeutung des weiblichen Orgasmus hat sich auch ein neues Bewertungskriterium für männliche Sexualität entwickelt: Ihr Orgasmus ist das Indiz dafür, dass er »nicht schlecht gewesen sein kann«. »Potenz [heißt] nun Kompetenz, und zwar erarbeitete Kompetenz und nicht mehr naturwüchsige Geschlechtsstärke« (Früchtel 1993, S.73). Der kompetente Sexualtechniker ist gefragt (vgl. Schnack u. Neutzling 1993), womit wir wieder beim instrumentellen Gebrauch der Körpers wären!

Wenn wir hingegen Sexualität als »lustvolle Begegnung von Körpern« (Lautmann 2002, S. 25) definieren, dann ist auf jeden Fall eine Grundvoraussetzung, sich selbst sensibel wahrnehmen zu können und Nähe zu einem »Du« auszuhalten bzw. zu genießen. Viele Söhne aber, »die als Tröster ihrer unglücklichen Mütter in die Näheverpflichtung genommen wurden oder anderweitig emotionalen oder auch sexuellen oder gewalttätigen Übergriffen ausgesetzt waren, haben später oft ihr Leben lang Angst vor als inadäquat erlebten Nähewünschen der Frau« (Hollstein 2001, S. 93). Vielleicht ist es gerade dieser Aspekt aus dem patriarchalischen Syndrom, der die Spannung zwischen der Idealisierung der Frau und ihrer Abwertung immer wieder von neuem aufbaut.

Männer haben aus ihrer Biografie heraus teilweise Angst vor den Nähewünschen der Frau. Die freie, lustvolle Begegnung von Körpern ist getrübt.

Und wo könnte dieser Spannungsbogen exemplarischer verfolgt werden als in der Auseinandersetzung mit Prostitution? Sie ist auf der einen Seite ein Ort mit Projektionsfläche für rechtlose Abhängigkeitsverhältnisse, unverbindlich ausgelebte Sexualität, Geld und zu gebrauchende Frauen. Auf der anderen Seite beinhaltet sie die Erhöhung und Idealisierung dieses Gewerbes durch Bilder der selbstbewussten, verführerischen Frau, des omnipotenten Mannes, des Abenteuers und der Freiheit.

Genau dies sind auch die Worte, welche mein Klient bei der Schilderung verwendet, wie er parallel zu seinem Eheleben immer wieder das »Abenteuer« mit Prostituierten sucht. Seine Versuche, die »Prinzessinnen« mit ihm verbotenen Möglichkeiten aus seiner beruflichen Tätigkeit als Polizist zu retten (Idealisierung), gefährden gleichzeitig seine Existenz.

Ein Einzelfall? Wohl kaum, wenn vorsichtigen Schätzungen zufolge, ca. 18 % der männlichen erwachsenen Bevölkerung (vgl. Kleiber u. Velten 1994) immer wieder als »Freier« auftreten. Wenn tatsächlich für sexuelle Dienstleistungen jährlich ca. 6,5 Milliarden Euro (Howe 2008, S. 241) ausgegeben werden – was erwarten die Männer dafür? Neben dem Aspekt, sich etwas zu gönnen, suchen die Männer Entspannung und Abwechslung. Sie suchen einen Ort, um spezielle sexuelle Vorlieben und Wünsche auszuleben, welche sie mit der Partnerin nicht umsetzen können oder welche sie der Partnerin gegenüber nicht auszusprechen wagen.

Die bezahlte körperliche Dienstleistung ist für die Männer ein Abenteuer, Entspannung, bedeutet »sich etwas zu gönnen«, ist die Idealisierung der Prinzessinnen, dient der Abwechslung, bietet einen Ort, sexuelle Vorlieben leben zu können, steht für Beziehungswunsch.

Und bei nicht wenigen Männern steht hinter der bezahlten Dienstleistung eigentlich ein unerfüllter Beziehungswunsch. (vgl. Howe 2008, S. 254f). Denn entgegen allen tollen Beschreibungen des sexuell aktiven Singles – mehrere Partnerinnen führen nicht zu mehr Sex. Ganz im Gegenteil: Zu 95 % findet Geschlechtsverkehr in festen Beziehungen statt (Lenz u. Adler 2011, S. 103), und das sogar stabil für 30-, 45- und 60-Jährige (vgl. Schmidt et al. 2006)!

Interpretiert man dieses Ergebnis gesellschaftlich, so findet sich darin die Fokussierung der Bedürfnisse nach Intimität und emotionaler Absicherung in der Zweierbeziehung wieder. Je mehr traditionelle Vergemeinschaftungsformen brüchig werden, desto deutlicher wird der Wunsch nach der Partnerschaft. Die hohe Akzeptanz einer wechselseitigen Treueverpflichtung überrascht nicht (vgl. Peukert 2008). Da allerdings Frauen andere Ansprüche an die Qualität der Beziehungen stellen, gehen von diesen häufiger die Impulse zur Scheidung aus. Und diese Frauen planen die Trennung hinter dem Rücken ihrer Männer oftmals langfristig, gut vernetzt und sehr strategisch – so die mündliche Mitteilung einer Fachanwältin für Familienrecht. »Männer kommen selten vor einer Trennung, wenn überhaupt, dann vor der Hochzeit zur Klärung der Finanzen – und die Männer zeigen sich mit dem Blick auf Kinder und (Ex-) Frau meist defensiv abwartend und gewährend.«

Das nahezu täglich sichtbare Leiden geschiedener und/oder von den Kindern getrennt lebender Väter in unserer Praxis steht im krassen Gegensatz zur gesellschaftlichen Weigerung, diese Themen anzuerkennen und aufzugreifen. Dass in einem Fachbuch (vgl. Mühling u. Rost 2007) über Väter nur die Bedeutung des getrennt lebenden Vaters für die kindliche Entwicklung (vgl. Limmer 2007, S. 252) beleuchtet wird, nicht aber auch das Erleben des Mannes und Vaters, ist nur eine Variation der Verleugnung – diesmal im Wissenschaftsbetrieb. Und Ärztinnen untersuchen Frauen eingehender als ihre männliche Patienten (vgl. Lurie et al. 1993). Wie wird es vergleichsweise dem um seine Besuchszeiten verhandelnden Mann ergehen, welcher in Zukunft mit hoher Wahrscheinlichkeit von einer Juristin vertreten einer Richterin gegenübersteht?

Der Mann und die Bildung

Als Bildungsverlierer (Männer erhalten seltener das Abitur) nutzt der Junge die Schule mehr als einen sozialen Raum, in dem er sich geschlechtlich positioniert (vgl. Budde 2008), weniger um wirklich etwas zu lernen. Er wurde im Schnitt bereits später eingeschult und bei Leistungseinbrüchen wird ihm von den Lehrerinnen häufig fehlende Anstrengung unterstellt (Schmuck et al. 2002). Da die Jungen seit den 90er-Jahren des vergangenen Jahrhunderts bei der Hochschulreife in der Minderzahl liegen, schließen konsequenterweise deutlich mehr Frauen beispielsweise die Studienfächer Medizin und Jura ab (vgl. Lenz u. Adler 2010, S. 172). Blickt man allerdings gleichzeitig auf den geringen Anteil der Professorinnen in diesen Fachgebieten (vgl. Statistisches Bundesamt 2012, S. 27) hat sich die Frage, wer zu diesem Zeitpunkt Opfer ist, schon wieder in sich gedreht.

Der Mann im Grundgesetz

Nach der Vereinigung der beiden Staaten wurde es bei der Revision des deutschen Grundgesetzes 1994 möglich, dass man sich auf die Gleichstellungsförderung als Staatsziel einigte. Als Satz 2 wurde in Artikel 3 Absatz 2 des Grundgesetzes folgende Formulierung aufgenommen: »Der Staat fördert die tatsächliche Gleichberechtigung von Frauen und Männern und wirkt auf die Beseitigung bestehender Nachteile hin« (Degener 1997, S. 886). Berechtigterweise entwickelten sich daraus viele politische Maßnahmen, welche unter dem Stichwort »Frauenpolitik« zusammengefasst werden können. Das Anliegen, Frauen in den Entwicklungsprozess zu integrieren, führte letztendlich zum gleichstellungspolitischen Konzept des Gender-Mainstreamings. Darunter versteht das Bundesministerium für Familie, Senioren, Frauen und Jugend »bei allen gesellschaftlichen Vorhaben die unterschiedlichen Lebenssituationen und Interessen von Frauen und Männern von vornherein zu berücksichtigen, da es keine geschlechtsneutrale Wirklichkeit gibt« (2005).

Für die Verankerung dieser inhaltlich auf der Weltfrauenkonferenz in Peking 1993 angedachten Strategie kommt in Deutschland mittlerweile der Europäischen Union eine zentrale Rolle zu. Das 4. Aktionsprogramm für Chancengleichheit von Männern und Frauen (1996–2000) ist das erste Dokument, in dem Gender-Mainstreaming als gleichstellungspolitische Strategie der EU herausgestellt wurde (vgl. Behning 2004). Im Amsterdamer Vertrag wurde die Strategie des Gender-Mainstreaming auf EU-Ebene rechtlich verbindlich festgeschrieben. In Artikel 2 und 3, Absatz 2 dieses Vertrages werden die Mitgliedstaaten zu einer aktiven Gleichstellungspolitik verpflichtet. Dieses Verbot von Diskriminierung macht deutlich, dass es immer um Frauen und Männer in ihrer Heterogenität gehen muss. In diesem Sinne ist die formale Rechtsgleichheit der Geschlechter zwar eine notwendige Bedingung, für die faktische Gleichberechtigung reicht dies aber nicht aus. Alle Beteiligten kommen nicht um das jeweilige Engagement für Veränderungen herum. Wie der Blick auf die Arbeitswelt, ins Gesundheitswesen, in die Welt der Sexualität und der Beziehungen, in den Bildungsbereich und auf die rechtlichen Grundlagen gezeigt hat, darf niemand aus dem mühsamen Prozess der notwendigen Differenzierung aussteigen. Um einzelne Menschen oder Gruppen wie »die Männer« und »die Frauen« vor vorschneller Zuweisung von Täterschaft oder Opferstatus zu schützen, braucht es einen klaren Blick auf die Lebenswelt, Klärung der Bedeutungszuschreibungen und Courage für eigene Standpunkte. Oder wie es der Jurist F. Schirach (2012, Position 136) anlässlich seiner moralisch unerlösten Fallgeschichte um Männer und eine junge Frau autobiografisch formulierte: »Wir wussten, dass wir unsere Unschuld verloren hatten. [...] Wir waren erwachsen geworden, und [wir wussten], dass die Dinge nie wieder einfach sein würden.

2.5 Bildlich – der Mann als Darstellung in den Medien

Ein braungebrannter, freundlich kommunikativer, gut gelaunter, durchtrainierter Mann um die 35 Jahre »thront« mir gegenüber in meinem Beratungsraum – auf dem einzigen rückengerechten Stuhl, welchen unsere Praxis zu bieten hat. Der Pädagoge für höhere Schulen mit den Fächern Sport und Mathematik kommt wegen eines nicht operierbaren Bandscheibenvorfalls nach 3 Wochen orthopädischer Rehabilitation zum Termin und schildert seine Krankheitsgeschichte.

- Dem Bild des engagierten und allzeit motivierten Sportlers entsprechend führt er in einer sehr großen Schule als Klassenlehrer immer wieder »Problemklassen« und hat zusätzlich mit dem von ihm in der Schule organisierten Sharity-Lauf ein örtliches Sozialprojekt unterstützt.
- Dem Bild des männlichen Mannes entsprechend hat er seine Fortbildungen in der Feuerwehr kontinuierlich fortgesetzt und führt aktuell den örtlichen Zug.
- Dem Bild des Vollzeit berufstätigen Arbeitsmannes entsprechend finanziert er allein das erworbene Haus, in dem er mit Partnerin und Kind lebt.
- Selbstverständlich übernimmt er, dem Bild des »family man« (vgl. Brannen u. Nilsen 2006) folgend, partnerschaftlich Zeiten mit dem Kind – und da er sich besser organisiert weiß als seine zuverdienende Partnerin, obliegt ihm der Einkauf und das alltägliche Kochen.
- Dass sein vereinbartes »Taschengeld« in Werkzeug für die Renovierungsarbeiten fließt, beugt nur dem abzuwehrenden Bild vor, beim Hobby mit den Kumpels das Haushaltsgeld zu verschleudern!

Nach 30 Minuten sitzt mir ein weinender Mann gegenüber, welcher nichts falsch gemacht hat, außer sich in den ihn umgebenden Bildern vom Mannsein bis zur körperlichen Belastungsgrenze zu verlieren. Woher kommen diese Bilder? Welche Modelle werden entworfen und von den Männern kopiert? Warum stellt ein Mann, welcher selbst für seine Jungs in der Schule nacheifernswert erscheint, seine Vor-Bilder und seine inneren Selbst-Bilder erst dann in Frage, wenn er an deren Nachahmung scheitert?

Da neun von zehn Vorbildern aus den Medien, eines von zehn aus dem privaten Bereich stammen (vgl. Feierabend u. Klinger 2009), lohnt ein Blick auf das öffentlich erzeugte Bild der Männer. Schon im Kinderprogramm finden sich in 24 Ländern übergreifend mehr männliche Charaktere (vgl. Davis 2003; Götz 2008) und diese sind nicht nur aktiver, sondern auch aggressiver. Da an die Jungen mehr aggressive Inhalte gerichtet werden, neigen diese eventuell dazu, weniger kritisch auf Gewaltanwendung zu reagieren (vgl. Klinger 2001; Larson 2003) oder sehen dies als Rollenanforderung. Oder aber, wie aus den endlosen Diskussionen um aggressive Computerspiele bekannt ist, rechtfertigt die Gruppe der Jungen eigenes aggressives Verhalten für sich selbst mit Hinweis auf die aggressiven Modelle. Es ist in den Medien immer noch leichter, ein abenteuerlustiges Mädchen zu finden als einen Jungen, der sich mit »klassischen« weiblichen Eigenschaften zeigt. Die weiblichen Charaktere übernehmen vielmehr die Aufgaben, in Büchern und Filmen traditionelle Genderstereotype abzuschütteln. Genau so wie sich die Frauen im richtigen Leben zuerst in ursprünglich männliche dominierte Lebenswelten hineingearbeitet haben, bevor Männer die umgekehrte Richtung wagten (vgl. Diekman u. Murnen 2004). Um gerade diese vielseitigen Männer anzusprechen, werden Männer medial mittlerweile auch mehr in der Freizeit und mit Eigenschaften wie Zärtlichkeit, Romantik und Kreativität dargestellt. Vorherrschend bleibt aber für das präsentierte Männerbild – und das ist stabil über einen Beobachtungszeitraum von fast 50 Jahren (vgl. Zurstiege 1998; Borstnar 2002) – Sachlichkeit, Kompetenz, Kraft und vor allem sichtbarer Erfolg.

Das männliche Rollenmodell in den Medien bedient eher ein stereotypes Muster. Weibliche Rollenmodelle zeigen sich auch abenteuerlustig und stark neben der klassisch weiblichen Rolle.

In der »wichtigsten Preisverleihung für Gentlemen«, jährlich veranstaltet von der Zeitschrift GQ kann dies prototypisch verfolgt werden. Welcher normale Mann sollte angesichts dieser prämierten »herausragenden Männer« noch zugeben können, dass er ein Bauteil nicht allein hochheben kann, dass er mit seiner Berufstätigkeit doch nur einen Mittelklassewagen finanzieren kann oder aber den Nachtschlaf für den nächsten Arbeitstag braucht, auch wenn das Kind weint. Männer werden in den Medien vor allem in den gesellschaftlich relevanten Themenbereichen wie Politik und Wirtschaft dargestellt und in den Nachrichten als Handelnde vermittelt (vgl. Klaus 2005).

Einer unserer Klienten entspricht daher als Wirtschaftstreibender und Politiker exakt dem, was ihm medial als Auftrag vermittelt wird. Dass die Belastung aus dieser Kombination zu wiederholten Verletzungen im Bewegungsapparat und zu beidseitigem, langjährigem Tinnitus führte, wird erstmals nach einem Kopfsprung in einen kanadischen See während eines Kurzurlaubes ausgesprochen. Die auftretenden Schmerzen ließen sich nicht mehr verleugnen.

Gehen Männer in Frauenberufe, sinkt dort das Lohnniveau; arbeiten Männer in Teilzeit müssen Sie Kollegen von ihrer dadurch nicht verlorengegangen Männlichkeit überzeugen; sind Männer mit dem Kinderwagen unterwegs, sollten sie zumindest durchtrainiert mit Dreitagesbart sein; sich auch für einen Pflegeberuf interessieren, auch verschiedene Lebensbereiche neben der Arbeit ausgestalten und noch mit den Kindern Zeit genießen (oder einfach verantwortlich als Vater da sein) – all das muss anscheinend deutlich von »Weiblichkeit« abgegrenzt werden.

Männer werden in den Medien immer noch als Kontrast zur Frau entworfen.

Dass in den Medien Männer immer noch im Kontrast zu Frauen entworfen werden, ist daher sicherlich für eine gemeinsame Entwicklung kaum förderlich. Diese Abgrenzung geschieht nicht mehr so offensichtlich wie in den 1980er-Jahren, als Männer nicht nur größer als Frauen wiedergegeben wurden, sondern auch Zuwendung, Blick und Handlungsrichtung immer wieder dem Mann den höheren Status im Bild sicherten. Wie gesagt, Männer werden mittlerweile bei frauentypischen Tätigkeiten oder in abhängigen Positionen dargestellt. »In diesen Fällen sorgt [oft] das Stilmittel der Ironie und Verfremdung dafür, dass männliche Souveränität dennoch zum Vorschein kommt (Lenz u. Adler 2010, S. 97).

Entgegen jahrzehntelanger Fortschreibung der stereotypen männlichen Bilder »bewegt sich das Frauenbild der Werbung heute viel mehr in die Richtung der modernen Superfrau. Die Frau von heute kann so gut wie alles, sie ist interessiert an neuen Dingen und aufgeschlossen neuen Situationen gegenüber« (Vennemann u. Holtz-Bacha 2008, S. 104f). Frauen treten mit großem Rollenrepertoire auf und sind auch als Oma, sportliche Frau, Expertinnen oder erotische ältere Dame zu sehen. Agieren sie in den klassischen Rollen, dann sind sie darin selbstsicher, unabhängig und energisch. Umgeben von diesen Bildern wird dem Mann also suggeriert, auf jeden Fall anders als die Frau zu sein – das kennt er schon aus seiner frühen Zeit, als er oft ohne väterliche Hilfe zu einem Wesen werden sollte, das zumindest nicht so wie die Mutter sei. Umgeben von diesen Bildern kann sich ein Mann durch das einengende Bildangebot für ihn selbst eigentlich nur insuffizient fühlen und versuchen, als »kraftvoller Wirtschaftsanwalt« oder »jüngster Surf-Weltmeister« zu beeindrucken. Eine kaum alltagstaugliche Orientierung für den verunsicherten Mann!

Das moderne weibliche Bild in den Medien entspricht eher einer »Superfrau«.

Diese **Verunsicherung** könnte ein Mann vielleicht ganz einfach **reduzieren**. Anstatt sich täglich fast 10 Stunden mit Medien auseinandersetzen und zu umgeben (vgl. Best u. Engel 2007), ließen sich in dieser Zeit

- auch Freunde treffen,
- neue Fertigkeiten entwickeln oder
- Formen der Muße üben.

Doch ist das ausreichend? Wahrscheinlich für diejenigen, die in ihrer Rolle und Identität gefestigt sind. Doch was ist mit den »gekränkten Männern«? Was ist mit denen, bei welchen die Stelen ihrer Männlichkeit durch den Einfluss der Frauen, durch den Zerfall traditioneller Strukturen und durch Globalisierungstrends zu bröckeln beginnen und einzustürzen drohen? Die Medien transportieren weiterhin gängige Rollenvorstellungen, dass man(n) jederzeit stark, souverän aggressions- und verteidigungsbereit sein muss, ohne dass die Männer merken, wie viele Freiheiten und Entwicklungsmöglichkeiten sie dabei verlieren und ohne Rücksicht darauf, wie viele Männer diesen Bildern nicht entsprechen können/wollen.

Nachrichtenbilder eines angelnden Putins, der mit freiem Oberkörper seine Muskeln spielen lässt und das Messer am Gürtel lässig in die Kamera dreht oder das Bild des früheren US-Präsidenten Bush, welcher am Flugzeugträger stehend durch die Haltebänder seiner (geliehenen) Uniform eines Kampfpiloten sein Gemächt zentral präsentiert, bestätigen quasi offiziell die vergleichbaren Männerbilder in den Verkaufsschlagern der Filmindustrie.

Die Mitinitiatorin des deutschen Frauensicherheitsrates, Ute Scheub, legte daraufhin 2010 ihre politische Analyse vor. Im Zentrum ihrer Überlegungen steht die These, »dass kriegerische Konflikte wahrscheinlicher werden, wenn sich eine große Anzahl von Männern in ihrer bisher gelebten männlichen Identität bedroht fühlen«. »Wenn gekränkte Männer unter den Einfluss radikaler Führer geraten, können sie zu »rasenden Patriarchen« werden, zu tötenden Männerhorden [...]. Sie glauben, Krieg führen zu müssen, weil erst der Krieg sie wieder »zu richtigen Männern« macht (Scheub 2010, S. 10). **Welche Bilder** wir also unseren Söhnen präsentieren und welche Bilder herrschende Männer andern Männern vorsetzen, ist also wichtig für

- die Entwicklung unseres Landes,
- die transkulturelle Gestaltung unseres Zusammenlebens,
- den Dialog zwischen den Religionen und
- die Befriedung umstrittener Territorien in der Welt.

> Die Art der männlichen Bilder in den Medien ist wichtig für die Gestaltung unseres Zusammenlebens.

Bedeutsam scheint uns dabei, dass Medien kaum Gelegenheiten nutzen, eine imaginäre Welt zu zeigen, die Kinder und Erwachsenen einen Blick jenseits festgelegter Geschlechterrollen ermöglichen würde. Nein, gerade die omnipräsenten Medien zurren überkommene Rollen fest, und »zwar häufig noch rigider, als es die Realität schon tut« (Fine 2012, S. 343). Da fortlaufende verifizierte Selbstverständlichkeiten der Geschlechterdifferenzen ausschlaggebend sind (vgl. Lenz

u. Adler 2011, S. 45), werden die medial unterschwellig vermittelt Tendenzen – und nicht der rühmliche Ausnahmefall – wirksam.

Vielleicht auch um der Komplexität dieser Fragen zu entkommen, werden in Deutschland jedoch nicht politische Fachbücher in Millionenauflage gelesen, sondern **Frauenliteratur**. Ganz zu schweigen davon, dass es keinen vergleichbaren Überbegriff »Männerliteratur« gibt, hat besagte Frauenliteratur einen Anteil von bis zu 40 % am deutschen Taschenbuchmarkt. Wir können an dieser Stelle keine literaturwissenschaftliche Diskussion über das vermittelte Männer- und Frauenbild im Buch leisten. Wer Interesse hat, dem seien zum Einstieg zwei antiquarische Bände von Wolff (1993) und Buergel-Goodwin (1993), zum Weiterlesen ein Übersichtsreferat von Kurz (1988) empfohlen.

Aufgrund der Aktualität interessiert jedoch schon, wie Autorinnen aus dem genannten Genre Männer in ihren Büchern entwerfen, und was es bedeuten könnte, wenn diese Männer-Bilder millionenfach rezipiert werden. Zusammenfassend sind Frauen in diesen Romanen Sinnsuchende, die mit ihrer neuen Unabhängigkeit nicht immer glücklich sind. Sie probieren und erleben – natürlich Vieles mit dem perfekten Partner. Und nun kommt der Teil, den man als Mann wissen sollte: Diese entworfenen Männer vom Typ »alter Schule« haben Manieren, sind nett zu der eigenen Mutter und sind gute Freunde vom Vater der handelnden Frau. Gleichzeitig weiß dieser Mann immer, was er will, darf sogar ein wenig arrogant sein und sollte möglichst Journalist, Videospiel-Erfinder oder zumindest Orgelbauer sein. Auf jeden Fall: attraktiv, mit Geld. So zuvorkommend er in der Öffentlichkeit agieren muss, ebenso fies, versaut und dominant soll er im Bett sein. Und wer das nicht hinbekommt, kann sich noch durch »schmuddelsexy«, narzisstische Bindungsunfähigkeit oder durch kühle Distanz »retten« (vgl. Peitz 2012).

Hilfe! »Scotty, beam me up« (aus dem Film »Hinterholz 8« von Dühringer u. Sicheritz 1998). Und wir schreiben für die Entwicklung einer differenzierten männlichen Identität und gelingender Geschlechtergerechtigkeit!

2.6 Ökonomisch – der Mann als manipuliertes Zielobjekt der Wirtschaft

Einer Senior-Managerin für Public Relations aus einem internationalem Parfum-Unternehmen als Berater zur Seite zu stehen, und sowohl ihre beruflichen Entscheidungen als auch ihre private Dreiecksgeschichte zu coachen, ist schon eine komplexe Aufgabe an sich. Akzeptierte und geforderte Rollenbilder, reale Alltagserfahrungen auf den Dienstreisen und unbewusste Spannungsfelder in der Beziehungsgestaltung kreisen wiederholt um die

Grundthemen Mann und Frau. Klarerweise werden dadurch auch die persönlichen Positionen und Repräsentationen hinterfragt. Als ich Weihnachten unter Augenzwinkern der Klientin mit einem Produkt aus ihrer Firma bedacht wurde, fragte die Klientin nach der Geschenkübergabe: »Sie haben doch als Mann sicherlich noch keine sieben Duftnoten zu Hause – dies ist aber das Ziel unserer Werbekampagnen!« Durch den kurzfristigen Wechsel der Rollen war ich plötzlich gegenüber der Werbefachfrau zum Zielobjekt geworden.

Erstaunlicherweise ist es vor allem die Wirtschaft, welche an der Ausdifferenzierung ihrer männlichen Kunden interessiert ist. Produktinnovationen und neue Marketingansätze sollen darauf ausgerichtet werden, neue »männliche Lebenswelten« mit ihren Wünschen, Bedürfnissen und Knappheiten möglichst passgenau zu bedienen (Zukunftsinstitut 2008, S. 13). Mit der Vermittlung spezifischer Männerbilder sollen parallel dazu Männer im Sinne der Gewinnmaximierung zu zukünftigen Kunden »erzogen« werden. Um diese Entwicklung mit kritischer Distanz verfolgen zu können, sollten Männer jene Schubladen kennen, in welche sie einsortiert werden:

▶ **»Every Day Manager«**
Als »Every Day Manager« balancieren diese Männer zwischen Karriere und Kindern. Sie wissen, wie sie eine Matschhose über die Gummistiefel ihres Jüngsten bringen, ohne sich ihre eigenen Anzughose zu verschmutzen. Und klassische Trennungen in weibliche und männliche Lebenswelten finden sich in ihrem Alltag kaum noch. Etwas außer Atem hechten sie dem Ideal des »neuen Mannes« hinterher und müssen sich vielfach ohne Hilfe eine neue Daseinsverfassung geben (vgl. Zukunftsinstitut 2008, S. 52). Als Mann und vielfach auch als Vater werden sie immer reflektierter und »stehen im Zentrum eines Mentalitätswandels« (vgl. Zukunftsinstitut, S. 65). Klarerweise werden ihnen daher familienfreundliche Produkte angeboten. Um den Stress aus den vielen unterschiedlichen Rollen zu reduzieren, wird ihnen der Weg zum Online-Shopping leicht gemacht. Sie werden unter dem Aspekt der »Freiwilligkeit« zu Aktion und Einkauf motiviert.

▶ **Work-Life-Venturist**
Da sie als Work-Life-Venturist (vgl. Zukunftsinstitut 2008, S. 88) ihren langsamen Abschied vom Bread-winner-Status noch mit großer Skepsis und manifesten Ängsten erleben und sich mental als »Unternehmer in eigener Sache« noch in der Vorbereitungsphase befinden, kann ihnen nur durch individualisierte Produkte und Dienstleistungen geholfen werden. Ob das von der Wirtschaft dafür geplante Outsourcing des häuslichen Alltags (vgl. Zukunftsinstitut, S. 111) dafür wirklich hilfreich sein wird, bleibt zu beobachten!

▶ **Health-Hedonist**

Leben sie umweltbewusst und nachhaltig, gleichzeitig auch ideologiefrei und undogmatisch; folgen sie hohen Moralvorstellungen (in ihrem Sinn) und erfreuen sich am Konsum – dann gehören sie zur Gruppe der Health-Hedonisten. »Ihr Lebensstil impliziert den Life-style of Health and Sustainability (LOHAS)« (vgl. Zukunftsinstitut 2008, S. 66). Sie wollen ihr Leben ohne schlechtes Gewissen genießen und folgen ihrer Philosophie des »Sowohl-als-auch«. Im Rahmen ihres proaktiven Gesundheitsmanagements können Sie gleich im Fitness-Studio ihr Bio-Brot kaufen und jegliches erdenkliche Produkt wird ihnen unter dem Aspekt des Genuss- und Wohlfühlfaktors ans Herz gelegt.

Haben die Männer verstanden, dass zu den privaten und beruflichen **Schlüsselqualifikationen** in Zukunft

- Selbstkompetenz,
- Social Skills,
- Empathie- und Kommunikationsfähigkeit

gehören, sind sie sicher auch bereit, dafür Geld auszugeben.

▶ **Self-Designer**

Der Self-Designer nützt Umbruchphasen zur Entwicklung einer eigenen männlichen Persönlichkeit, denn das ist »in der feminisierten Gesellschaft nicht mehr nur ein idealistisches Psycho-Ideal, sondern eine Notwendigkeit für den neuen Mann« (vgl. Zukunftsinstitut 2008, S. 78). Individualisierung ist kein »Softie-Gequatsche«, sondern Voraussetzung für Zufriedenheit und persönlichen Erfolg. Neben ihrem Personal Trainer werden ihnen jegliche Formen von Erlebnismöglichkeiten, Reisen, Kursen, Events und »Social Shopping« daher als »Reise zu sich selbst« angeboten.

Alles kein Problem für den Mann? »Wir bleiben doch in unseren Entscheidungen stets autonom und selbstbestimmt! Zwischen Werbung, gesellschaftlich getragenen Rollenbildern, inneren Überzeugungen und meiner Handlungsfreiheit besteht doch immer noch eine Unabhängigkeit!« Sicherlich, doch wenn der Personalchef einer großen Versicherung während der Phase der Chemotherapie seiner an Brustkrebs erkrankten Frau einen Familienstreit um einen vorgezogenen Erbanteil vom Zaun bricht, um seinen scheinbar standesgemäß notwendigen Audi Q7 zu kaufen, habe die vermittelten Bilder doch (traurige) Realität erzeugt.

> Die Wirtschaft entdeckt die »männlichen Lebenswelten« als neuen Kundenkreis: Beauty-Serien für Männer, Wellness nur für Männer, spezielles Design für Männer, die Power-Ernährung für Männer, Familienprodukte für den Vater etc. »Wir shoppen uns zum modernen Mann.«

2.7 Spirituell – der Mann auf der Suche nach Sinn

Im Rahmen unserer Kooperation mit einer etablierten deutschen Klinik führen wir mit Patienten und Klienten einen Burnout-Check durch (vgl. Christ et al. 2011). In 12 Monaten hatte keiner der untersuchten Männer auf die Frage nach religiöser Orientierung im Alltag positiv geantwortet.

Gleichzeitig erzählt ein richtiger »Traummann« – höchst erfolgreicher Banker, Vater dreier Kinder, glücklich verheiratet, sportlich mit strahlenden Augen und klarem Händedruck – im Rahmen seines jährlichen Check-ups folgende Szene fast anekdotisch: zur eigenen Standortbestimmung hatte er einen Coach engagiert. Dieser Kollege hatte mit dem Mann eine »Plus«- und »Minus«-Liste für sein Leben erarbeitet und etwas neidvoll zusammengefasst, dass es wohl keinerlei Veränderung bedürfe. Damit hatte er seinen Auftraggeber um ein weiteres Jahr betrogen, in dem die Frage »Ja, ich sehe, was ich alles habe – aber war das schon alles?« nicht ausgesprochen werden konnte.

War das schon alles? Der Blick von außen nach innen

- War das schon alles – wenn durch Firmenzusammenlegung das eigene bisher mit höchstem Einsatz ausgefüllte Aufgabenfeld plötzlich doppelt besetzt ist und einer geht?
- War das schon alles – wenn mit der Option auf die noch bessere Frau aus dem Netzwerk die aktuelle Beziehung in der Unverbindlichkeit stecken bleibt?
- War das schon alles – wenn Auto, Urlaub, Hochzeit, Wohnung kreditfinanziert sind?
- War das schon alles – wenn die Arbeit in Zeitarbeit umgewandelt wird und die Bezahlung des Arbeitstages nicht zum Leben reicht?
- War das schon alles – wenn trotz modelliertem Body der homosexuelle Partner doch keine Lust entwickelt?
- War das schon alles – wenn der evangelische Theologe seine eigenen Anliegen nicht mehr in der Sprache des Gebetes formulieren kann?
- War das schon alles – wenn der ehemals Verurteilte sein Leben ausschließlich in die Nacht verlagert?
- War das schon alles – wenn durch den unaufhörlichen Blick auf die Puls-Uhr Gelenke und Sehnen zerstört werden?
- War das schon alles – wenn der Blick auf der Suche nach Orientierung im Leben eindimensional immer nach außen gerichtet bleibt?

»Viele Menschen kennen diesen vagen Heimatverlust in ihrem Inneren, wenn sie sich fragen: ‚War das schon alles?‘« (Küstenmacher et al. 2010, S. 240).

In unserer betont extrovertierten und einseitig auf materielle Werte ausgerichteten Welt könnte und müsste der bewusste Blick »nach innen« eine ausgleichende und vervollständigende Funktion erfüllen. Die Frage »War das schon alles?« entspricht eben auch einem Erfahrungshunger in geistig-religiöser Hinsicht. Sie entspricht letztlich dem Verlangen, den spirituellen Durst zu stillen, der an den Kirchentüren der großen Kirchen kaum mehr gestillt und durch utopische Versprechen der Konsumgesellschaft wie durch eine Fata Morgana immer wieder neu entfacht wird.

Den spirituellen Durst löschen

» Das Verlorene suchen« (vgl. u.a. Apostelgeschichte 17.27) hat seit jeher seinen Platz in der Mystik und umfasst mehr als die Gottsuche. Menschen, die sich auf die Suche machen, werden »immer wieder von einem bislang ungeahnten Erleben überrascht [...]. Sie werden mit jener anderen Dimension der Wirklichkeit konfrontiert, in der sie spontan zu einer »Seinsfühlung« gelangen [...] (vgl. Wehr 2011, S. 10). Manche deuten diese Erfahrung für sich als erlebte Gegenwart eines Gottes. Bei manchen geht es unabhängig davon um das Angerührt- und Ergriffenwerden von »Heiligkeit«. Obwohl es meist nur um einen kurzfristigen Moment geht, in dem die Distanz zwischen dem Ich und dem ganz Anderen überwunden scheint, obwohl dieser Moment oft mit einem »Erschauern« (vgl. Otto 1917) verbunden ist – durch solche Erfahrungen nähern wir uns möglicherweise einer Antwort auf die Frage, was unserem Leben Sinn gibt.

Kann dieses ein Weg für jedermann sein? Wir denken schon! Nicht nur, weil jeder Mann Momente aus seinem Leben benennen kann, in denen er

- angesichts der Geburt seines Kindes,
- als Zeuge eines Naturschauspiels,
- eingetaucht in die konzentrierte Stille eines heiligen Raumes,

dem Leben dankbar für eine einmalige Gelegenheit oder voller innerer Lebendigkeit mit einem Schrei in der Kehle Selbstgewissheit erlebte. Der Psychologe Kohnstamm (vgl. 2004) konnte belegen, dass sich viele Erwachsene erinnern können, wie sie in frühem Kindesalter ihr »Ich« entdeckten. »Es schien wie ein kurzer elektrischer Impuls, der mich weckte, als ob ich aus dem Alltag geweckt würde. Ich begriff, dass ich eine einzelne Person war, welche nur einmal existierte« (S. 167). Etwas anders formulierte der Dichter Jean Paul (vgl. 1940, S. 29) die vergleichbare Erkenntnis. »Ich sah ein inneres Gesicht – Ich bin ein Ich –, das wie ein Blitzstrahl vom Himmel vor mich fuhr und seitdem leuchtend stehend blieb; da hatte mein Ich zum ersten Mal sich selber gesehen und auf ewig«.

Der spirituelle Durst: in Momenten berührt sein, erschaudern und die Distanz zwischen dem »Ich« und dem »ganz Anderen« überwinden.

»Ich existiere!« Mit dieser Gewissheit können Menschen Verantwortung für sich selbst übernehmen, sich immer wieder auf ihre innere Kraft verlassen, Neues wagen, die Welt gestalten und den Blick weiten (vgl. Küstenmacher et al. 2010, S. 38). Sie können in der Achtsamkeit Veränderungen in ihrer Umgebung, in ihrem Körper, in ihren Gedanken wahrnehmen und dennoch sich selbst als »Grund« spüren, der auch vor 5 Minuten, vor 5 Stunden, vor 5 Jahren stabil und präsent war und bleibt (vgl. Wilber 2009, S. 219). Durch die Übung der Achtsamkeit kann der Blick nach innen zum eigenen Kompass werden und gleichzeitig Hinweise auf den richtigen Augenblick für den Kurswechsel geben. Außerdem ist diese Achtsamkeit und die Vergewisserung im »Ich« Ausgangspunkt für unsere Sehnsucht, sich selbst zu überschreiten.

Andere Bewusstseinszustände

Wir kennen diese veränderten Bewusstseinszustände kurzfristig im Flow (vgl. Csikszentmihalyi u. Charpentier 2010), wenn sich unser Können und die Anforderungen exakt treffen. Wir suchen diese veränderten Bewusstseinszustände in der Ekstase, wenn die Anspannung sich in die Weitung öffnet (vgl. Schmitz 1987, S. 93). Der Weg zur Meditation, Kontemplation und Verklärung bedarf der langen Übung (vgl. Küstenmacher et al. 2010, S. 244). Solche Übungswege aus der christlichen Tradition werden in den vergangenen Jahren vielerorts neu beschildert! Durch ganz Deutschland und Europa ziehen sich die Routen der Pilger, auf denen das eigene Zeitmaß und die eigene Begrenztheit erfahrbar werden. Auf den Wegen wird das Angewiesensein auf den Begleiter und die Hilfestellung für den anderen zur Selbstverständlichkeit. Während des Gehens schärft sich der Blick aufs Wesentliche – und wenn es vielleicht nur pragmatisch zu entscheiden hilft, was in den eigenen »Rucksack« passt und tragbar bleibt.

Aufmerksam werden und den Blick für das Wesentliche schärfen – das sollte jeder beherzigen.

Bei anhaltendem Schwund der offiziellen Mitglieder aus den großen Kirchen finden gleichzeitig immer mehr Menschen zu Formen mystisch/spiritueller Praxis aus östlich-fernöstlicher Religiosität (Küstenmacher et al. 2010, S. 179). Als Pionier sei exemplarisch an dieser Stelle Daisetz Taitaro Suzuki genannt, dem der Brückenschlag zwischen Osten und Westen gelungen ist. Er hat Ungezählte, zumindest auf der Ebene der Information und der intellektuellen Kenntnisnahme, an Zen herangeführt. Wo die Grenzen zwischen gelebtem Zen-Buddhismus oder vertiefter christlicher Mystik mit Hilfe der Übungsformen des Zen und des geschäftstüchtigen Zen-Snobismus (vgl. Benz 1962) im Wellness-Bereich des 5-Sterne-Hotels liegen, müssen allerdings diejenigen entscheiden, welche sich bereits auf den Weg gemacht haben! Und diese Wege der Übung haben kein irdisches Ende. Jede Erkenntnis auf den Wegen ist ein anvertrautes Gut, ein empfangenes Vermögen. Jedes »Innewerden der Wirklichkeit« (Enomiya-Lassalle 1988, S. 230f) verändert uns aus innen heraus, fordert uns immer neu, betrifft das ganze Leben und muss sich im sozialen füreinander da sein messen lassen.

Zu groß gedacht? Wohl kaum. Unter meiner Studienleitung (vgl. Grepmair u. Nickel 2007) mussten Mitarbeiter in einer psychosomatischen Klinik zwei Monate lang jeden Morgen vor Dienstbeginn eine Stunde mit einem Zen-Meister meditieren. Obwohl die Kollegen per Dienstanweisung dazu verpflichtet wurden und ihr Arbeitstag eine Stunde früher begann, erlebten sie sich in diesen zwei Monaten ausgeglichener, zufriedener und weniger belastet durch die täglichen Aufgaben. Das überraschende und überzeugende Ergebnis aus diesen zwei Monaten war jedoch ein ganz anderes! Patienten, welche von diesen meditierenden Mitarbeitern betreut und behandelt wurden, fühlten sich hinsichtlich ihrer Anliegen ernster genommen, besser verstanden, besser betreut. Sie bewerteten insgesamt ihren Behandlungserfolg signifikant besser als die Personen aus der Vergleichsgruppe. Achtsamkeit verändert den Alltag und kann sich am sozialen füreinander da sein messen lassen!

Inzwischen hatte sich oben genannter Banker mit unserer Begleitung als erster in der Firmengeschichte 3 Monate Auszeit genommen, die täglichen Aufgaben rund um die Kinderbetreuung mit seiner Frau geteilt, sich 10 Tage in ein Kloster zurückgezogen, täglich Sport betrieben, Bücher gesucht und gelesen, sich mit seinen Freunden getroffen und seine Pläne und Fragen diskutiert, einen groben Businessplan für eine völlige Änderung seiner Berufstätigkeit erstellt und wieder verworfen und trotz seines laufenden Hausbaus seinen Arbeitsvertrag gekündigt und neue Aufgaben ins Auge gefasst.

»Dreißig Speichen treffen die Nabe, aber das Leere zwischen ihnen erwirkt das Wesen des Rades; aus Ton entstehen die Töpfe, aber das Leere in ihnen wirkt das Wesen des Topfes; Mauern mit Fenster und Türen bilden das Haus, aber das Leere in ihm erwirkt das Wesen des Hauses« (vgl. Lao Tse 1997).

2.8 Mann werden – mit Hindernissen

Auf die Frage, welches Geschlecht sie wählen würden, wenn sie neuerlich auf die Welt kämen, antworteten 77 % der Männer »als Mann« (brand eins 2011, S. 246). Ob diese Antwort als Folge einer positiv bewerteten männlichen Identitätsbildung zu verstehen sei, oder ob vielmehr darin noch immer Angst ausgedrückt wurde, nicht zum »zweiten Geschlecht« (vgl. Sigusch 2005, S. 182) gehören zu wollen, bleibt an dieser Stelle unserer Überlegungen offen. Trotz des geäußerten positiven Votums ist allerdings der Weg zum Mannsein voll der Hindernisse.

Gibt es genug Väter?

- Wenn wir davon ausgehen, dass Vaterschaft ein konstituierender Faktor für männliche Identität ist (vgl. auch Erikson 1988, S. 86),
- wenn wir sehen, dass nur 6 % der Väter sich das alte Leben ohne Kinder zurückwünschen (brand eins 2011, S. 243),
- wenn bereits ca. 20 % der Anträge für »Vaterzeit« einen Kulturbruch in der geschlechterpolitischen Debatte darstellt (Gesterkamp 2010, S. 10),
- wenn wir sehen, wie sehr Väter nach Scheidungen unter der Trennung von deren Kinder leiden (Caritas-Beratungsstelle),
- wenn wir die immensen Bemühungen von Paaren mit ungewollter Kinderlosigkeit wertschätzen,

dann gilt es noch genauer zu hinterfragen, warum fast 50 % von befragten 40000 Frauen als Grund ihrer Kinderlosigkeit den dazu »fehlenden Partner« benennen (Gesterkamp 2010, S. 100). Die Zahl der »Hürden« – um es sportlich und dennoch überwindbar zu formulieren – ist hoch!

Männer stehen sich manchmal selbst im Weg, indem sie (nachvollziehbar) ihre zukünftige Familie wirtschaftlich absichern möchten. Durch die bisher gesellschaftlich getragene Diskrepanz im Gefälle der Gehälter bleibt häufig von egalitären Vorsätzen wenig übrig – Väter tun alles dafür, ihr Einkommen zu sichern und zu mehren. Der notwendige Spagat zwischen Engagement als anwesender Vater und befristeten Arbeitsverträgen, geforderter Mobilität und diskreditierenden »heimlichen Lehrplänen« (vgl. Gesterkamp 2010, S. 66) in den Betrieben wird spätestens beim zweiten Kind ein richtiger »Drahtseilakt«. Wünsche nach Teilzeit stellen noch immer die Lebensentwürfe der Vorgesetzten in Frage. Ob die 13 % Frauen in hohen Entscheidungsgremien oder die 2 % weiblichen Vorstände (brand eins 2011, S. 14f) neue Perspektiven für Väter eröffnen können und wollen, wird sich zeigen. Als dramatisch erachten wir, dass in Betrieben immer noch »männlicher Standard« von Business-Eliten definiert wird, welche mit nicht erwerbstätigen Frauen verheiratet sind und sich kaum im privaten Fürsorgebereich engagieren (vgl. Gesterkamp 2010, S. 65). Leider wird diese Tendenz immerhin von 14 % der deutschen Männer aus Unter- und Oberschicht gleichermaßen – inhaltlich zusammengefasst in der Gruppen »Lifestyle-Macho« (Wippermann et al. 2009, S. 81ff) – gefestigt und mittels neuer Argumentationsketten fixiert.

Männer wollen Väter werden, aber viele realistische Überlegungen halten sie davon ab.

Gerade der sich selbst als »neuer« oder »moderner Mann« verstehende Geschlechtsgenosse findet sich hier in einer paradoxen Situation wieder: Er möchte die Rolle des Hauptenährers nicht mehr allein ausfüllen, engagiert sich und ermöglicht seiner Partnerin die praktische Gleichstellung – und sieht sich plötzlich im Labyrinth, da er keine alternative Rolle zu der des Hauptenährers kennt und findet (vgl. Wippermann et al. 2009, S. 87f). Gleichzeitig fordern nun nicht nur die mediale Öffentlichkeit, sondern auch viele Frauen in ihrer Partnerwahl den männlichen Siegertypen. »Macht rangiert bei ihnen als ausschlaggebender Faktor fürs Verlieben, noch vor Geld, Charme und Eloquenz«, glauben die Männerforscher Peter Döge und Rainer Volz (2006). Frauen seien daran interessiert, »nach außen einen starken Mann vorweisen zu können, der ihr eigenes Prestige erhöht«, heißt es in einer Paar-Studie von Cornelia Koppetsch und Günter Burkart (1999). In bestimmten Situationen beständen die Frauen sogar »rigider als die Männer auf der Einhaltung der Konventionen, um keinen Zweifel an der Männlichkeit des Ehemanns aufkommen zu lassen« (zitiert nach Gesterkamp 2010, S. 90). Auch hier wird also wiederholt deutlich, dass durch die mögliche »Weichensteller-Funktion« der Frauen die Entwicklung neuer männlicher Rollenmuster weder gegen, noch abseits, sondern nur im Austausch der Geschlechter funktioniert.

Die Entwicklung neuer männlicher Rollenmuster funktioniert nur im Austausch der Geschlechter.

Nach dem Sprung über individuelle und interaktionelle Hürden hinaus, finden sich in Deutschland als Relikte genügend institutionelle »Wassergräben«, welche Geschlechterverhältnisse à la »erstes und zweites Geschlecht« fortschreiben. So signalisiert das Steuersystem nach wie vor jungen Eltern, dass sie die traditionelle Arbeitsteilung fortschreiben sollen und dies finanziell belohnt wird (Gesterkamp 2010, S. 108). Laut den Recherchen von Thomas Gesterkamp (2010, S. 114) fließt »in fast keinem Land der Welt [...], direkt oder indirekt, so viel öffentliches Geld in die traditionellen Hausfrauen- und Versorgerehen wie in Deutschland.« Es wundert daher nicht wirklich, dass erfolgreiche Modelle der Kinderbetreuung in anderen Ländern hier nicht weiterentwickelt, sondern durch Diskussionen um Betreuungsgeld (CSU 25.06.2012) ad absurdum geführt werden.

… Hindernisse schon im Mutterleib

Da »die Prägung in der Fetalzeit genauso wichtig wie die Gene und der spätere Lebensstil [sind]« (Koch 2012, S. 122), betonen Forscher (vgl. Gluckman 2005) mögliche Auswirkungen depressiver Erkrankungen der Mütter, erkennen Wissenschaftler die Auswirkungen der Adipositas auf das ungeborene Kind und wiederholen Mediziner seit Jahren Mahnungen bzgl. der belastenden Wirkung von Alkohol und Nikotin während der Schwangerschaft. Da sich zusätzlich erhöhter Stress der werdenden Mutter auf die weitere Resilienzentwicklung ihrer Kinder auswirken kann (vgl. Elbert 2004), sollte es unser gesellschaftliches Bemühen sein, Paare in dieser Phase ihres Lebens möglichst zu unterstützen.

Hindernisse durch den Familienkontext

Wurde ein Mensch im Laufe seines Lebens irgendwann in Opfer-Täter-Inszenierungen involviert, steigt die Wahrscheinlichkeit, dass er selbst in Krisensituationen auf Handlungen aus beiden Bereichen zurückgreift. So geht es nicht um eine moralische Verurteilung der Eltern – für deren Kinder kann jedoch die Kindheit zu einem unlösbaren Dilemma werden. In einer pathologischen Familiendynamik gefangen, ist der Nachwuchs der Willkür der Eltern ausgeliefert. Machen die Kinder symptomatisch auf sich aufmerksam, treten behördliche Instanzen mit deren eigenen Entscheidungsvorgängen an ihre Stelle.

> Kinder werden »unschuldig schuldig«. Dies ist das Dilemma, wenn Kinder in problematischen Verhältnissen aufwachsen.

Benjamin (13 Jahre) wird von einer Erzieherin aus seiner Heimgruppe, in welche er wiederholt aufgenommen wurde, zu mir in die Praxis gebracht. Zur Begrüßung entwickelt sich in etwa folgender Gesprächsverlauf:

FM: »Du bist ja so gut gelaunt. Bist du schon fertig mit Hausaufgaben?« – Benjamin: »Ja, heute schon viel früher Schluss gehabt!« – FM: »?« – Benjamin: »Wegen der Zitrone!« – FM: »?« Benjamin: »Ich weiß auch nicht warum, aber die Lehrerin hat mich heimgeschickt!«

> – FM: »Wegen der Zitrone? Ohne ein Zutun von dir???« – Benjamin: »Die Zitrone war mein Pausenbrot« – FM: »?« Benjamin: »-» FM: »Was wolltest du mit der Zitrone in der Schule?« – Benjamin: »Ich habe gespielt.« – FM: »Was heißt das genauer?« – Benjamin: »Naja, ich habe geworfen.« – FM: »Und deshalb hat dich die Lehrerin heimgeschickt?« Benjamin: »... ich habe sie ziemlich super getroffen!«
>
> Als Sohn einer alkoholkranken Mutter lebt Benjamin mit seiner jüngeren Schwester seit frühester Kindheit variierend bei der Mutter und deren wechselnden Freunden, in unterschiedlichen Heimgruppen, bei der Kurzzeitpflege, oder allein mit der Schwester in der vermüllten Wohnung, bis über das Jugendamt eine erneute Heimeinweisung ausgesprochen wird. Da sich die Mutter immer wieder kurzfristig stabilisiert, bekommt sie, der genealogischen Rechtsprechung folgend (der Blutsverwandte, sprich die Mutter oder der Vater, bekommt das Sorg- und Aufenthaltsbestimmungsrecht für das Kind, wenn es nur irgend geht), ihre Kinder immer wieder zu sich. Bedürftigkeit, unkontrollierte Aggression, externe Ursachenzuschreibung, Orientierungslosigkeit, Verantwortungsübernahme für die kleine Schwester und deren alltägliche Versorgung prägen Benjamins Kindheit und Jugend.

Aufgrund unserer vielfältigen Erfahrung aus jahrelanger therapeutischer und supervisorischer Arbeit mit Kinderschutzzentren, Street-Workern, Pflegeeltern, Heimgruppen und betroffenen Kindern folgen wir inhaltlich gern Sigusch (2005, S. 145) in seiner resignierten Forderung eines Erziehungsscheines analog zum Führerschein. Diesen könnte allerdings niemand zwingend vorschreiben, »weil allzu viele Eltern bei der Prüfung durchfielen. Die zur Verfügung stehende Wohnfläche entspräche nicht einmal den rechtlichen Bestimmungen, die es für Hunde gibt; ihr Einkommen wäre zu gering; ihre persönlichen Beziehungen alles andere als ein Vorbild, an dem sich Kinder orientieren sollten, und sie selbst wären vollkommen ungeeignet, zu kalt, zu aggressiv, zu dumm, zu gedümpelt, bereits selbst zu traumatisiert.«

Hindernisse durch fehlende Rituale

Ganz aktuell mit der Abschaffung der allgemeinen Wehrpflicht fällt eine mögliche formalisierte und ritualisierte Initiation weg, welche Jungen ins Mannsein einführen könnte. Die im christlichen Kontext sinnigerweise genau auf diese Schwellensituation gelegte Firmung verliert durch die fehlende »Allgemeingültigkeit« des religiösen Bezugssystems die inhaltliche Basis. Das Problem der »Do-it-yourself-Initiationen« (Leimbach 2011, S. 221) besteht allerdings darin, dass

- meist eine Führung durch erfahrenen Männer,
- ein ritueller Rahmen und
- die erkennbare Integration ins Alltagsleben

fehlen. In einer Gesellschaft, in der nahezu alles möglich ist (Stichwort »Spaßgesellschaft«), in der Männer lieber »große Jungen« bleiben (Gesterkamp 2010, S. 100; Leimbach 2011, S. 270) und in welcher Tattoos als Parteienwerbung einer christlich-sozialen Partei gesellschaftsfähig geworden sind (vgl. Bernard 2003), bleiben junge Männer daher mit ihrer Sehnsucht nach Grenzerfahrungen und damit verbundener Aufnahme in den Kreis der Erwachsenen allein.

> Allgemein gültige Rituale beim Übergang ins Erwachsenenalter sind wichtige Meilensteine beim Mannwerden.

Hindernisse im gesellschaftlichen Rollenverständnis

Die sichtbaren Hürden traditioneller Männlichkeit und Weiblichkeit finden sich eingebettet in die Entwicklung der inneren Bilder, welche eine Gesellschaft ihren Kindern als Botschaft weitergibt. Durch den feministischen Diskurs wurde die »Richtigkeit« dieser tradierten Bilder in Frage gestellt und beispielsweise die prototypische Heldenrolle des Mannes in unseren Märchen kritisiert. Dank der feministischen Theologie wurden sogar die historisch-machterhaltenden Bewertungsstrukturen von männlichen und weiblichen Bildern in unserer christlich geprägten Kultur explizit diskutiert und aufgebrochen. Nicht die Kluft zwischen diesem wissenschaftlichen Diskurs und den weiterhin vereinfacht und traditionalistischen Bildern in den Medien sollte jedoch an dieser Stelle diskutiert werden, sondern der Wertewandel im klassischen Männerbild.

> Die gesellschaftliche Öffnung der Rollenzuschreibungen wird notwendig.

Durch die Neubewertung und Abgrenzung des feministischen Bildes der Frau wurde es gesamtgesellschaftlich möglich,

- Männer lächerlich zu machen,
- Männer für das Schlechte verantwortlich zu machen und
- das männliche Geschlecht zu dämonisieren (vgl. Hollstein 2004, S. 97).

Die Überziehung des notwendigen Schuldeingeständnisses der Männer führt soweit, dass der »normale Mann« im Männerdialog davon spricht, dass »jetzt mal die Frauen und Kinder ein paar Jahrhunderte regieren [sollen]. Wir Männer hatten unsere Chance und haben sie nicht genutzt.« (zitiert nach Bönt 2012, S. 109) Ganze Kohorten von Männern hatten in der Männerbewegung versucht, aggressionslos die »besseren Frauen« zu werden und auf deren Bestätigung gehofft (vgl. Leimbach 2011, S. 9). Einzelne Gruppen von Männern ziehen sich insgesamt aus dem komplexen Feld zurück und verlegen die Ausgestaltung von Persönlichkeit, Beziehungen und Gestaltung der Gesellschaft beispielsweise auf die funktionale Gestaltung des eigenen Körpers (vgl. Priggemeier 2012, S.132). Was dadurch gesellschaftlich geschieht, ist nichts weniger als die Abkehr vom wirtschaftlichen und politischen Liberalismus, im Rahmen dessen jeder seine Fähigkeiten unbehindert entwickeln sollte und zugleich damit dem allgemeinen Fortschritt am besten dienen könnte (vgl. Fenske et al. 2004, S. 381). Wie sollte unter dem Druck dieser abwertenden Bilder ein suchender Mann kraftvoll wagen, sein Leben zu gestalten? Wie sollte dieser Mann mit seinem Eros als Lebensenergie (Rohr 2011, S. 329) sich in der Begegnung mit sich, seinem Gegenüber und/oder mit seinen Kindern berührbar und dialogisch hineinverweben? Wie sollte ein Mann mit offenem Herzen leben, »selbst wenn es wehtut« (Deida 2011, S. 27)? Wie sollte »Männlichkeit« aus dem pervertierten Gefängnis des Patriachats befreit werden? Wie sollte dieser Weg mit den Söhnen und Töchtern geteilt werde?

3 Mann sein

3.1 Motivationale Systeme und Triebfedern des Mannseins

Während eines Small Talks im Zugabteil beispielsweise erfahre ich ausgesprochen wenig davon, welche biografischen Erfahrungen meinen Mitreisenden geprägt haben. Die Gesamtheit seiner Erfahrungen verdichtet sich dennoch in der Gestaltung der Szene und der aktuellen Interaktion. Wie in allen Begegnungen gehen auch in diesen Kontakt sowohl unbewusste, wie auch bewusste Anteile der Beteiligten ein.

> Die Gesamtheit der Erfahrungen und des »So-Seins« verdichtet sich in der szenischen Gestaltung einer Begegnung. Man kann nicht nicht kommunizieren!

Das individuelle Erleben des Gesprächspartners mit seinen Motiven und Emotionen verändert in der Folgezeit möglicherweise Handlungen und Denkmuster. In diesen immer wiederkehrenden Interaktionen und Episoden bauen sich kognitiv-affektive Schemata auf, die Stern (1996, S.143) als »Representations of Interactions that have been Generalized (RIGS)« bezeichnet. Spätestens wenn daraus resultierend in der »Szene« (vgl. Argelander 1989) deutlich wird, dass

- die Stimme zu laut und der Inhalt des Telefonates nicht für öffentliche Ohren bestimmt ist,
- die Reaktion auf meine Kinder zu einladend oder die Bereitschaft zur Mitteilung persönlicher Verletzungen zu hoch ist,
- das Einfordern eines nicht vorhanden King-Size-Platzes nicht als passive Aggression wahrgenommen wird oder
- allein das Durchschreiten des Mittelganges 70 Mitreisenden die Augen gegen den Himmel erheben lässt,

spätestens dann wird klar, dass (unbewusste) Konflikte an der Gestaltung dieser Szene mitwirken. Wenn wir als Psychologen von Konflikten sprechen, meinen wir das Aufeinandertreffen entgegengesetzter Verhaltenstendenzen. Motive, Wünsche und Bedürfnisse können sich wiedersprechen und dadurch im Vorstellungsleben (vgl. Freuds Studien zur Hysterie von 1895 in den gesammelten Werken von 1999) oder an der Schnittstelle zur äußeren Realität »unverträglich« werden. Im Fall des gelungen Umgangs mit dieser Spannung lernt das »Ich« als steuernde Instanz im psychischen Apparat zu vermitteln. Gelingt das nicht, werden Konflikte dysfunktional – neurotisch oder symptomatisch – ausbalanciert. Symptome einer Erkrankung, Freudsche Fehlleistungen oder die genannten Szenen im Zug stellen exemplarisch unglücklich gelöste Konflikte dar.

> Konflikte entstehen, wenn entgegengesetzte Verhaltenstendenzen, Motive, Bedürfnisse oder Wünsche aufeinandertreffen. Diese können innerhalb einer Person liegen (intrapersonell) oder zwischen 2 Personen vorkommen (interpersonell)

Es ist offensichtlich, dass **dysfunktional gelöste Konflikte**
- die Entwicklung eines Menschen behindern,
- das menschliche Zusammenleben stören und
- Kraft kosten.

Ganz bewusst verabschieden sich die Autoren jedoch von einer einseitig pathologischen Sicht konflikthafter Spannungen und von der theoretischen (freudianischen) Engführung, Konflikte nur innerhalb der dualen Triebtheorie oder des dreidimensionalen Strukturmodells (Ich, Es, Überich) zu denken. Wir verfolgen und vertreten ein erfahrungsnahes Konzept und finden bislang für die konkrete Arbeit in der Praxis kein überzeugenderes Denkmodell. Die **Kohärenz des Selbst** bzw. die Selbstorganisation ist ein Leben lang von jedem Menschen immer wieder herzustellen. Dies gelingt unseres Erachtens dadurch, dass angeborene Spannungsbögen jeweils neu ausgeglichen werden müssen. Auf die eigene Person beschränkt entstehen Spannungen rund um vorbereitete oder getroffene Entscheidungen. Im Dienst der Innen-Außen-Regulation stehen Spannungen, wenn persönliche Vorlieben mit denen anderer kollidieren. Und vor allem in wichtigen reifungsbedingten Übergangsphasen treten Spannungen auf, weil die Person zwischen zwei Bestrebungen hin- und hergerissen ist: Kontinuität aufrechtzuerhalten und/oder neue Formen des Lebens zu entwickeln. Aus einer Menge von empirischen Daten konnten Lichtenberg und seine Mitarbeiter (2000, S. 14 u. 120) zeigen, dass sich diese Spannungsbögen relativ klar abgrenzbar um fünf große Themen gruppieren:

▸ 1. Das Bedürfnis körperlich und emotional gesund zu sein

Es entstehen konflikthafte Spannungen um unser Bedürfnis, physiologische Voraussetzungen unseres Lebens zu sichern und emotionale Hilfe zur affektiven Regelung somato-psychischer Not zu erhalten. Natürlich kann im bio-psychosozialen Gesamtkonzept eines Lebens keine Ebene ausgespart sein. So braucht es bereits beim Sturz mit dem Dreirad neben dem Pflaster auch das tröstende Wort der beobachtenden Mutter, um den Schmerz aushalten zu können. Sieht das Kind hingegen zwischen Sturz und folgendem Atemzug das Entsetzen in den Augen seiner Begleitung, steigt der Schmerz unermesslich. Genauso wie im Bedürfnis nach Nahrungsaufnahme schon das Empfinden der Sättigung vorweggenommen ist, so ist im Bedürfnis nach Zuwendung bei seelischer Not schon der Trost spürbar. Möglicherweise zeigt sich bei Männern aber häufig eine »Verwechslung« in diesem Themenfeld: die Erfüllung des physiologisch Notwendigen wird von ihnen in Form von tatkräftiger, materieller oder organisierender Hilfe angeboten.

> Männer verstehen unter »Hilfe geben« häufig Hilfe in Tatkraft oder materieller Form.

Von Seiten der Männer wird dies zusammen oft als »emotionale Stütze« für andere verstanden. Reagieren Frauen oder Freunde jedoch nach dem Motto »Wo warst du, als ich dich wirklich brauchte?«, fühlen sich die Angesprochenen unverstanden und gekränkt. Die Frage, wie weit Männer untereinander fähig sind, ganz konkret Trost, ein optimistisches »Wird schon wieder.« oder auch nur das Pflaster weiterzugeben, bleibt dabei noch völlig unangetastet.

▶ 2. Das Bedürfnis gebunden zu sein

Es entstehen konflikthafte Spannungen um unser elementares Bedürfnis nach Bindung, das sich später zu einem Bedürfnis nach Zugehörigkeit und Anerkennung erweitert.

> Männer empfinden Zugehörigkeit schon durch eine gemeinsame Aktivität oder Aufgaben, z.B. Familie haben.

Wir wären ganz einfach in der Steppe vom Säbelzahntiger gefressen worden, hätten wir nicht vermocht, unsere Sippe dazu zu bringen, uns so lange mitzutragen, bis wir selbst aktiv dabei sein konnten. Und es gäbe ursprünglich keine Versorgung unserer Eltern und Großeltern, wenn wir nicht ein inneres Bild von Verbundenheit entwickelt hätten. Wahrscheinlich lassen sich daher anhand der Generativität die Spannungen um die Verbundenheit am deutlichsten zeigen:

- Einer meiner Patienten stellt seine eigenen Bedürfnisse fast vollkommen zurück, um seinen Kindern einen gelungenen Start als nächste Generation zu ermöglichen.
- Ein anderer entscheidet sich gegen Hochzeit, gemeinsame Wohnung und mögliche Kinder und bringt dadurch seine Partnerin dazu, sich traurigen Herzens von ihm loszusagen.

Spannungsbögen rund um die Themen Verbundenheit, Zugehörigkeit und Anerkennung lassen sich aber auch in folgenden Beispielen wiederfinden:

- Herr A nutzt sein Einkommen – in der vorrangigen Verbundenheit mit sich –, um möglichst viel Zeit auf Reisen zu verbringen.
- Sein Freund, Herr B, nutzt sein Einkommen und den Großteil seiner Freizeit dafür – in der Verbundenheit mit seinen Landsleuten –, eine politische Partei zu gründen.

Grundsätzlich vermögen wir aufgrund unserer Bindungsfähigkeit in unterschiedlichsten Umgebungen zu überleben. Männer stellen dabei Bindung vorrangig über gemeinsame Aktivitäten her. Sie finden sich daher als aufeinander angewiesene und eingespielte Seilschaft am Gletscher oder als unsichtbare Seilschaft im politischen Lobbying. Die Gefahr, weniger emotional, denn intellektuell/projekthaft gebunden zu sein, bleibt für Männer bestehen!

▸ 3. Das Bedürfnis zu entdecken

Es entstehen konflikthafte Spannungen um unser Bedürfnis, Dinge zu erforschen und sich selbst zu behaupten.

> Etwas Neues zu wagen bedeutet, gleichzeitig eine Chance wahrzunehmen und ein Risiko einzugehen.

Er hätte entsprechend der »Fachmeinung« beim Public Viewing vor dem Tor stehend noch einen kurzen Pass spielen müssen! Doch was tat er? Er ging seinen eigenen Weg! Krönt er diesen mit dem Tor, ist er der Star für alle – vergibt er die Chance, steht er in der Welt des Fußballs möglicherweise zum Verkauf! Seinem eigenen Impuls zu folgen erschließt Neuland in allen möglichen Gebieten: Richard Wagners Meistersinger erzählt allegorisch davon, exemplarisch widerspricht unser Klient dem Vorstandsvorschlag und wird als einziger nach der Fusion doch behalten. Sich zu behaupten und Neuland zu betreten, birgt gleichzeitig immer auch ein Risiko. Allegorisch reicht der unkontrollierte Impuls des Mitarbeiters bei der Teambildungsmaßnahme im Klettergarten, um das bisher Erreichte in sich zusammenstürzen zu lassen; exemplarisch verliert der evangelische Pastor durch seine Bereitschaft, Neues zu wagen, die Akzeptanz in seiner Gemeinde.

▸ 4. Das Bedürfnis, sich wohl zu fühlen

Es entstehen konflikthafte Spannungen um unser Bedürfnis, auf unangenehme Stimuli abwehrend reagieren zu können. Und mit anderer atmosphärischer

Grundstimmung entstehen konflikthafte Spannungen um das Bedürfnis nach Ruhe und »eigenem Raum«.

Wie wichtig ein »eigener Raum« ist, wird für jeden deutlich, der das entspannte Durchatmen eines Kindes miterlebt hat, welches sich zurückziehen darf und nicht auf Impulse und Angebote von außen reagieren muss. Ohne dass Männer dieses Bedürfnis bewusst erkennen, stellen sie solche **Momente der Ruhe** im eigenen Raum dennoch für sich her:

- im Büro,
- in der Werkstatt,
- während der Autofahrt,
- während der Überstunde,
- während der Wartezeit am Flughafen,
- während des Zeitunglesens,
- durch einen festen Sitzplatz am Esstisch,
- während der Joggingrunde,
- auf dem Weg zum Hochstand im Revier,
- unterwegs im Internet,
- über das Vermögen, sich einfach nicht angesprochen zu fühlen.

Weit weg von einer bewussten Gestaltung sorgen Männer (trotz der Konflikthaftigkeit der Vorgehensweise) in diesen Formen für sich. Wo allerdings Bewusstseinsbildung noch zu fehlen scheint, ist die mangelnde Kompetenz, auf unangenehme Situationen reagieren zu können und zu dürfen.

- Ein Großteil der Scheidungen wird von Frauen eingereicht – waren die Männer in diesen Beziehungen bis zu diesem Zeitpunkt glücklich?
- Männer beanspruchen fachärztliche Hilfe nur punktuell – weil sie sich alle topfit und gesund fühlen?
- Väter geben irgendwann resigniert den Kampf um Besuchsregelungen auf – weil diesen die Kinder weniger fehlen würden als den Müttern?
- Männer gehen zur Arbeit trotz Belastung, gesundheitlicher Risiken oder sogar arbeitsrechtlicher Auseinandersetzungen im Hintergrund – weil es so großen Spaß macht, sich als Mann beruflich zu verwirklichen?

▸ 5. Das Bedürfnis nach Sinnlichkeit

Es entstehen konflikthafte Spannungen um unser Bedürfnis nach sinnlichen Erfahrungen, sinnlichem Vergnügen, Zärtlichkeit und sexueller Erregung.

Im tragenden Hausbalken findet sich die Verzierung, der Mann erfreut seine Gäste mit köstlich duftendem Essen, der Schreiner lässt seine Hand noch einmal über das fertige Möbelstück streichen, der Käufer wählt Tuch und Wäsche für seine Frau und der erotische Blick verändert für einen Moment die Körperspannung der Anwesenden. Nicht allein Zweckgebundenheit und Funktionalität macht unser Leben aus, natürlich auch keine Mogelpackungen kaufbarer Sinnlichkeit. Der nicht wiederholbare Moment ist es, der uns durch Mark und Bein geht, der uns den Atem nimmt, den wir nie wieder vergessen werden.

Lebensbereiche, Gruppen und Typen

II

4 Die fünf Lebensbereiche

Der Mann auf unserem Titelbild blickt (vielleicht) auf der Suche nach sich selbst durch sein Fernrohr. Lassen Sie uns als Gedankenspiel dieses Bild »umdrehen«: Wir blicken von vorn in das Kaleidoskop. Darin finden wir fünf Teile, welche sich in Form und Kombination kontinuierlich verändern und dennoch insgesamt ein Abbild der Identität des Mannes auf der Leiter ergeben. »Ich betrachte mich und werde gesehen« ist als doppelgesichtiger Vorgang gleichsam die Beschreibung von Identität. Diese entsteht dadurch, dass ich mich sehe, fühle, bewerte, vergleiche, Rollen übernehme, usw., und dadurch, dass ich von anderen gesehen werde, dass diese auf mich gefühlsmäßig reagieren, mich bewerten, mir Rollen zuschreiben. In diesem Prozess von Selbst- und Fremdbildern entsteht ein Gefühl und die Vorstellung eines zentralen, relativ konstanten »Ich-Zentrums«, das wir im alltäglichen Sprachgebrauch »Ich-Selbst« nennen. (vgl. Rahm et al. 1993, S. 149). Dieses »Ich-Selbst« entwickelt sich in und aus fünf pragmatisch unterscheidbaren Lebensbereichen:

- dem sozialen Netz,
- der Arbeit,
- der körperlichen Entwicklung,
- der Notwendigkeit, das Leben finanziell zu sichern und
- der Frage, welchen Werten, Normvorstellungen und Visionen der Lebensweg folgt.

4.1 Lebensbereich 1: der Mann in Beziehungen

Wenn der Mann in seiner Lebensgeschichte zurückblickt, sieht er all diejenigen, die ihn in seinem Leben begleitet haben. Ausgehend von seiner Herkunftsfamilie finden sich Nachbarn und Gleichaltrige, Schulkollegen und Ausbildungsbegleiter, Lehrende und Anvertraute, erste Freunde, erste Freundinnen, erste Idole und erste Enttäuschungen. Er hat auch ein inneres Bild »fehlender Personen«, welche er sich zwar gewünscht oder gebraucht hätte, die aber nicht anwesend, vorhanden oder emotional greifbar waren. Wagt er, seinen Kenntnisstand über den eigenen Stammbaum kritisch zu betrachten, in der Geschichte seines Namens nachzuforschen oder transgenerationale Aufträge zu hinterfragen, werden rasch Prägungen aus seiner Geschichte deutlich. »Ein typischer … eben!« Beim Blick in seine Lebensgeschichte werden wiederkehrende Beziehungsepisoden deutlich. Und es lohnt, der Vergangenheit zugewandt, zu fragen, an wen er gedacht hat, wenn er mit 5 Jahren, mit 15, 20, 40 oder 69 Jahren »Wir« gesagt hat! Mit dieser einfachen Frage kann der Mann ganz aktuell seinen Standpunkt im eigenen sozialen Netz bestimmen.

- Wer teilt sein Leben?
- Wen trifft er in einer normalen Woche?
- Mit wem feiert er die Lebensfeste?
- Mit wem muss er Verbindung halten?
- An wen denkt er in schwierigen oder schönen Stunden?
- Wer ist in diesen Stunden tatsächlich an seiner Seite?
- Welchen Gruppen empfindet er sich zugehörig?
- Mit welchen Anliegen kommen Personen zu ihm?
- Hat er mit den ihm wichtigsten Personen auch wirklich Kontakt?
- Wird er mit seinen ihm wichtigen Anliegen wahrgenommen?

In diesen Fragen zeigt sich schon, dass die tatsächliche »personelle Ausstattung des Lebensfilms« weniger entscheidend ist als vielmehr seine Erlebnisse mit den konkreten Personen.

- Fühle er sich im sozialen Netz gehalten oder verliert er darin seine Energie?
- Hat er viele Nummern im Handy und ist doch einsam?
- Kann er vor lauter Optionen nichts verwirklichen?
- Hat er vor lauter Flexibilität nur ein müdes Lächeln über eine Feier anlässlich einer 40-jährigen Vereinsmitgliedschaft?
- Hat er zugunsten von Ehefrau und Kindern die neue Arbeitsstelle nicht angetreten?
- Ist er mit serieller Monogamie glücklich oder in der Angst vor Verletzung gefangen?
- Ist er in einer Patchworkfamilie am fehlenden gemeinsamen »Wir« zerbrochen oder erstmals im Leben »angekommen«?

4.2 Lebensbereich 2: der Mann in der Arbeitswelt

Es muss an dieser Stelle nicht noch einmal betont werden, wie wichtig der Bereich der Arbeit für Männer ist. In der differenzierten Betrachtung erweist sich das Thema »Arbeit und Leistungsfähigkeit« trotz seiner »Selbstverständlichkeit« dennoch hoch komplex. Jeder standardisierte Lebenslauf listet chronologisch alle Arbeitsstellen auf. Spannender ist aber die Frage, ob der Mann auch das geworden ist, was er für sich angestrebt hatte.

- Wie bewertet er seine eigenen Leistungsbereitschaft und seine Leistungsfähigkeit im Hinblick auf die jeweiligen konkreten Arbeitsaufgaben? Ist es ihm gelungen, eine seinem inneren Tempo entsprechende Arbeit zu finden?

Gelingt ihm durch die Identifikation mit seiner Arbeit eine positive Selbstwertregulierung? (Oder geht der ausgebildete Finanzwirt als Forstarbeiter wieder in den Wald, um seiner bäuerlichen Identität treu zu bleiben?)
- Welchen Gewinn schöpft ein Mann aus seiner Teilhabe am Arbeitsleben? Erlebt er dieses als krankmachende Anforderungssituation oder gewinnt er durch seine Leistungsfähigkeit Sicherheit?
- Was braucht der Mann, um motiviert seine innere Leistungsbereitschaft immer wieder zu entdecken?
- Wie bewertet der Mann seine Ergebnisse gemessen an den eigenen inneren Anforderungen bzw. gemessen an den Anforderungen anderer?
- Wenn seine Arbeit für den Mann identitätsstiftend ist, was bedeutet eine Absage im Bewerbungsverfahren oder die Frühpensionierung?
- Und wie kann ein Mann seiner möglicherweise stigmatisierenden Ausgrenzung aus dem Arbeitsmarkt begegnen?
- Welche Vorbehalte machen wir gesellschaftlich, wenn wir bei »Arbeit« immer noch vorrangig an bezahlte Erwerbsarbeit denken?
- Warum sollte sich ein 70-Jähriger rechtfertigen müssen, wenn er tatkräftig »Spaß« an der Arbeit bekundet?

4.3 Lebensbereich 3: der Mann und die materielle Sicherung seines Lebens

»Money makes the world go ´round« – so gibt es auch unter Psychotherapeuten kaum eine Supervisionsrunde, in der nicht über Honorarverteilung und Ausfallshonorar diskutiert wird. Gleichzeitig ist die notwendige »materielle Sicherung des eigenen Lebens« in einzelnen Therapieverfahren weder stringent konzeptualisiert, noch wird dieses Thema in seiner enormen Tragweite in laufenden Therapien ausreichend aktiv von Therapeutenseite erörtert. Im Gespräch mit dem Klienten geht es darum herauszuarbeiten, ob ihm die materielle Sicherung des Lebens gelungen ist, ob und wo es Schwierigkeiten gibt und welche Bedeutung er dem Geld beimisst.
- Zusammenhänge zwischen materieller Not, Gewalt und Suchtverhalten – das ist alles bekannt. Doch wer fragt den Familienvater nach seinen diesbezüglichen Sorgen? Volle Lehrpläne in den Schulen und völlig überschuldete Jugendliche – wer lehrt sie, Verträge zu lesen?
- Vorwürfe an Männer, sich aus Sicht der Frauen viel zu spät für Kinder zu entscheiden – wo finden diese Männer Unterstützung in ihrer Sorge, die Familie nicht materiell versorgen zu können?

- Junge Erwachsene, welche durch (groß-) elterliche Zuwendung ein Fotomodell als Ehefrau, ein eigenes Flugzeug und das Haus in Singapur fantasieren und gleichzeitig die Frustrationstoleranz für einen ganz normalen Schultag in der Business-School nicht aufbringen können – wer vermittelt »Wertigkeit«?
- Der Kindergärtner, der am Cembalo musizierend seine Lebensenergie stärkt, und der Bankvorstand, der trotz Konzertflügel in seiner Sinnkrise steckt – was braucht jeder Einzelne von seinem Gegenüber?
- Wo beginnt für den Einzelnen die Sorge, wo das Gefühl der Sicherheit?

4.4 Lebensbereich 4: der Mann und sein Körper

Blutdruckwerte, Tinnitusverlauf, Trainingskilometer, Pulsfrequenz, Atemvolumen am Tauchcomputer, Blutzucker, Orgasmushäufigkeit, Gelenkschmerz, Brustumfang, …. Die physiologisch-materielle Seite ihrer Körperlichkeit ist für viele Männer so vertraut, wie die neuen Apps. Instrumentalisiert wird der Körper als linear funktionierende »Maschine« verstanden und mittels abgeleiteter Kennzahlen überwacht. Fehlermeldungen werden dennoch von manchen einfach ignoriert. Andere versuchen wiederum eine fast futuristisch anmutende Verschränkung der eigenen Körperlichkeit mit der technischen Umgebung. Meldet der Blutdruckmesser eine Veränderung, kann beispielsweise die aufkommende Angst vor einer Panikattacke durch die Ortungsfunktion des gerade gefahrenen Autos (»ich werde schon gefunden«) reduziert werden. Das symbolische Selbst »Auto« und der Fahrer mit Störungsmeldung können dann von Werkstattdienst und Rettungswagen gemeinsam abgeholt werden. (Nein, keine erfundene Geschichte!) Wieder anderen dient ihr Wissen um funktionale Zusammenhänge der Steigerung der Effizienz oder auch der eigenen Ästhetisierung.

- Was bedeutet es für einen Mann, die Statue des Großvaters geerbt zu haben?
- Woran erkennt er seine Bewegungslust?
- Wodurch wird sein körperlicher Ausdruck stimmig?
- Was braucht er, um sich in seiner Körperlichkeit wohl zu fühlen?
- Wo beginnt das Gesehen-werden Freude zu bereiten?
- Wie kommt ein Mann vom mechanisch erzwungenen Samenerguss zu einer von Sinnlichkeit getragenen Sexualität?
- Wie erlebt er Behaglichkeit, Mattigkeit oder Frische?

All diese Aspekte (vgl. Schmitz 1987, S. 7ff) werden in einem ergänzenden Begriff erfasst, welchen die deutsche Sprache glücklicherweise bereithält: »Leiblichkeit«.

4.5 Lebensbereich 5: der leidenschaftliche Mann und seine Sinnorientierung, seine Werte, seine Visionen

Im Ethos einer soziokulturellen Zugehörigkeit entwickelt jeder Mann eine Grundüberzeugung, was »richtig sei«, woran man sich orientieren kann und wofür es sich anzustrengen lohnt. In Rahmen der Über-Ich-Entwicklung eines Jungen finden sich zusätzlich Normvorstellungen und Erwartungshaltungen aus der konkreten Herkunftsfamilie.

Da sich die Mentalität der Jugend insgesamt von einer eher gesellschaftskritischen Gruppe in Richtung der gesellschaftlichen Mitte verschoben hat (vgl. Albert et al. 2010), finden in der Phase der Identitätsdiffusion/Identitätsfindung (vgl. Erikson 1988) erstaunlich wenig diesbezügliche Konflikte zwischen den Generationen statt. Dies führt mitunter auch dazu, dass das Ringen um einen persönlichen Wertekanon und die Suche nach dem eigenen visionären Weg häufig einer pragmatischen Lebensgestaltung weicht. Immer wieder neu zu beantwortende Fragen bleiben ungestellt! Für die Richtung in der Identitätsentwicklung sind aber Antworten notwendig. Daher sollte sich jeder Mann diese Fragen stellen:

- Wie will ich sein?
- Woran glaube ich?
- Wofür stehe ich ein?
- Wo sehe ich mich in 10 Jahren?
- Welche Ziele definiere ich in unterschiedlichen Lebensphasen?
- Wofür lohnt es sich, auf anderes zu verzichten?
- Welches innere Bild meines Mannseins soll wie in einer Rodin-Figur immer deutlicher zu Tage treten?

4.6 Das Balance-Modell

Wir laden Sie ein, am kommenden Silvesterabend in privater Runde einmal einen dezidierten Blick auf die beschriebenen fünf Bereiche zu machen. Sie werden erstaunt sein, wie spannend und kurzweilig die Stunden bis zur ersten Rakete werden.

Für die professionelle Arbeit mit Menschen fanden unterschiedliche Vorläufer des von uns weiterentwickelten Modells Eingang in die verschiedenen Therapierichtungen. So konzipierte für die Integrative Gestalttherapie Hilarion Petzold (vgl. 1993, S. 122) seine Idee der »Fünf Säulen der Identität« und Nosrat

Peseschkian (vgl.1992, S. 40) entwickelte in der Positiven Psychotherapie die Grundform einer graphischen Darstellung in seinem viereckigen Balance-Modell. Im Coaching-Bereich wurde das Balance-Modell zum Work-Life-Balance-Modell.

Tatsächlich lassen sich die Lebensbereiche als Fünfeck einfach darstellen und mit unterschiedlichen quantitativen oder qualitativen Parametern vertiefen, wie Abbildung 4-1 zeigt.

Mit Hilfe des Modells ist ein einfacher Vergleich zwischen Ist- und Zielzustand möglich. Das gilt für alle Lebensbereiche, egal ob der Mann

- seine lebensgeschichtliche Entwicklung einzelner Themenbereiche bearbeitet,
- seinen Stress durch die dargestellte Investition von Zeit für jeweilige Bereiche verstehen lernt,
- von seiner aktuellen Lebenssituation gezwungen wird, alle Energie in einen Bereich zu werfen,
- feststellt, dass ein Bereich in seinem Leben keine Beachtung erfährt,
- Verbindungen herstellt und sich fragt, welche Bereiche sich gegenseitig gefährden oder stützen oder
- herausfindet, wo institutionelle Motive, interpersonelle Wünsche oder intrapsychische Spannungen die Grundlage von Entscheidungen bilden.

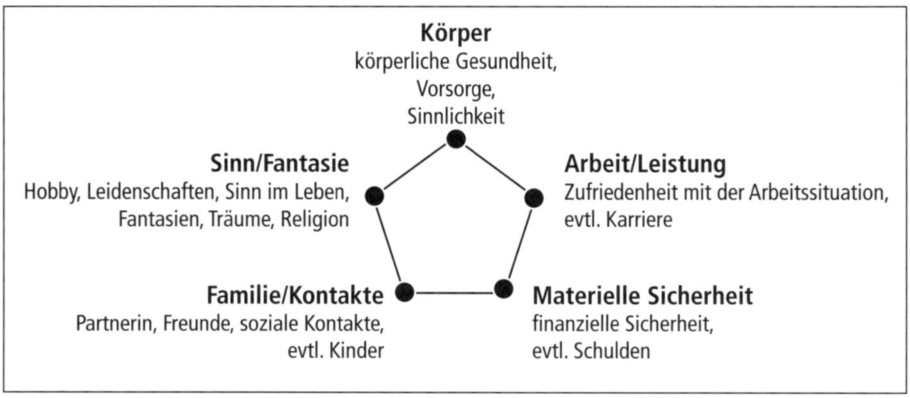

Abb. 4-1 Darstellung der fünf Lebensbereiche

5 Gruppen und Typen

Feldberg nahe Frankfurt: Die Bergstraße endet hier am Gipfel in einer Schleife. So wird das Ziel des Motorradausfluges, die Etappe der Cabriofahrt, der Umkehrpunkt des Waldlaufes, das Trainingssoll des Radnachmittags oder der Familienkompromiss der Wanderung gleichsam zur Selbstdarstellung. Stolz präsentiert der eine in der Kurve sein ausgefallenes Motorrad, erleichtert trifft der Nachzügler seine Radfreunde, mit Spaß jagt sich ein Pärchen zum Gipfelkuss, einsam hinter dem verspiegelten Visier verliert sich der Freak im Sound seiner Maschine, der Familienvater ist bereits am Aushandeln der gleich folgenden Bestellung der erwünschten Kinderbelohnungen und der suchende Cabriofahrer scannt mit geübtem Blick die Umstehenden und lässt ohne zu stoppen seinen Frust im Aufheulen des Motors deutlich werden.

Während all diese noch ganz im Tun, im Erleben der Situation, in der Bewegung versunken die letzte Biegung genießen, werden sie gleichzeitig Gegenstand der Beobachtung. Sie erlauben durch ihren »Auftritt« für die Beobachtenden, welche sich auf Wiesen und Bänken, allein oder in Gruppen zur Rast zusammengefunden, haben erste Rückschlüsse auf ihre Persönlichkeitszüge, auf Temperament und Wünsche, auf Status und Dynamik. Stetig fließend im Rollenwechsel werden die Ankommenden zu Beobachtern. Andere werden mit dem Griff zum Helm, mit dem Druck auf die Pulsuhr, mit den ersten Schritten hinter dem bereits vorlaufenden Kind wieder zu Handelnden.

Als Autoren sind wir selbst in diesem Wechselspiel gefangen, pendeln als teilnehmende Beobachter zwischen den beiden Perspektiven. Wir erleben uns situativ einmalig und einzigartig und beginnen als Beobachter sofort, Zuordnungen, Gruppen und Merkmals-Cluster über die Beobachteten zu entwerfen.

Exemplarisch wird in der Beobachtung an diesem kleinen Punkt der Welt deutlich, dass wir nicht von »den Männern« oder »den Frauen« sprechen können, sondern eine vorsichtige Gruppierung notwendig ist. Ebenfalls lässt sich ahnen, dass im Erleben der einzelnen Männer unterschiedliche Themen im Vordergrund stehen. So versuchen wir im folgenden Kapitel, einerseits den Blick von außen auf die Männer zu schärfen und unterschiedliche Gruppen abzugrenzen. Anderseits werden wir unterschiedliche innere Seins-Weisen, Erlebnisformen und Potenziale »männlicher Archetypen« exemplarisch darstellen.

5.1 Gruppen – Einteilung nach äußeren Kriterien

Bildlich gesprochen wurden in den Jahren 2007 und 2008 mehrere tausend Männer auf ihrer »Runde« beobachtet, interviewt und in Gruppen zusammen ins Gespräch gebracht. Basierend auf einem umfangreichen Forschungsprogramm des Bundesministeriums für Familie, Senioren, Frauen und Jugend – Wo bleiben da politisch die Männer? – lieferte diese Studie empirische Basisinformationen für die europapolitisch initiierte Gleichstellung von Frauen und Männern. Im Rahmen der methodisch ausgefeilten Untersuchung (vgl. Wippermann 2009, S. 217ff) wurden zum einen Mentalitätsmuster zur Geschlechtsidentität, zum anderen unterschiedliche Verhaltensmuster in Paarbeziehungen untersucht. Parallel dazu wurden die unterschiedlichen Lebenswelten entsprechend des Sinus-Milieus gruppiert. Nach der Definition von Wikipedia werden in Sinus-Milieus Menschen, die sich in ihrer Lebensauffassung und Lebensweise ähneln, in Gruppen zusammengefasst. Die grundlegende Wertorientierung geht dabei ebenso in die Analyse ein wie Alltagseinstellungen zur Arbeit, zur Familie, zur Freizeit, zu Geld und Konsum. Unscharf in der Trennung und etwas unterschiedlich in den deutschsprachigen Ländern zusammengefasst, gibt es natürlich zwischen den unterschiedlichen Milieus Berührungspunkte und Übergänge. Die unterschiedlichen Gruppen werden in einem Koordinatennetz geordnet: einerseits auf einer dreiteiligen Skala nach ihrer jeweiligen sozialen Lage – andererseits dreiteilig entlang der Wertorientierung »traditionelle Werte«, »Modernisierung« (Selbstverwirklichung, Genuss oder Individualisierung) und »Neuorientierung«.

Der starke Haupternährer der Familie

In der Cluster-Analyse (vgl. Wippermann 2009, S. 78ff) zeigt sich eine stabile Gruppe von Männern (23 %), die sich am traditionellen Modell dichotomer Geschlechterbilder und traditioneller Rollenverteilung orientieren. Diese Männer sehen sich als starke Haupternährer der Familien und orientieren sich konsequenterweise an beruflichen Anforderungen. Sie nehmen sich selbst in die Verantwortung und lassen persönliche Selbstverwirklichung hinter den Pflichten und dem Einsatz für die Familie zurücktreten. Der ideelle Lebensmittelpunk ist die Familie, praktisch ist der alltägliche Lebensmittelpunkt allerdings außer Haus. Organisch arbeitsteilige Partnerschaften werden pragmatisch begründet und »Gleichberechtigung« in der Beziehung wird dahingehend verstanden, dass sich Mann und Frau in dieser Konzeption »einig« sind. Im Idealbild steht also der starke, verantwortungsbewusste Mann an der Seite der liebevollen, attraktiven und klugen Hausfrau. Diese Männer begreifen sich als »sehr modern«, gehen auf Distanz zu traditionell »weiblichen Eigenschaften« und lehnen zusätzlich jeglichen Machismo oder Chauvinismus ab.

> Wenn sich Männer als starke Haupternährer der Familie verstehen, denken sie vordergründig modern gleichberechtigt, handeln aber traditionell.

Zu finden sind Männer mit dieser Grundeinstellung und solchen Verhaltensweisen in allen sozialen Schichten. Erstaunlicherweise wird vergleichbares Verhalten jedoch völlig unterschiedlich argumentativ begründet. Im traditionellen Segment gibt es eine »natürliche« Perspektive, dass Männer und Frauen im Wesen verschieden sind und folgerichtig typische Aufgaben zu erfüllen haben. Diese vorgegebene (natürliche oder gottgewollte) Ordnung darf und muss nicht in Unordnung gebracht werden. Das moderne, gehobene Segment dieser Gruppe würde hingegen diese Welt-Gender-Perspektive vehement zurückweisen. Technokratisch und pragmatisch begründen diese Männer jedoch vergleichbare Positionen mit der folgenden Logik: Aus wirtschaftlichen Anforderungen unter großem Druck stehend wäre es doch unsinnig, Gleichheit und Gleichberechtigung zu fordern und zu leben. Die Frau sollte pragmatisch dem Mann »den Rücken frei halten« und arbeitsteilig organisierte Beziehungen seien aus Effizienzgründen anzustreben.

Obwohl die Grundposition in der gesamten Gruppe der »starken Haupternährer der Familie« klar und nachvollziehbar ist, finden sich für den einzelnen Mann zunehmend spannungsgeladene Themenfelder. Er kann sich zwar in der inneren Sicherheit wiegen, zur bürgerlichen Mitte zu gehören, Brüche in der Berufslaufbahn gefährden jedoch sein Selbstbild grundlegend. Erschwerend kommt für diesen Mann dazu, dass er Veränderungen kaum als Herausforderung sehen kann, sondern neue Gegebenheiten als »Verfall der Werte« zu bekämpfen sucht. Da er für sein Engagement hinsichtlich der Familie und seiner selbstverleugnenden Aufgabenübernahme weniger positive Rückmeldung erhält, versteht er im wahrsten Sinn des Wortes »seine Welt nicht mehr«. Ein Großteil dieser Männer bewertete dennoch die Frauenbewegung als gut und richtig – mit den daraus resultierenden Verhaltens- und Einstellungsänderungen ihrer/der Frauen sind sie allerdings überfordert. Chronifizierte Paarkonflikte sind vorprogrammiert und im beruflichen Umfeld zeigen sich bei den etablierten Männern massive Widersprüchlichkeiten. Ihre berufliche Einstellung als Führungsperson mit Personalverantwortung ist konträr zu ihrer privaten Einstellung. Bei etwas Verständnis für die Hürden der eigenen Frau, bei der Vereinbarkeit von Familie und Teilzeitarbeit sind sie als Arbeitgeber nur dann offen für Frauen, wenn diese kinderlos sind oder deren berufliche Professionalität nicht durch die Doppelbelastung eingeschränkt werden könnte (vgl. Wippermann

2009, S. 151). Bezüglich der gesellschaftlich angestrebten Flexibilisierung der Geschlechterrollen fühlen sich also viele Männer aus dieser Gruppe in ihrer männlichen Identität bedroht. Da sie gleichzeitig oftmals in beruflichen Positionen mit Gestaltungsmöglichkeiten sind bzw. mit höchstem Bildungsniveau meinungsbildend wirken können, festigen sie zugleich aktiv traditionalistische Grundmuster!

Der Lifestyle-Macho

Mit 14 % stellt der »überlegene, harte, unabhängige Mann« (vgl. Wippermann 2009, S. 81ff) eine Minderheit dar. Verhalten und Einstellungen kreisen in dieser Gruppe um die Themenfelder »Überlegenheit und Härte« und Rangordnungen werden vorausgesetzt bzw. reproduziert. Durch Habitus und Symbolhandlungen wird die Überlegenheit gegenüber anderen Männern dargestellt und das hierarchische Gefälle zu den Frauen gesichert. Diese Männer sind weniger in die Familie eingebunden, denn Lifestyle tritt an die Stelle von pflichtgemäßer Fürsorge. Auf die eigenen (materiellen oder hedonistischen) Bedürfnisse fokussiert, sollte die gewünschte Frau an der Seite erotisch, untergeben und fürsorglich sein. Als Besitz und Aushängeschild repräsentativ, muss diese Frau sozial und sexuell treu ergeben sein ohne Gegenpositionen zu beziehen. (Lässt sich diese »Wunschkonstellation« in der Realität trotz anscheinend vieler Anläufe nicht herstellen, dann wird als Lösungsstrategie schon mal auf die Astrologie verwiesen. »Du musst dir eine Fisch-Frau suchen!« – so der kumpelhafte Rat des Muskelprotzes an seinen Freund quer durch die vollbesetzte Saunakabine!)

> Die »Lifestyle-Machos« unter den Männern sind eher auf die eigenen materiellen und hedonistischen Bedürfnisse fokussiert.

Klarer lebensweltlicher Schwerpunkt dieses Typus ist die soziale Unterschicht. Aber auch Teile in der modernen Oberschicht teilen diese Positionen. So findet beispielsweise Gleichstellungspolitik äußerst positiven Anklang. Denn auf sich selbst bezogen ermöglicht diese solchen Männern das Recht auf Teilzeitarbeit, also mehr Freiraum für Hobbys!

Hobbys zu pflegen und das erträumte »besondere Leben« leben zu können, ist real für die Männer dieser Gruppe jedoch häufig problematisch. Aufgrund ihrer Einstellung leben sie überdurchschnittlich oft als Single oder in unvollständigen Familien. Ihr oftmals beschränkter finanzieller Spielraum konterkariert mit einem ausgeprägten »Haben-Materialismus«. Ausgeschlossen aus der Spaß- und Freizeitwelt flüchten sie in die Traumwelten von Fernsehen, Internet oder Alkohol. Angst vor der Zukunft und die als bedrohlich wahrgenommene Umgebung schürt einen allgemeinen Pessimismus. (vgl. Wippermann 2009, S. 169). Das »attraktiv-erotische Weibchen« entzieht sich und die hierarchisch stabilisierte Männlichkeit muss sich handelnd oder einstellungsmäßig ein »Unten« erschaffen. Politische oder religiöse Radikalität ist dafür ein Weg. Lebensplanung und Zukunftsvorsorge finden kaum mehr statt. Die Leistungsbereitschaft im gesamten Milieu nimmt ab, denn sich bei der Arbeit »herumkommandieren zu lassen« widerspricht dem Selbstbild als harter und überlegener Kerl. Schaffen es Männer aus dieser Gruppe dennoch im Berufsleben zu bleiben und finanzielle Mittel zu erwirtschaften, dann führen sie oftmals ein regelrechtes Doppelleben (vgl. Wippermann 2009, S. 176). Fasziniert vom neuesten Hype finden sie sich Outdoor-orientiert in »krassen« Szenen wieder. Immer schnellere Folgen von erlebten »Kicks« sollen bei der Verdrängung von Gegenwarts- und Zukunftsängsten helfen. Sind diese Ängste durch ein hohes Haushaltseinkommen der Elternhäuser nicht notwendig oder haben durchschnittlich 30-Jährige in Start-ups finanzielle Sicherheit gewonnen, leben diese Männer »das eigene Ding« (vgl. Wippermann 2009, S. 184). Verbindlichkeit in Beziehungen oder den Kopf wegen Kindern nicht frei zu haben, ist undenkbar. Die Frage der Vereinbarkeit von Beruf und Familie wird ausschließlich zur Aufgabe der Frauen erklärt.

Regrounding als neuer Trend hat also nichts mit geschlechtersensiblen Beziehungs- und Lebensentwürfen zu tun, sondern fasst männliche Fantasien im Milieu, die um Vorstellungen von Beschaulichkeit und »in sich ruhen« kreisen.

> Das Gespräch mit dem Personal Trainer findet in der behaglichen Atmosphäre des Lagerfeuers am Großbildschirm statt. Mein Klient braucht leider einen Termin bei der Schuldnerberatung. Sein geerbtes Vermögen hat er beim Kitesurfen während seiner Auslandssemester verbraucht. Kein Geld, keine Rettungsschwimmerin und kein Studienabschluss sind für einen harten, überlegenen und unabhängigen Mann richtig uncool!

Der moderne neue Mann

Demonstrativ als Gegenentwurf verstehen sich 32 % der Männer in der Gruppe der »neuen Männer« (vgl. Wippermann 2009, S. 85). Die Herausforderung für sich sehen sie darin, die in jedem Menschen angelegten »weiblichen Teile« für sich als Mann zu entdecken. Sie

- suchen eine ganzheitliche Identität,
- zeigen Gefühle,
- verhalten sich kooperativ,
- schätzen Romantik und schöne Atmosphären.

Im Einzelfall lassen sie sich im NLP-Seminar auf alle geforderten Übungen ein, schenken nach dem Tantra-Seminar ihrer Übungspartnerin einen selbst geschnitzten Penis und kommen u. a. dann erschöpft zu uns in die Praxis, wenn sie zum 10. Mal in einer Familienaufstellung als »despotischer Vater« für die Protagonistin der Aufstellung zur Lösung derer Lebensfragen beigetragen haben. (Die Dokumentationen dieser Beispiele finden sich alle in unserem Archiv!) Jeder nach außen orientierten Männlichkeit setzen diese Männer das Selbstbewusstsein reflektierter Männlichkeit und überlegenes Understatement entgegen. »Diese neuen Männer begreifen ihren pro-aktiven Wandels des Selbstbildes als gesellschaftliche Notwendigkeit sowie als Chance – für sich persönlich in der Selbstentwicklung, auch für die Bedürfnisse ihrer Partnerin, für das Gelingen der Partnerschaft sowie für die Familie« (Wippermann 2009, S. 87). Der idealtypische Entwurf einer sympathischen Frau hat nichts mit dem häuslichen Weibchen zu tun, sondern versammelt eine Vielzahl von Attributen um die Schlagwörter »selbstbewusst«, »berufstätig« und »tough«. Gegenüber der Gleichstellung der Frauen zeigen diese Männer das höchste Interesse. Sie versetzen sich vorrangig (!) in den Lage der Frauen und bewerten (nahezu) jede Maßnahme für eine Besserstellung von Frauen a priori positiv (vgl. Wippermann 2009, S. 91).

In unserem Koordinatensystem finden sich Männer aus dieser Gruppe im Schnittpunkt zwischen den oberen beiden sozialen Schichten und der Grundeinstellungen der Moderne und Neuorientierung. Spannend ist allerdings, dass diese Konzeption von Männlichkeit für gebildete Traditionalisten und für konsumorientierte Materialisten zunehmend attraktiv wird.

Ihrem Ideal des »neuen Mannes« folgend ist für diese Männer das angestrebte Lebensmodell eine Partnerschaft, in der Arbeit, Haushalt und Kinderbetreuung gemeinsam getragen werden. Die Grundlage dafür ist der Austausch gegengeschlechtlicher Perspektiven und Handlungsweisen. Im praktischen Leben schafft allerdings nur ein Drittel, dies auch zu verwirklichen. Darin zeigt sich schon ein zentraler Hinweis auf die problematischen Spannungen. Der Weg zurück in ein traditionelles Männerbild ist tabu. Das Ziel des modernen Mannes ist ein Rohentwurf, der gegenüber den Arbeitgebern zu rechtfertigen ist und vielfach auf Ablehnung stößt; ein Entwurf, der nicht durchgehalten wird und daher dem beständigen Rechtfertigungsdruck in der Beziehung ausgesetzt ist. Und das moderne Ziel ist ein Rohentwurf, der diese Männer einer Avantgarde zugehörig auszeichnet – jedoch Männlichkeit verbietet oder unsichtbar macht. Würden diese Männer nun ihre Anstrengungen und Sorgen offen formulieren, könnten sie die positive Zustimmung zur Zukunftsfähigkeit ihrer angestrebten Lebensweise gefährden. Sie schweigen, damit die Leitidee vom »neuen Mann« als Erfolg (?) der Gleichstellungspolitik (vgl. Wippermann 2009, S. 85) kein leeres Konstrukt bleibt!

Der postmodern-flexible Mann

Wie lösen nun die restlichen 31 % Männer aus der untersuchten Stichprobe diese Aufgaben? »Anything goes«! Im Unterschied zum modernen Mann ist für den »postmodern-flexiblen« Mann (vgl. Wippermann 2009, S. 92ff) das Sowohl-als-auch kennzeichnend. Er braucht keine weiblichen Attribute, um sich abzugrenzen oder um sich in umfassender Form zu erleben. Dieser Mann bleibt im Grundton seiner starken Männlichkeit und lebt weibliche Facetten als individuelle Note. Jede Rolle wird zur Option. »Überlegenheit« und »sich unterordnen« sind gleichermaßen positiv bewertete Attribute. Flexible Über- und Unterordnung wird als fluides Arrangement verstanden. Mit entspanntem Interesse an der Gleichstellung sucht sich der postmoderne Mann eine selbstbewusste und zielstrebige Frau »mit Kanten« als Partnerin. Dass Stabilität und Dauerhaftigkeit für beide keine maßgeblichen Kriterien sind, ist eine unausgesprochene Voraussetzung. Vorrangig in der Einstellungsgruppe »Neuorientierung« finden sich diese Männer in allen sozialen Schichten – und ein Viertel von ihnen fühlt sich mit dieser Lebenseinstellung glücklich.

Für die Übrigen führt das Leben in Paradoxien und die Lust am Tabubruch jedoch zu hoher Verunsicherung. Unverbindlich, ziellos, unpolitisch und ausweichend wird es extrem schwierig, sinnstiftende Erfahrungen zu machen. Identitätsstiftende Antworten aus der Umwelt bleiben aus, da keine wiederkehrenden oder eindeutigen Positionen erkannt werden können. Extremer Individualismus wird mit der notwendigen Entwicklung der eigenen Persönlichkeit gerechtfertigt. Gleichzeitig kann aufgrund der Bereitschaft für ungewöhnliche Arbeitszeitmodelle dem individuellen Wunsch nach intensiver und »exquisiter« Zweisamkeit entsprochen werden. Strukturelle Ungleichstellung und Benachteiligungen bleiben erhalten, da der Aussage »Männerarbeit für Männer und Frauenarbeit für Frauen« ebenso zugestimmt wird wie der Aussage »Männerarbeit für Frauen und Frauenarbeit für Männer« (vgl. Wippermann 2009, S. 97).

5.2 Typen – Einteilung nach dem inneren Erleben

Lassen Sie uns noch einmal auf die oben genannte Szene am Feldberg zurückkehren. Wir haben als Beobachter nun

- Überzeugungen bezüglich Geld und Gleichberechtigung erfragt und geordnet,
- Verhaltensweisen gegenüber Partnerinnen und Kindern in Schubladen sortiert,
- innere Bilder von Männlichkeit im Koordinatensystem verteilt und
- Zukunftsideen verglichen.

Wie Ursus Wehrli in seinem Versuch, moderne Kunst aufzuräumen (vgl. Wehrli 2002), haben wir alle Elemente erfasst – dem einzelnen Mann werden wir damit natürlich in keiner Weise gerecht. Faszination und Einmaligkeit, Stimmung und Ausstrahlung, Anziehung und Distanzierung, all das, was ein Kunstwerk bzw. einen Mann ausmacht, finden wir nur in der individuellen Komposition wieder. Erst dann hinterlässt die Begegnung eine tiefe Emotion, ein inneres Bild vom Gegenüber. Erst dann wird ein Mann aus sich heraus lebendig. Quer durch alle Zeiten, Religionen und Kulturen haben daher Menschen versucht, Aspekte des inneren Erlebens zu verstehen und diesen durch Zuordnung von Namen, Formen, Gestalten oder Geschichten Ausdruck zu verleihen. Kein anderer als C. G. Jung (vgl. von Franz 1999) hat unseren Blick dafür mehr geöffnet. Er stellte fest, dass bestimmte Bilder, Motive und Symbole sich immer wiederholen und nannte diese Gemeinsamkeiten »Archetypen«. Zu diesen gehören beispielsweise der Schatten, die große Mutter, der Held, der oder die alte Weise, der Tod bzw. der Abstieg ins Reich des Todes, der Magier, die Heilige. Dieses Material, und vor allem seine Bedeutung für den Einzelnen in seiner jeweiligen Kultur, setzte er in Verbindung mit den unterschiedlichen Entwicklungsstadien seiner Patienten. Variationen dieser Grundgedanken und daraus entwickelte Typologien finden wir in der gesamten Psychologie. Ob Satir und Kollegen (2007) in ihrem familientherapeutischen Ansatz mit dem »inneren Beschwichtiger« arbeiten, Leimbach Entwicklungswege für den »Herzenskrieger« (2011, S. 305) entwickelt oder Christ und Fenn (vgl. 2010, S. 69f) dem »Helfer« und dem »kleinen König« unterschiedliche Strategien für ein nachhaltiges Lebensglück an die Hand geben – unterschiedliche Aspekte des Selbsterlebens werden deutlich und sind Ziel der Aufmerksamkeit.

Egal wie die Typen genannt werden, es ist ein Versuch, Sehnsüchte, Ängste, Lebensthemen oder Lebenssituationen zu verdeutlichen.

So kann die Ausrichtung auf der biografische Entwicklung liegen – wie Forster und Little (2010, S. 23) es in ihren »Jahreszeiten der menschlichen Natur« verfolgen. Oder wir können uns die unterschiedlichen inneren Aspekte als diskutierende Mitglieder eines »Inneren Teams« (vgl. Schulz von Thun 1998) vorstellen. Ohne abermals eine »neue Typologie« zu entwerfen, möchten wir im Folgenden fiktive Protokolle solcher inneren Gesprächsverläufe veröffentlichen. Wenn sie genau zuhören, können Sie

- die Stimme der Angst und des Helden, die Stimme des verlassenen Kindes und des gedemütigten Mannes hören,
- die blecherne Stimmimitation des fehlenden Vaters und die ironisch verachtende Stimme des orientierungslosen Jugendlichen spüren,

- für einen Moment die nicht getrübte Reinheit in der Stimme des nach Heiligkeit strebenden Mannes vernehmen und sein lüsternes Stöhnen als Schatten seiner selbst,
- hören, wie der 2. Meister sich seine Stimme leiht und damit alles verliert,
- hören, wie angesichts des bedrohten Lebens die Stimmlosigkeit Raum greift.

Protokoll 1: 09.05 Uhr, im Büro

Der Protagonist ist ein erfolgreicher Ehemann, welcher dank moderner Computer-Ausstattung im Büro heimlich den regen und intensiven E-Mail-Verkehr seiner Ehefrau mit einem ihm unbekannten Mann verfolgt:

> »Angst und Herzrasen. Die Sicherheit schwindet, seit 20 Jahren die Ehe als verlässliche Basis angenommen, sehe ich Regungen, welche nie mit mir geteilt. Lass es gut sein – das wird weiterlaufen wie bisher! Wo ist eigentlich der Dank für meine Arbeit und Unterstützung der Familie? Warum hat sie Zeit, seitenlange Mails zu schreiben? --- Wo war ich für Sie eigentlich erreichbar? --- Der ist sportlich und ich habe an Gewicht zugenommen – spielt das eine Rolle? Warum weiß ich nicht, an wen meine Frau denkt? Muss ich mich um dieses Thema nun auch noch kümmern, wo ich doch die Sitzung vorbereiten sollte? Der Vorstand prüft meine Auftritte bereits kritisch. Und doch werde ich bei der nächsten Auslandsreise brillieren! --- Sofort heimfahren – unglaubwürdig! Normal nach Hause kommen und so tun als ob ich nichts wüsste – unmöglich! Meiner Frau berichten, dass ich heimlich mitgelesen habe – unmöglich! Doch selbst das Thema ansprechen und dann wieder der sein, der immer das Unangenehme platziert? Angst.«

Protokoll 2: 06.30 Uhr, vor dem Frühstück

Der Protagonist ist ein 15-jähriger Junge, der wiederholt morgens das Bett zu spät verlässt, den Schulbeginn nicht mehr erreichen kann und frustriert den gesamten Schultag schwänzt:

> »Diese Englischlehrerin ist es nicht wert, dass ich ihrem Unterricht beiwohne! Ich werde doch bald wieder mit meinem Vater in den Staaten leben. Nur wie soll ich Tennis, Pferd und Flugschein bezahlen, wenn nicht der Vater alles sponsort? Ich brauche doch irgendeinen Abschluss! --- Außerdem schon wieder nicht zur Party eingeladen. Alle uncool! --- Vielleicht doch nicht der spannendste Junge in der Klasse mit meinen vielen Fehlzeiten und Urlauben? Vater – sehe ich in ein paar Wochen wieder. Mutter – bringt hilflos Frühstück ans Bett und organisiert einen Termin bei irgendeinem Psychologen – wenn schon, dann aber bitte am Nachmittag!«

Protokoll 3: 11.00 Uhr, im Gottesdienst

Der Protagonist ist ein verheirateter Computerfachmann, der als Mitglied einer evangelischen Freikirche während eines Gottesdienstes versucht, seine Schuld abzuwenden:

> »Ich darf nicht aufhören zu singen und zu beten! Nicht aufhören, sonst kommen die Bilder wieder! Nein, nicht jetzt! Ich will keine zerteilten Frauen vor meinem inneren Auge sehen! --- Ja, Chormusik und Licht! Das Ritual hilft und doch ist die Erregung nur knapp unter der Oberfläche. Welche Sehnsucht, dieser Aufregung nachzugeben! --- Nicht gelungen, die Tage zwischen den Gottesdiensten ohne Tagträume und ohne Internet-Recherche durchzuhalten. Wer hilft? Was hält meine Frau aus – was darf sie wissen? Wie kann ich mit dieser Schuld in der Gemeinde sein – wie soll ich den Bildern entkommen?«

Protokoll 4: 16.05 Uhr, im Porsche

Der Protagonist ist ein Jurist, welcher seiner unerreichbaren Geliebten einen schriftlich ausformulierten Liebestext am Telefon vorliest:

> »Nach der zweiten Zeile hat sie verstanden, dass ich nicht frei gesprochen habe! Wie peinlich. Aber ich kann doch nicht mit eigenen Worten sagen, wie sehr ich sie liebe! Alle Gedichte ausgewählt – für diese Frau nur die poetischsten Formulierungen gesucht – und dann lebt sie mit diesem Idioten und lässt mich nur zu festen Zeiten anrufen! Da kann ich auch gleich meine Seitensprung-Freundin für heute Abend organisieren --- und doch: vielleicht soll ich ihr den vorbereiteten Text als Brief in ihren Postkasten werfen --- ich bin´s doch, der für sie der einzig richtige Mann ist!«

Protokoll 5: 17.00 Uhr, auf der Intensivstation

Der Protagonist ist ein sportlicher Golfer, der nach einer vor Jahren erfolgten Nierentransplantation wieder an schlechten Blutwerten leidet und nach einem Herzinfarkt auf der Intensivstation liegt.

> »Meine Frau trifft sich gerade mit ihrem Freund, will die Trennung und ist zu blöd, eine Wohnung für sich zu organisieren. Ich werde unseren Sohn weiter in den Kindergarten bringen müssen, da sie den Tag nicht geregelt bekommt – wie soll das funktionieren während der Dialyse? Und all das während meine Partner hinter vorgehaltener Hand meinem Ausstieg aus der Firma planen? Kein Besuch auf der Station außer vom Psychotherapeuten? Ist das alles, was von meinem Leben bleibt? Bange Fragen nach meinem Blutwerten – und Leere. Stumm, nicht einmal Angst.«

Männer
im Umbruch

III

6 Die sieben vulnerablen Punkte – die »7 V's«

Damit Männer über sich selbst und den eingeschlagenen Lebensweg bzw. wiederkehrende Muster nachdenken, braucht es in der Regel einen Anstoß. So »von ganz allein« geschieht dieses eher selten, da Reflexion (ein prüfendes und vergleichendes Nachdenken) über das männliche Handeln nicht eingeübt wird und Männer meist auch zurückhaltend mit inneren Anliegen sind. In der Schule ist Reflexion oder Persönlichkeitsentwicklung kein Fach. Religiöse und damit auch humanistische Auseinandersetzungen sind aus dem Alltag meist verschwunden. Der Trend geht zur Leistungsorientierung und Funktionalisierung. So ausgestattet braucht es dann einen »Stolperstein«, der den Mann zum Straucheln bringt.

»Krise als Chance« – äußere Stolpersteine lassen uns innehalten und nachdenken. Aber auch positiv empfundene Ereignisse können Wendepunkte in unserem Leben sein.

Der »Stein des Anstoßes« kommt meist von außen und kann unterschiedliche Ursachen haben. In dem Spruch »Krise als Chance« ist dieses Phänomen in drei Worten zusammengefasst. Ein äußerer Anlass, den wir meist als unangenehm empfinden, lässt uns nicht mehr so weitermachen wie bisher. Wir sind gezwungen innezuhalten, nachzudenken und uns mit meist noch unbewussten Themen auseinanderzusetzen. Jetzt ist der Zeitpunkt, wo wir eine Kurskorrektur vornehmen sollten, um eine Sackgasse wieder zu verlassen. Tun wir dieses nicht, so geraten wir womöglich noch tiefer in das Dickicht hinein und eine Umkehr wird schwieriger. Es gibt aber auch die Möglichkeit, dass ein Denkprozess, eine Bereitschaft zur Veränderung erst dann einsetzt, wenn wirklich gar nichts anderes mehr geht, wenn wir »ganz unten« angekommen sind.

Nicht nur negative Ereignisse bringen uns in eine Umbruchsituation, sondern auch sehr positive Anlässe oder Begegnungen, z. B. Verliebtheit, eine Vaterschaft können ein Umdenken in Gang setzen. Plötzlich erscheinen alte Regeln, an denen wir immer festgehalten haben, sinnlos oder lang gehegte insgeheime Bedürfnisse gehen in Erfüllung. Das kann uns emotional sehr berühren und aus der Bahn werfen. Das Leben gerät in eine Umbruchsituation.

Es gibt auch noch die Variante, dass kumulative Prozesse von möglicherweise Jahren sich ausgerechnet dann so zuspitzen, dass der berühmte »Tropfen« das Fass zum Überlaufen bringt. Vier Jahre lang ging alles gut und ausgerechnet jetzt entwickelt sich eine krisenhafte Situation, z. B. bekommt der Mann die Kündigung, einen Herzinfarkt, die »Tür vor der Nase zugeknallt« etc. Wenn wir ehrlich sind, ist es nie »ausgerechnet jetzt«, denn es gab sicher schon genug Warnzeichen im Laufe der letzten Jahre, doch wir haben diese nicht wahrgenommen oder wahrnehmen wollen.

In diesen beschriebenen **Umbruchsituationen** beginnen Männer, sich mit
- sich selbst,
- ihrem Leben,
- ihren Wünschen,
- ihrem weiteren Weg etc.

auseinanderzusetzen. Es ist ein vulnerabler Punkt, der sie in die Auseinandersetzung bringt, der den Drang zu Gesprächen fördert, der die Männer eventuell zu einem professionellen Berater führt.

Um die Vielfalt der äußeren »Stolpersteine«, der vulnerablen Punkte, einprägsam zusammenzufassen, haben wir sieben Hauptkategorien gebildet. In diesen »7 V's« sind verschiedene Lebenssituationen dargestellt. Uns ist wichtig zu betonen, dass diese sieben vulnerablen Punkte jeden Mann treffen, erfreuen und erschüttern können, da sie zum »normalen Leben« gehören. In der Regel versucht Mann mit diesen Situationen »fertig« zu werden, sie zu bewältigen. Dabei können vorübergehend **körperliche und psychische Symptome** auftreten, wie z. B.
- Schlafstörungen,
- Verspannungen,
- Magen-Darm-Beschwerden,
- Neigung zum Grübeln,
- höhere Aggressivität und
- andere Syndrome, die im Sinne der Anpassungsleistung von uns nicht als pathologisch eingestuft werden.

Es ist doch »normal«, dass Mann in grundlegenden Umbruchsituationen nicht wie ein aufgezogener Roboter handelt, sondern durch einen inneren und äußeren Anpassungsprozess hindurchgeht.

> Wir erleben in unserem Praxisalltag, dass immer mehr Männer davon Gebrauch machen, in Umbruchsituationen auch professionelle Hilfe zu suchen. Sie wollen sich nicht nur auf das Gespräch mit dem »Kumpel« verlassen.

Der Austausch, das Gespräch, die Reflexion sind immer mehr auch zur Domäne des Mannes geworden. Das heißt nicht, dass dabei »etwas im Oberstübchen« nicht in Ordnung ist oder innerpsychische Spannungszustände nur »weibischer emotionaler Kram« sind. Parallel zeigen sich aber auch bei Männern steigende Tendenzen an psychischen Erkrankungen, wie z. B. Depression und Angst.

Im Folgenden sind die sieben Hauptkategorien der vulnerablen Punkte (»7 V's«), die zu Umbruchsituationen im männlichen Leben führen, dargestellt:
1. Verbrannt – Burnout
2. Verliebt – verlobt – verheiratet – verführt
3. Vaterschaft
4. Verantwortung und/oder virtuelle Welten
5. Veränderung
6. Verlust
7. Verurteilung

6.1 Verbrannt – Burnout

Das Thema Burnout oder Stressbelastungen hat sowohl die Laien- als auch die Fachpresse in den letzten Jahren sehr beschäftigt. Internationale Kongresse nahmen das Thema Ausgebranntsein als Leitthema auf, so dass in Fachkreisen dieses »moderne Phänomen« aus vielen Blickwinkeln diskutiert wurde. Zahlreiche Ratgeber haben den Markt erreicht mit Titeln wie: »Burn-on«, »30 Minuten gegen Burnout«, »Burnout bei Lehrern«, »Burnout-Syndrom: Infarkt der Seele«. Burnout-Seminare, Burnout-Spezialisten, Burnout-Kliniken, Mikronährstoffen gegen Burnout und weitere »Wunderwaffen« gegen die »moderne Seuche« sprossen in den letzten Jahren wie Pilze aus dem Boden. Durch die öffentliche Bekanntgabe auch von männlichen Schauspielern und Fußballern (z.B. Ralf Rangnick), unter einer Erschöpfung zu leiden, ist das Tabu gebrochen, sich externe Hilfe zu suchen.

Ein Burnout ist bisher international nicht als Erkrankung anerkannt, sondern gilt als Problem der Lebensbewältigung.

Klassifikation nach ICD-10
Z73: Probleme verbunden mit Schwierigkeiten bei der Lebensbewältigung
Z73.0: Erschöpfungssyndrom (Burnout-Syndrom)

Zwölf-Phasen-Modell des Burnout nach Freudenberger

Der Psychoanalytiker Herbert Freudenberger und die Journalistin Gail North (2012) haben einen Burnout-Zyklus vorgestellt (s. Abb. 6-1). Er beschreibt, wie sich die verschiedenen Stadien einer seelischen und körperlichen Erschöpfung entwickeln. Nicht immer werden alle Stadien in der angegebenen Reihenfolge erlebt. Mediziner und Psychotherapeuten warnen, dass hinter dem Ausgebranntsein, eine behandlungsbedürftige Depression stecken kann. Diese muss professionell begleitet, manchmal auch medikamentös und eventuell sogar stationär behandelt werden. Auch wir möchten an dieser Stelle darauf hinweisen, dass ein Burnout professionell abgeklärt werden muss.

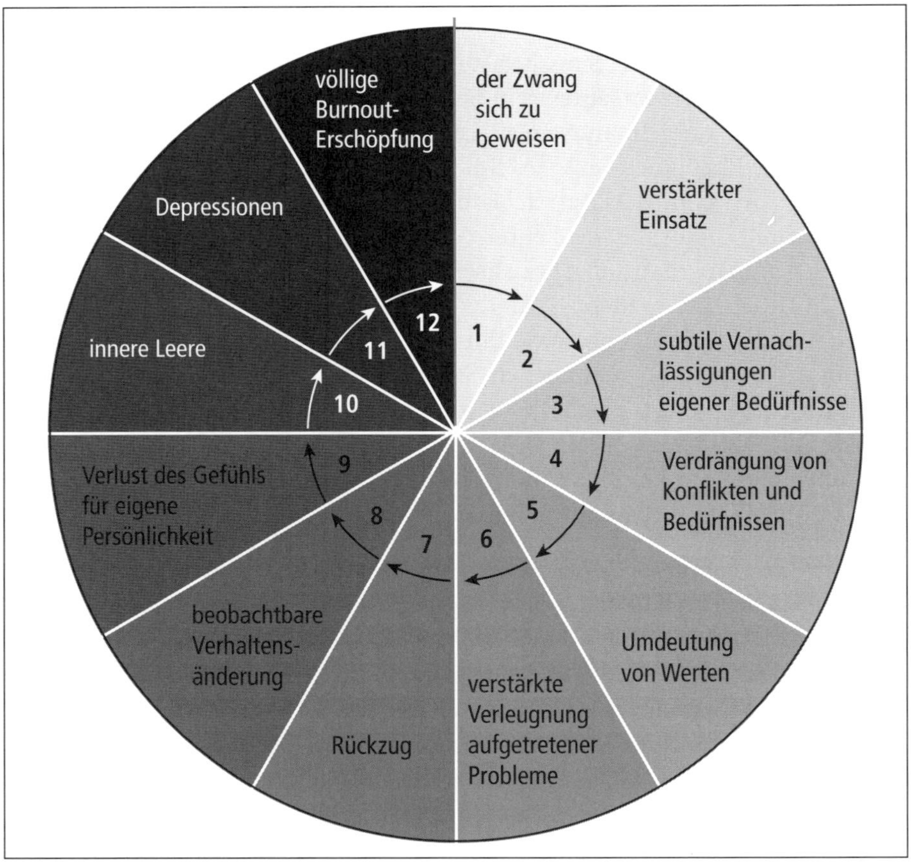

Abb. 6-1 12-Phasen-Modell des Burnout nach Freudenberger

Damit die einzelnen Phasen dieses Modells nachvollziehbar sind und sich jeder selbst einordnen kann, sind die Symptome und besonderen physischen, psychischen und interaktionellen Merkmale in der folgenden Tabelle 6-1 zusammengefasst. Dabei sind die Angaben von Freudenberger durch eigene Erfahrungen aus der Praxis ergänzt.

Tab. 6-1 12-Phasen-Modell des Burnout nach Freudenberger und North 1992 (erweitert und ergänzt)

Phasen	Merkmale	Besonderheiten
1: Der Zwang, sich zu beweisen	• übertriebene Ansprüche an sich • Perfektionismus • Daueranspannung • verstärktes Tempo, »Turbo«	• evtl. Schlafstörungen • Verspannungen
2: Verstärkter Einsatz	• schlechtes Gewissen • dadurch verstärkter Einsatz, vermehrtes Verantwortungsgefühl, massive Dringlichkeit von Aufgaben	• weitere körperliche Warnsignale
3: Vernachlässigung eigener Bedürfnisse	• reduzierte Aufmerksamkeit und Sensibilität für sich selbst • Verleugnung eigener Bedürfnisse • häufige kleinere Fehlleistungen und Unfälle	• verändertes Essverhalten • Verletzungen
4: Verdrängung von Konflikten und Bedürfnissen	• Verleugnen • Rationalisieren und Verschieben von Konflikten • Ersatzbefriedigungen (z. B. Shoppen, Essen) • chronische Müdigkeit • gesundheitliche Einbrüche	• Arztbesuche wegen verstärkter Symptome • evtl. Selbstmedikation (Schmerzmittel, Schlafmittel) • evtl. teure Anschaffungen
5: Umdeutung von Werten	• Zwischenmenschliches verliert an Wert • adäquate Emotionen gehen verloren • zunehmende Berechnung und Härte • übertriebenes Kontrollbedürfnis • Selbstisolation	• Probleme in der Partnerschaft • Streitigkeiten • evtl. Eröffnung einer Dreierbeziehung

Tab. 6-1 12-Phasen-Modell des Burnout nach Freudenberger und North 1992 (erweitert und ergänzt)

Phasen	Merkmale	Besonderheiten
6: Verleugnung der Probleme	• Zynismus • Bitterkeit • Härte gegen sich und andere • starres Denken • Intoleranz	• zunehmende Isolation • Rückzug von Freunden
7: Rückzug	• starker Rückzug nach innen • Vermeiden von Kontakten • emotionale Verflachung • Flucht in die Süchte	• Verhalten trifft nicht mehr auf Verständnis der Umwelt
8: Verhaltensänderungen	• paranoide Weltsicht • massive Mechanismen, um sich unerreichbar zu machen (Anrufbeantworter) • Ausreden • Lügen	• Beziehungslosigkeit
9: Depersonalisation	• Veränderung der Persönlichkeit • gesundheitliche Vernachlässigung • Nichtwahrnehmen fremder Bedürfnisse • mechanistisches Funktionieren	• evtl. starke partnerschaftliche Probleme • Trennungen
10: Innere Leere	• Sucht nach Ersatzbefriedigungen (Alkohol, Sex) • Phobien • Panikattacken	• klare psychische und physische Symptome • Behandlungsbedürftigkeit
11: Depression	• Wunsch nach Dauerschlaf • völlige Gleichgültigkeit »mir doch egal« • Selbstmordgedanken • Selbsthass • Verwahrlosung • Risikoverhalten (besonders tragisch im Straßenverkehr)	• dringende Behandlungsbedürftigkeit
12: Völliges Burnout und Erschöpfung	• starke Bedrohung des Immunsystems • schwere Krankheitsanfälligkeit, physischer und psychischer Zusammenbruch	• dringende Behandlungsbedürftigkeit

Mann mit langjähriger extremer Arbeitsbelastung, Verlust der Partnerschaft

Ein 35 Jahre alter Mann im designten Business-Look, handgenähtem Hut und Regenschirm, seinen SLK-Schlüssel schwenkend, während er seinen Blackberry vor sich hinlegt, berichtet mir, dass er der jüngste Abteilungsleiter sei und viele Millionen zu verantworten hätte. Er wisse fast alles und lässt die Bemerkung fallen:, »Sie haben doch sicher auch schon ein Buch gelesen«. Auffallend sind eine zum Auftreten unpassende Fäkalsprache, starke Entwertungen von anderen und ein Zynismus. Auf meine Frage, wie ich ihn unterstützen könne, bekomme ich zögerliche Antworten von Problemen mit seiner »Langzeitbeziehung« und die Aufnahme von weiteren zwei »Nebenbeziehungen«. »Ich schreibe mindestens 100 SMS am Tag und keine erreicht die Falsche der drei Frauen«. Weiterhin ist noch eine Selbstmedikation, eine Abhängigkeit von Nasenspray und im Verlauf erhebliche suizidale Gedanken mit riskantem Fahrverhalten zu erwähnen. Es zeigt sich das Vollbild einer mittelgradigen bis schweren Depression mit heftigen narzisstischen Zügen.

Die Veränderung der Persönlichkeit, die Vernachlässigung eigener Bedürfnisse, das zunehmende Suchtverhalten und die Selbstgefährdung – wie in den Stufen von Freudenberger aufgezeigt – werden bei diesem Beispiel deutlich.

Eintrittskarte Leistung

Von welchem Blickwinkel und Standpunkt aus das Thema Burnout auch betrachtet wird, das Phänomen ermöglicht, dass mehr Männer es wagen, ohne Gesichtsverlust einen Psychotherapeuten oder einen Coach aufzusuchen. Gesichtsverlust beschreibt die dahinter liegenden Ängste und auch die Scham, als »starker Mann« einen »Seelenheiler« aufzusuchen. Zumal gerade die Arbeit für Männer identitätsstiftend ist, scheint es doppelt problematisch, sich in diesem Bereich Schwächen einzugestehen. Burnout impliziert zunächst auch etwas Positives: »Ich habe mich sehr angestrengt, ich habe viel geleistet, ich habe für eine Sache gebrannt«. Mit dieser »Leistungs-Eintrittskarte« ist es auch Männern möglich, sich professionellen Rat einzuholen und die hohe Hemmschwelle vor dem Betreten einer psychotherapeutischen Praxis zu überwinden. Erschöpft sein aus einem hohen Leistungsanspruch heraus entspricht dem funktionalistischem Denken und ist nicht negativ besetzt. Meist führt der Weg in die psychotherapeutische Praxis über den Hausarzt, den die »erschöpften Männer« mit folgenden **körperlichen und seelischen Beschwerden** aufsuchen:

- Erschöpfungsgefühl/Müdigkeit und Schlafstörungen,
- Gefühl der emotionalen Leere und Starrheit,
- fehlende Empathie für die eigenen Bedürfnisse und die anderer Menschen,
- starke Frustration und Aussichtslosigkeit,
- herabgesetzte Belastbarkeit und schlechteres Funktionieren im Alltag,

- herabgesetzte Konzentrationsfähigkeit und geringeres Kurzzeitgedächtnis,
- Angstgefühle oder Depressionen,
- vermindertes Interesse an Sex und Erektionsstörungen,
- erhöhte Reizbarkeit, Nervosität und Anspannung,
- diffuse Schmerzen und Muskelverspannungen,
- Kopfschmerzen und
- verschiedene Organbeschwerden.

Die moderne Stressforschung zeigt, dass es nicht allein schwere Belastungszeiten oder sehr schlimme Verlustereignisse sind, die eine Bedeutung für unser Wohlbefinden oder das Entstehen von Krankheiten und psychischen Dysbalancen haben. Die vielen kleinen Belastungen des Alltags oder die mangelnde Wertschätzung summieren sich gerade dann zu schwer wiegenden Problemen, wenn keine geeigneten Möglichkeiten zur Veränderung, kein guter Ausgleich oder keine effiziente Lösung für das Problem gefunden werden können. Dies führt zu Gefühlen der Hilflosigkeit und mangelnden Selbstvertrauens. Die **Burnout-Spirale** beginnt:

- Fehler schleichen sich ein,
- die Merkfähigkeit lässt nach und
- vielleicht zeigen sich auch körperliche Symptome, wie
  - Kopfschmerzen,
  - Magenschmerzen,
  - Übelkeit oder
  - Verdauungsstörungen.

In einer psychosomatischen Abwärtsspirale kann die negative Entwicklung bis hin zur Selbstaufgabe führen. Körperlich gesehen ist darin die Stressreaktion eine fein abgestimmte Nachricht, bei der Nervenimpulse gemeinsam mit zahlreichen Hormonen (vor allem Adrenalin, Noradrenalin, Cortison) wichtige Botschaften in einem Bruchteil von Sekunden bis in alle Regionen des Körpers tragen. Zunächst läuft die »Alarmreaktion« ab, die dem Körper Energie bereitstellt, die er für die kommende »Auseinandersetzung« braucht. Stress ist also zunächst nicht schädlich. Nur wenn der Mann einem »zu viel« und »zu lange« an stressauslösenden Reizen ausgesetzt ist, wie es in unserem modernen Leben häufig der Fall ist, tritt die so genannte Adaptationsreaktion ein. Diese führt dann zu körperlichen und seelischen Reaktionen bis hin zu Krankheiten.

Häufig handelt es sich bei den **Stressoren** um

- nicht lösbare zwischenmenschliche Probleme,
- Mängel in der Organisation und unklare Einteilung von Aufgaben,
- dem Gefühl der Sinnlosigkeit oder auch
- Langeweile und Unterforderung.

Auch lange unterdrückte Bedürfnisse können erhebliche Stressoren sein. Nicht immer muss also ein »Zuviel« an Arbeit oder Belastungen auslösend sein. Manchmal löst auch ein »Zuwenig« oder »nicht am richtigen Ort« vergleichbare Symptome aus.

Lebenshintergründe für Burnout

In der therapeutischen Praxis können weiterführend in Gesprächen die individuellen Hintergründe für eine Überlastungsreaktion herausgearbeitet werden. Dabei hat sich die differenzierte Betrachtung der fünf Lebensbereiche sehr bewährt. In sehr kurzer Zeit erhalten der Klient und der Therapeut einen strukturierten Überblick über die aktuelle Lebenssituation des betroffenen Mannes. Bereits die Anforderungen eines normalen Lebens können auf Dauer die eigenen Kräfte übersteigen.

- Permanente Erreichbarkeit durch Mobiltelefone und E-Mails,
- die Verschmelzung von Beruf- und Privatleben,
- ein hoher Anspruch an die eigene Vater- und Partnerrolle,
- ein hoher Leistungs- und Flexibilitätsdruck sowie
- die Normierung und Perfektionierung von Abläufen

bestimmen das alltägliche männliche Tun. Diese Überforderungssituationen können sich auf alle Lebensbereiche auswirken. Beispielhaft sind in der folgenden Abbildung 6-2 einige der Auswirkungen permanenter Überlastung aufgezählt.

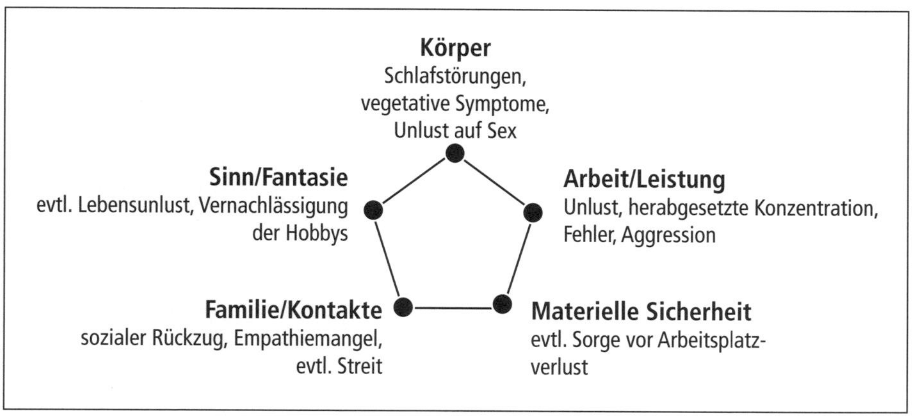

Abb. 6-2 Mögliche Auswirkungen von Erschöpfung auf die fünf Lebensbereiche

Stressauslösende Faktoren bei der Arbeit

Besonders im Arbeitsalltag können folgende Faktoren neben der alltäglichen Arbeitsanforderung und Routine zu einer erhöhten seelischen Belastung führen:
- ungenaue Anweisungen oder Vorgaben,
- mangelnde Informationen und Beteiligungen an einer Aufgabenstellung,
- viele Störungen (z. B. Telefonate, ständiges Türöffnen, Großraumbüro),
- Zeitdruck,
- Konflikte mit Kollegen oder Vorgesetzten,
- unbegründete Kritik,
- Ausgrenzung aus einer Gemeinschaft und folgende Isolation,
- Konkurrenzkampf,
- Angst vor Arbeitslosigkeit,
- langweilige Aufgaben/Monotonie,
- Schichtarbeit oder ungünstige Arbeitszeiten oder
- lange Arbeitswege.

Einige Arbeitgeber sind bereits durch die rasch steigende Zahl an Fehltagen aufgrund körperlicher und seelischer Erschöpfung für das Thema sensibilisiert. Die Überlastung der Angestellten wird auch volkswirtschaftlich teuer. Daher bieten spezielle Firmen den Mitarbeitern Seminare und Check-up-Gespräche für Burnout an, halten Fitnessräume und gesundes Essen vor.

Volkswagen sperrt z. B. ab 18.00 Uhr die Blackberrys für die leitenden Mitarbeiter.

Auf die betriebliche Gesundheitsförderung soll an dieser Stelle nicht weiter eingegangen werden.

Die Burnout-Persönlichkeit

Die innere Empfindung, ob ein bestimmtes Ereignis, der spezielle Kunde oder der Arbeitsplatz insgesamt als stressig oder nicht belastend eingeschätzt wird, ist individuell. Gerade Menschen in helfenden Berufen, die sich Tag und Nacht im Einsatz befinden, sind prädestiniert dafür, über ihre Grenzen zu gehen. Aber auch sehr funktionalistische Tätigkeiten (Bankgeschäfte, Controlling etc.). werden in der Frage nach ihrer Sinnhaftigkeit als stressauslösend eingestuft. Es gibt nicht **die** Burnout-Persönlichkeit, doch einige Charaktereigenschaften können dazu führen, sich selbst unbemerkt zu überfordern und in einen Dauerstress zu bringen. Nachfolgend sind die wichtigsten Charakterzüge aufgeführt, die (zu) viel Kraft fordern können (Christ 2010):

- hoher Perfektionismus – »Ich muss das gut machen.«
- wenig Selbstwertgefühl – »Ich wünsche mir Anerkennung von anderen.«
- Ja statt Nein – »Na gut, wenn du mich schon so bittest, dann bereite ich noch heute Abend die Präsentation vor; dann gehe ich am Samstag noch zum Kunden X.«
- geben statt fordern – »Okay Chef, ich werde die nächsten Nachtschichten übernehmen, es wird ja sonst so schwierig die Termine zu besetzen. Meine Frau wird verstehen, dass ich zum Geburtstagsfest zu spät komme.«
- innere strenge Normen – »erst die Arbeit, dann das Vergnügen«
- wenig Delegationsfähigkeit – » Wenn **ich** nicht die Regale nochmal kontrolliere, dann steht sicher etwas falsch.«
- hohes Verantwortungsgefühl – »schnelle Übernahme jeglicher Verantwortung«.

Herr S, 45 Jahre, verheiratet, 2 Kinder

»Auf der Arbeit bin ich entweder sofort aggressiv oder fange an, alles auf die Goldwaage zu legen, weil ich jedes Wort als persönlichen Angriff verstehe. Ich versuche, alles perfekt zu machen und bleibe am längsten im Büro. An den Wochenenden habe ich viel von zu Hause gearbeitet und was ist nun der Dank? In der letzten Zeit muss ich mich immer zusammenreißen, manchmal gelingt es mir aber nicht. Die Kollegen bemerken, dass ich einfach nur dasitze und nicht mitlachen kann, keine Lust zu reden habe und am Nachdenken bin. Keiner mag noch gern mit mir zusammenarbeiten.«

Wege aus der Überlastung

Die therapeutischen Ansätze werden in dem Kapitel »Männer professionell begleiten« (s. S. 147 ff) noch ausführlicher dargestellt. An dieser Stelle sollen aber die wichtigsten Schritte, welche aus der Überlastung herausführen können, aufgezählt sein.

▶ Warnzeichen ernst nehmen

Erste körperliche und psychische Anzeichen sollten unbedingt ernst genommen und nicht »verschleppt« oder bagatellisiert werden. Das Signal »Hier stimmt etwas nicht!« sollte zu einer raschen Kurskorrektur führen.

▶ Belastungen reduzieren

Auch wenn viele Argumente dafür sprechen, so weiter zu machen wie bisher, ist eine Entschleunigung unerlässlich. Alle Termine sollten auf wirkliche Notwendigkeit überprüft werden (Stundenreduktion, Delegieren, Nein-Sagen, Prioritätensetzung). Ein Terminkalender braucht Lücken für Organisation und Unvorhergesehenes.

▸ **Zufriedenheit schaffen**
Auch wenn dieses zunächst paradox klingt, sollte neben der Arbeit die Zeit für private Kontakte, die Familie, für soziales Engagement und die eigenen Interessen vermehrt werden. Für eine dauerhafte Balance ist es wichtig, auch aus den anderen Lebensbereichen Zufriedenheit zu schöpfen. Gerade soziale Kontakte werden von vielen Männern vernachlässigt.

▸ **Entspannung und körperliche Fitness üben**
»In einem gesunden Körper wohnt ein gesunder Geist«. Mann kann nur leistungsfähig bleiben, wenn die körperlichen Voraussetzungen dafür gegeben sind. Daher sind ein Mix aus den folgenden Punkten eine gute Basis, sich fit zu halten:
- eine ausgewogene Ernährung,
- regelmäßige Bewegung (Schwimmen, Radfahren, Joggen, Wandern etc.),
- Entspannung (Yoga, Meditation, Autogenes Training, Progressive Muskelrelaxation) und
- regelmäßige Vorsorgeuntersuchungen (Darmkrebs, Prostata, Herz).

▸ **Unterstützung organisieren**
Mann muss nicht alles allein machen. Es ist sicher hilfreich und auch entlastend, wenn nicht alles aus eigener Kraft gelöst werden muss, sondern professionelle Hilfe in Anspruch genommen werden kann. Die ist kein Zeichen von Schwäche, sondern von Achtsamkeit sich selbst gegenüber.

6.2 Verliebt – verlobt – verheiratet – verführt (Sexualität)

Verliebtsein gehört zu den aufregendsten Gefühlen, die ein Mann oder eine Frau empfinden kann. Selbst emotional eher »sparsame Männer« können dabei einen Unruhezustand erleben, der sie aus dem Gleichgewicht bringt. Sowohl die Psyche als auch die Körperchemie spielen »verrückt«. Verliebtheit versetzt die Seele und den Körper in eine Ausnahmesituation. Tatsächlich treten auch Symptome auf, die auf eine Krankheit schließen lassen könnten, wegen denen wohl niemand einen Arzt oder Therapeuten aufsuchen würde:
- stark getrübte Wahrnehmung,
- Unruhe,

- bedingte Zurechnungsfähigkeit,
- Zwangsgedanken,
- Schwitzen,
- Händezittern,
- Appetitlosigkeit,
- Durchfälle oder
- Veränderungen im Verhalten.

Plötzlich macht der Mann, was er nie gemacht hat

Würden wir an dieser Stelle Märchenbilder bemühen, könnten wir die Helden auf dem Abschnitt ihres Weges begleiten, der sie in den dunklen Wald, in die Höhle, durch die Dornenhecke oder durch die Feuerwand führt, wo sie ihren extremsten Gefühlen ausgesetzt sind und – wie im Märchen vom Feuervogel – eine Feder reicht, um einen lebensverändernden Entschluss zu fassen (vgl. auch Meade 1996, S. 248). Wie sehr das Verliebtsein erhebliche Veränderungen auf der Verhaltensebene bei Männern auslösen kann, wird ebenfalls ausführlich in den obligatorischen Frauenzeitschriften oder im Internet dargestellt. »Er möchte ständig bei Ihnen sein, hat nur Augen für Sie und will, dass Sie seine Familie kennen lernen« wird als definitives Zeichen interpretiert, dass der Mann es »ernst mit der Verliebtheit« meint. Ernst bedeutet, dass nach der Verliebtheit weitere Bindungsabsichten bestehen bleiben, die letztendlich in eine Familiengründung münden sollen. Und da beginnt das Dilemma für die Männer. Einige von ihnen fürchten die Festlegung durch eine Partnerschaft, andere sehen darin einen anstrebenswerten gesellschaftlichen Status »meine Familie«, wieder andere verfolgen das Ziel, alles zu tun, um die Frau glücklich zu machen.

Veränderungen auf der Handlungsebene können im Extremfall dazu führen, dass Männer ihre Autonomie und eigenen Interessen völlig zugunsten der Partnerschaft aufgeben. Ein Liedtext der wise guys, einer A-capella-Männergruppe, verdeutlicht dieses Phänomen in mehreren Strophen sehr schön. Sie besingen einen Mann, der seine liebgewonnene Gewohnheit aufgibt, nur für seine Partnerin mit dem Joggen anfängt und wegen ihr sogar fettreduzierten Früchtequark isst.

Im akuten Stadium der Verliebtheit wird der Psychotherapeut in der Regel nicht kontaktiert, da dem vorliegenden Gefühlschaos und den Veränderungen in der Alltagsgestaltung kein Krankheitswert beigemessen wird. Alle anderen Themen sind zunächst ausgeblendet. Ist diese erste Phase vorbei, dann werden vielleicht Konflikte sichtbar, die den Mann doch zu einer Beratung führen. Dies soll an einem Beispiel verdeutlicht werden.

Herr G, 48 Jahre, nicht verheiratet, 1 leibliches Kind, getrennt von seiner Partnerin und neu verliebt

Der Patient kommt aus eigenem Antrieb und mit folgenden Worten in meine Praxis:

»… nach einer Trennung von meiner Partnerin, mit der ich einen gemeinsamen Sohn und 6 Jahre zusammengelebt habe (dabei habe ich zwei Kinder von zwei anderen Männern mit im Haushalt versorgt), habe ich mich in meine Nachbarin verliebt. Wir haben seit ½ Jahr ein Verhältnis, von dem ihr Ehemann nichts weiß. Ich liebe sie, aber sie will sich wegen ihrer eigenen Tochter nicht trennen. Ich fühle mich oft sehr allein, habe manchmal über mehrere Tage Kopfschmerzen und schlafe schlecht, da ich meine Probleme nachts verarbeite. Ich arbeite sehr viel und wenn ich auf meine Steuererklärung schaue, sehe ich keinen richtigen Erfolg.«

Während der Therapie wird neben anderen Themen deutlich, dass der Patient sehr abhängig von einem äußeren Objekt (Frau) ist und seine – von der Mutter nicht erfüllte orale Bedürftigkeit – stillen möchte. Davon innerlich getrieben verliebt er sich rasch und hinterfragt die Umstände nicht. Er akzeptiert für sich fast selbstverletzend anmutende Beziehungen bis hin zur existenziellen Gefährdung, um nicht allein sein zu müssen. Eine autonome Lebensplanung ist ihm bisher nicht gelungen. Obwohl das Verliebtsein ihm zunächst Energie geben konnte und durch das »Übergangsobjekt« tief liegende Ängste verdrängt werden konnten, treten jetzt nach ½ Jahr die realen Umstände in den Vordergrund, so dass erhebliche Grundkonflikte des Patienten sichtbar werden. In dieser Konfliktsituation reagiert der Patient mit depressiven Symptomen und wendet sich an die Psychotherapeutin.

Die Beziehung und die Realität

Das eben genannte Beispiel verdeutlicht, dass der erste »Verliebtheitsrausch« dem Patienten geholfen hat, seine Trennung vordergründig zu überwinden. Nach einiger Zeit drängen die realistischen Begleitumstände darauf, wahrgenommen zu werden. Mann und Frau müssen sich eventuell mit ihren früheren Beziehungsmustern, der Realität einer Fernbeziehung, einer nicht freien Beziehung, einer Beziehung mit bereits vorhandenen Kindern oder einer finanziell belasteten Beziehung auseinandersetzen. Das reine »Ausnahmegefühl« trägt nicht mehr, es geht um eine neue Beziehungsdimension. In dieser Übergangsphase, die viele zwischenpartnerschaftliche Themen, aber auch eigene Grundthemen aufwirft, kann der Wunsch größer werden, professionelle Hilfe aufzusuchen.

Auch hier möchten wir als praktischen Einstieg wieder empfehlen, die Auswirkungen der neuen Beziehung auf die fünf Lebensbereiche mit dem Klienten zu eruieren, wie dies Abbildung 6-3 zeigt.

Körper

Die neue Beziehung konfrontiert die Partner mit
- dem eigenen Körperbild,
- dem Umgang mit dem Körper (Hygiene, Gewicht, Unversehrtheit, Gesundheit, Ästhetik),
- der Sexualität und damit auch besonders bei Männern mit der Potenz.

Potenzstörungen sind ein möglicher Grund, sich professionelle Hilfe zu holen. Nicht selten kann eine neue Beziehung das Verhältnis zum eignen Körper positiv beeinflussen: plötzlich wird die Anmeldung im Fitnessstudio unterschrieben, gibt es Salat auf dem Teller, wird der Alkoholkonsum weniger.

Arbeit/Leistung

In diesem Bereich sind Veränderungen in vielerlei Richtungen möglich.
- Das bisherige Arbeitspensum kann überdacht werden, verringert oder vermehrt werden,
- der Arbeitsplatz gewechselt,
- der Versorgungswunsch vergrößert werden usw.

Die Auswirkungen einer Beziehung auf die Arbeitssituation sind daher individuell zu erfragen und zu hinterfragen, besonders bei potenziell selbstschädigenden Entscheidungen und Arbeitsformen.

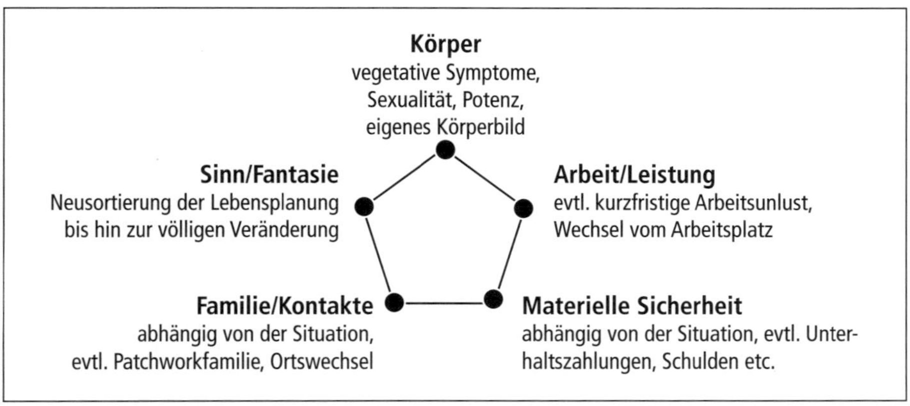

Abb. 6-3 Mögliche Auswirkungen von Verliebtheit und Beziehung auf die fünf Lebensbereiche

Materielle Sicherheit

Auch dies ist ein variantenreiches Thema, welches häufig zu wenig hinterfragt wird.

- Wie ist es um die Finanzen eines Partners bestellt?
- Gibt es Schulden, Unterhaltszahlungen, Verbindlichkeiten?
- Ließe sich ein gemeinsames Wirtschaftskonzept entwickeln?

Nicht selten gibt es finanzielle Probleme, in die der Andere mit hineingezogen wird oder für die der Partner bürgt. Zunächst wird die Unterstützung als selbstverständlich angesehen, ohne die späteren Konsequenzen zu überdenken. Eventuell ist rechtzeitig eine Schuldnerberatung aufzusuchen. Aber auch unangemessene Sparsamkeit kann zur erheblichen Belastung werden. In diesem Bereich spielen die Modellvorstellungen der unterschiedlichen »Männerkategorien« eine Rolle.

- Geht der Mann allein in die versorgende Rolle?
- Sind beide Partner Verdiener?
- Sind beide sehr an materiellen Dingen interessiert oder finden sich unterschiedliche Prioritäten?

Familie/Kontakte

Wenn eine Beziehung verbindlicher wird, drängt diese zur sichtbaren Realisierung. Die (neue) Frau wird der Familie, den Freunden, den Vereinskollegen vorgestellt. Das löst in der Regel eine innerpsychische Spannung aus, da sich daraus erhebliche Dynamiken ergeben können:

- die typische Schwiegermutter-Konstellation,
- der eifersüchtige Kumpel »jetzt bist du auch unter der Haube und hast nichts mehr zu sagen«,
- die neugierigen Geschwister,
- die Enttäuschung aus bisher nicht exakt definierten Verbindungen,
- die Klärung von Interaktionsmustern in Patchworksituationen.

Besonders heikel wird die Situation, wenn beide oder ein Partner vorher schon verheiratet waren, noch verheiratet sind, in Scheidung leben oder Kinder haben und nun das »alte Leben« in das neue integriert werden muss. Das gelingt nicht immer. Patchworkfamilien zeigen zahlreiche Facetten von zu überwindenden Schwierigkeiten. Nicht selten stellen diese eine Überforderung dar. Eventuell müssen neben einem Therapeuten noch andere »Helfer« hinzugezogen werden:

- Mediatoren,
- das Jugendamt,
- Erziehungsberatungsstellen oder ambulanter Erziehungsbeistand,
- Nachhilfestellen (Lernhilfe),
- Lehrer und Sozialdienst in den Schulen,
- Freunde etc.

Weitere und andere Themen kommen hinzu, wenn es sich um homoerotische Partnerschaften handelt, die hier nicht diskutiert werden.

Sinn/Fantasie

Eine Beziehung löst eine Um- bzw. Neustrukturierung des Bereichs Sinn und Fantasie aus. Die bisherige Lebensplanung wird überdacht und neu sortiert. Manche Wünsche konkretisieren sich, andere müssen fallen gelassen werden. Eigene Hobbys treten in den Hintergrund, gemeinsame werden neu aufgebaut. Bei manchen Paaren muss alles immer gemeinsam gemacht werden. Bei anderen gilt die Devise der Minimalschnittmenge: »mach du dein Ding, aber lass mich mit deinem Kram in Ruhe«. Aus therapeutischer Sicht wäre es wichtig, gerade im eigenen Sinnbereich die Entwicklung der eigenen Authentizität und Autonomie nicht aufzugeben. Die Partnerschaft wird zwar oft zur Selbstdefinition, sollte aber nicht als Füllmaterial des eigenen **Ich** dienen. Die identitätsstiftenden Grundfragen

- Wer bin ich selbst?
- Wer bin ich in Bezug auf meine Ahnenreihe und innerhalb der Gesellschaft?
- Wie möchte ich leben?
- Wie möchte ich sterben?

soll jeder für sich beantworten können.

Warum gerade diese Frau?

Über Partnerschaften und Beziehungen gibt es ausreichend Literatur. An dieser Stelle wollen wir nur einen Aspekt der Beziehung hervorheben, den der **Funktionalität**.

- Warum wird gerade diese Beziehung gesucht? Was steckt dahinter?
- Welche Grundbedürfnisse werden darin befriedigt? Was wird als Liebe interpretiert?

Peseschkian hat in seinem Buch »33 und eine Form der Partnerschaft« (2004) einige Grundbedürfnisse, die in Beziehungen ihren Ausdruck finden, beschrieben. Jellouchek lässt verschiedene Bindungsformen anhand von interpretierten Märchen deutlich werden, z. B. die Hänsel- und Gretel-Beziehung – zwei von den Eltern verstoßene »Kinder« gehen in der Allianz einen gemeinsamen Weg und suchen das Knusperhäuschen. Unabhängig vom Autor und der Kategorisierung ist es im therapeutischen Arbeiten mit Männern interessant, die Basis einer Beziehung zu hinterfragen, um die dahinterliegenden Grundthemen klären zu können. In der folgenden Tabelle 6-2 sind mögliche Partnerschaftsmodelle und deren unbewussten Bedürfnisse zusammengestellt.

Diese Tabelle gibt die Möglichkeit konkreter mit dem Klienten die tieferliegenden Beweggründe für eine Beziehung zu hinterfragen und mögliche Fallen aufzuzeigen. Viele Grundkonflikte und neurotische Wiederholungsthemen zeigen sich konkret an der Partnerwahl und an der Gestaltung der Partnerschaft. Alle Dimensionen der Grundkonflikte und der psychodynamischen Aspekte von Beziehungen können an dieser Stelle nicht ausreichend behandelt werden. In dem Kapitel »Männer professionell begleiten« wird der Behandlungsaspekt nochmals aufgegriffen. Dort wird auch auf das Erwachsenen-Bindungsinterview eingegangen, welches praxisorientiert die Erkenntnisse der Bindungstheorie aufgreift.

Tab. 6-2 Formen der Partnerschaft nach Peseschkian (2004, ergänzt und erweitert hinsichtlich psychodynamischer Aspekte)

Aspekte der Partnerschaft	Zugrunde liegende Grundthemen
Allianz	**Die Fähigkeit, sich gegen den Rest der Welt zu verbünden, »Gemeinsam sind wir stark«** Dahinter steckt der Wunsch, symbiotisch mit einem Partner den »Feind« im Außen zu besiegen. Gemeinsame Stärke wird durch einen Gegner, z. B. den Arbeitgeber, »die böse Welt«, die Eltern, die Nachbarn, die andere religiöse Einstellung erzeugt. Die symbiotischen Verschmelzungswünsche können aber auch vom Partner auf das Kind übergehen: »… nach der Geburt des Sohnes kann ich mit meinem Mann nicht mehr viel anfangen.« (Frau, 33 Jahre)
Antirolle	**Ich brauche Niemanden.** Nähewünsche werden negiert oder Beziehungen immer wieder so inszeniert, dass eine gefährliche und unerträgliche Nähe nicht eintritt, z. B. durch Dreiecksbeziehungen, Distanzbeziehungen, Brüderchen- und Schwesterchen-Beziehungen, Eltern-Kind-Beziehungen, sublimierte

Tab. 6-2 Formen der Partnerschaft nach Peseschkian (2004, ergänzt und erweitert hinsichtlich psychodynamischer Aspekte)

Aspekte der Partnerschaft	Zugrunde liegende Grundthemen
(Antirolle)	Aufgaben (Entwicklungshelfer, Mönch, Pionier). Die intime Nähe scheint als bedrohlich erlebt zu werden.
Befreiung	**z. B. vom Elternhaus, von finanziellen Nöten** Die Partnerschaft dient der Befreiung aus einer unangenehmen Zwangslage, z. B. das bevormundende Elternhaus, die finanziellen Nöte, die verletzende bestehende Beziehung usw. Aus dieser Konstellation ergeben sich später häufig starke Konflikte.
Besitz	**»Du bist mein.«** Der Partner wird zum Objekt, über welches man wie einen Besitz verfügen kann. Dahinter stecken starke »Anklammerungswünsche«, »Einverleibungsbedürfnisse«, die dem anderen keinen eigenen Platz lassen. Ein Besitz kann auch erkauft werden, z. B. durch teure Geschenke, aufwendige Reisen etc.
Bestrafung	**Liebe als Selbst- oder Fremdbestrafung** »Immer verliebe ich mich in verheiratete Frauen.« (Mann, 43 Jahre). In dieser Beziehungsform sehen wir sadomasochistische Tendenzen und Selbsthass (» Mir darf es in einer Beziehung nicht gut gehen, es muss anstrengend sein.«) oder auch einen unbewusst übertragenen Vernichtungswunsch des nahen Partners »Anstelle der übergriffigen Mutter zerstöre ich meine Frau.«
Ersatz	**Der Partner verfügt über Eigenschaften, die man selbst nicht besitzt und nicht erhalten hat.** Der/die andere wird z. B. benutzt als Mutter- oder Vaterersatz, als Heimatersatz, als Jungbrunnen, als Gegensatz, als Emanzipationsvorreiter, als Haushaltshilfe, als Arbeiter. Durch diese Funktionalisierung kann sich die Beziehung lange stabilisieren. Problematisch wird es, wenn ein Partner die innere Bedürftigkeit auflöst und der Ersatz nicht mehr gebraucht wird.
Fessel	**Die Fähigkeit, nicht loszulassen. »Binde zwei Vögel zusammen, sie werden nicht fliegen können, obwohl sie nun vier Flügel haben.«** Die dauerhafte Zweisamkeit wird erzwungen und in ein Nähe-Distanz-Spiel umgebaut. »Ich brauche dich so sehr.« Das äußert sich beispielsweise folgendermaßen: »Wenn ich ein Kind von ihm habe, muss er bei mir bleiben.«, »Wenn ich meiner Frau die eigenständige Arbeit verwei-

Tab. 6-2 Formen der Partnerschaft nach Peseschkian (2004, ergänzt und erweitert hinsichtlich psychodynamischer Aspekte)

Aspekte der Partnerschaft	Zugrunde liegende Grundthemen
(Fessel)	gere, muss sie aus finanziellen Gründen bei mir bleiben.«, »Wenn ich eine Sexsklavin habe, ist sie hörig.« Diese Einstellungen bedeuten eine Befriedigung des eigenen Narzissmus. Im Miteinander wird die Entwicklung des Anderen gehemmt.
Generationspflicht	**Die Fähigkeit, an Traditionen festzuhalten** »Mann heiratet«, weil es so üblich ist. Diese Form der Beziehung kann gerade in dörflichen Strukturen, in stark religiös geprägten Gebieten und anderen Kulturen häufiger vorkommen. Die individuelle Verbundenheit wird der Tradition untergeordnet.
Karitativanstalt	**Die Fähigkeit zu helfen, ohne gefragt zu werden** Die eigenen Wünsche und Forderungen werden in der Partnerschaft vernachlässigt und zeigen sich allenfalls als subtile Bedürfnis- und Erwartungshaltung gegenüber dem Partner. Der Partner kann somit in eine Beziehungsfalle geraten, da er erraten muss, welchen Wunsch der Andere hegt. »Du musst doch fühlen, was ich brauche«, sagt eine Frau ihrem Mann. In der Psychotherapie sprechen wir von altruistischer Abtretung: Das, was ich gern selbst empfangen würde (z. B. Hilfe oder Zuwendung), richte ich ungefragt an den Anderen.
Leistung	**Höher, schneller, weiter** Die Beziehung wird zur Austragungsstätte »olympischer Spiele«. Es geht um Wettbewerb, Konkurrenz, Gewinnen, z. B. »Ich verdiene mehr als du.« oder »Bloß weil ich nicht ausstehen konnte, dass mein Freund bei dieser Frau Erfolg hatte, habe ich ihr einen Heiratsantrag gemacht.« In der Beziehung geht es um Erfüllung von hohen Ich-Idealen, von Normen, von Kontrolle. Das kann im Alltag zwanghafte und normative Züge annehmen und damit jede Spontanität verhindern.
Selbstwertsteigerung	**Mein Mann bzw. meine Frau als Vorzeigeobjekt** Darunter fallen zum Beispiel die körperliche Attraktivität, das Vermögen, das gesellschaftliche Ansehen des Partners. »Meine Freundin ist groß, blond, sieht unwahrscheinlich gut aus und hat eine irre Figur – und ich habe sie erobert.« Problematisch wird es in dieser Form der Beziehung, wenn die erwünschten »vorzeigbaren« Eigenschaften durch ein Bild von (vermeintlichen) Schwächen getrübt werden und es zu einer narzisstischen Kränkung kommt, z.B. »Der Bauch meiner Frau ist nach der Schwangerschaft nicht mehr so glatt.«

Tab. 6-2 Formen der Partnerschaft nach Peseschkian (2004, ergänzt und erweitert hinsichtlich psychodynamischer Aspekte)

Aspekte der Partnerschaft	Zugrunde liegende Grundthemen
Sexspielwiese	**Liebe ist gleich Sex** Liebe und Zuneigung wird mit reger Sexualität verwechselt. Die gewünschte Nähe wird über die erotisierte Körperlichkeit erfahren. Der emotionale Bezugsrahmen ist unterentwickelt, eine emotionale Ich-Entwicklung konnte bisher nicht stattfinden. Sexualität wird eng an das Selbstwertgefühl gekoppelt. Andere Gemeinsamkeiten sind meist wenig entwickelt.
Theater	**Rollenspiel in der Beziehung und Ablenkung von innerer Leere durch äußeres Schauspiel** In der Partnerschaft wird evtl. ein Rollenspiel gespielt, um den anderen nicht zu enttäuschen, keine Konflikte aufkommen zu lassen (Harmoniebedürftigkeit) oder den »Schein nach außen« zu wahren. Innere Themen, vorhandene Ambivalenzen, latentes Misstrauen, unerfüllte Erwartungen bleiben dabei unausgesprochen und werden vielleicht in speziellen Konfliktsituationen deutlich. Auch »Theater« durch emotional instabile Frauen kann eine »Pseudoemotionalität« für den Mann bedeuten.
Um jeden Preis	**Hauptsache ist, mit jemandem zusammen sein** Eventuell steckt dahinter eine Torschlusspanik. »Nur, wenn ich einen Partner habe, bin ich auch etwas wert.« oder »Wenn ich einen Partner habe, bin ich beschäftigt.« (Kompensation der inneren Leere) oder »Der Andere ist ein Teil von mir.« (Selbstobjekt).

Männliche Sexualität in der Partnerschaft

Schon Mitscherlich (1976, S. 45) stellte fest: »Innerhalb von 50 Jahren haben die Menschen aus dem sexuellen Fortschritt eine Ruderregatta gemacht: Wer kann am besten, am längsten, am schnellsten? Ist das nicht absurd? Aus dem sexuellen Fortschritt wird sofort wieder Zwang.«

Die Bedeutung der Sexualität wurde schon im 1. Teil des Buches »Mann werden« unter den verschiedenen Aspekten beschrieben. Die Facetten männlicher Sexualität sind vielfältig und an dieser Stelle zusammenfassend aufgeführt:

- Mann werden in der Pubertät,
- sexuelle Aufklärung,
- erste sexuelle Erfahrungen,
- Sexualität als Liebesersatz,
- Potenz als Kompetenz (wenn die Frau keinen Orgasmus hat, ist der Sex nichts wert),
- der verführte Mann,
- Sexualität als sadomasochistisches Spiel,
- Vermeidung der Sexualität,
- sexuelle Funktionsstörungen (Impotenz),
- der Mann als Opfer sexueller Gewalt,
- der Mann als Täter sexueller Gewalt,
- sexuell abnormes Verhalten,
- Sex in der Werbung,
- Prostitution,
- Pornographie,
- Homosexualität,
- Transsexualität,
- Sexualität im Alter usw.

Sexuelle Anamnese bei Männern

Da das Thema Sexualität eine wichtige Rolle spielt, aber Männer dies häufig nicht direkt benennen, sollte in der therapeutischen Begleitung explizit danach gefragt werden. Nicht selten erhalten wir Antworten wie: »Ich habe keine Probleme mit der Sexualität, es gibt keine« oder sadomasochistische Praktiken werden deutlich oder es kommt in Paargesprächen zu Aussagen wie: »Ganz zu Anfang unserer Beziehung hat mich mein Man immer wieder gefragt, ob ich einen Orgasmus gehabt hätte. Hatte ich keinen, bekam er traurige Hundeaugen und kam sich fürchterlich schlecht und egoistisch vor. Das hat mir bald zum Halse rausgehangen, und da habe ich ihm eine Show gemacht, mit Stöhnen und allem ‚Drumherum'. Das geht schon seit Jahren so, jetzt ekelt es mich an.«

Um einen strukturierten und einfachen Einstieg in das Thema Sexualität zu bekommen, ist eine Befragung anhand der fünf genannten Lebensbereiche eine gute Vorgehensweise (s. Abb. 6-4).

▸ Bereich Körper/Sinne

Wie ist die generelle körperliche Verfassung? Gibt es spezielle Symptome oder Erkrankungen? Wie ist die allgemeine psychisch-emotionale Verfassung? Wie häufig werden in der Partnerschaft Zärtlichkeiten ausgetauscht und wie häufig findet ein sexueller Austausch statt? Ist dies häufiger oder weniger im Vergleich zum Vorjahr? Fühlen Sie sich durch die tatsächlich gelebte Sexualität befriedigt? Gibt es Potenzstörungen? Waren Sie bei Vorsorgeuntersuchungen?

▶ **Bereich Leistung**
Welches Wissen ist über Sexualität vorhanden? Wird in der Sexualität ein Leistungsanspruch deutlich, z. B. ich muss meine Frau zum Orgasmus bringen? Setzten Sie sich unter Druck?

▶ **Bereich materielle Sicherheit**
Welche finanziellen Ausgaben tätigen Sie in Bezug auf die Sexualität?

▶ **Bereich Kontakt**
Wie wohl fühlen Sie sich in der jetzigen Beziehung oder Ehe? Gibt es eine feste Beziehung? Gibt es Außenbeziehungen? Wie offen können Sie in der Beziehung über Sexualität reden? Wie steht es mit dem Thema Treue? Nehmen Sie Dienste von Prostituierten in Anspruch? Mit welcher Szene sind Sie in Kontakt?

▶ **Bereich Sinn, Fantasie**
Welcher Moralkodex ist hinsichtlich der Sexualität für Sie und für Ihre Partnerschaft gültig? Welche sexuellen Fantasien gibt es bei Ihnen? Können diese ausgesprochen werden? Was sind Ihre »Schattenseiten« hinsichtlich der Sexualität?

Die folgende Abbildung 6-4 fast diese Bereiche zusammen und kann in der Zusammenarbeit mit Männern genutzt werden.

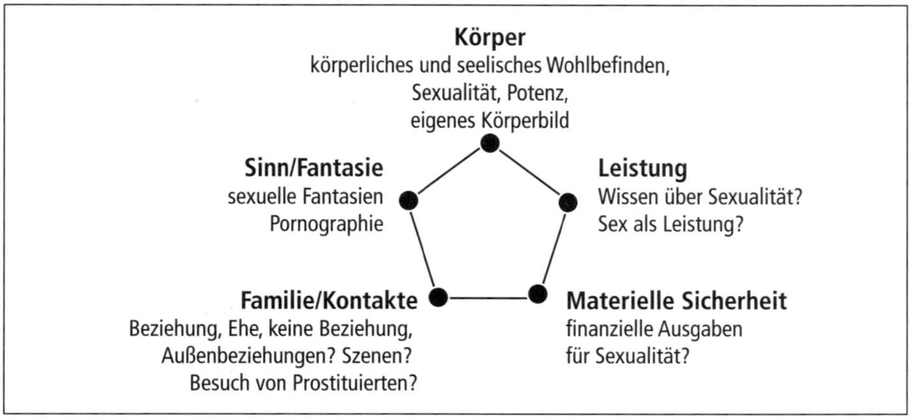

Abb. 6-4 Strukturierte sexuelle Anamnese

Vorbilddimensionen für die Entwicklung von Sexualität

Für das Verstehen der männlichen Sexualität und deren Facetten sind neben der strukturierten Anamnese die individuell erlebten Vorbilddimensionen von besonderer Bedeutung.

- Wie ist ein Mann in Bezug auf das Thema Sexualität aufgewachsen?
- Welche Erfahrungen hat er gemacht?
- Welche Moralvorstellungen lagen zugrunde?
- Gab es Gewalterfahrungen und/oder sexuellen Missbrauch?
- Welche Vorbilder standen zur Verfügung?
- Wie gestaltete sich die Aufklärung und Pubertät?

Um diese Vorbilddimensionen gut erfassen zu können, hilft die Einteilung in vier Bereiche.

▶ **Die Eltern als Vorbilder (DU)**

- Wie wurde von den Eltern Sexualität gelebt? Verklemmt, heimlich, offen, zu offen?
- Waren die Kinder zugegen?
- Wie wurde Körperlichkeit in der Familie gelebt? Nacktsein, Badezimmersituation, Schwimmen gehen, Sauna? Tauschten die Eltern Zärtlichkeiten aus?
- Wie gestaltete sich die Schlafzimmersituation der Eltern? Welche Männer und Frauenrollen nahmen die Eltern ein?
- Gab es emotionale oder sexuelle Übergriffe? Missbrauch in der Familie?
- Scheidung der Eltern?

▶ **Die Gemeinschaft/Peergroups als Vorbilder (WIR)**

- Welche Männer- und Frauenrollen gab es in der Gemeinschaft?
- Gab es außer den Eltern noch andere »Miterzieher«? Wie verhielten diese sich in Bezug auf die Sexualität?
- Gab es selbst erlebte oder fremd erlebte sexuelle oder emotionale Übergriffe im näheren Bezugskreis? Gab es Missbrauch oder Gewalt?
- Welche Gruppen nahmen Einfluss auf die sexuelle Entwicklung (Schule, Peergroups, Bundeswehr, Vereine, Sport, weitere)?

▶ **Die Moralinstanzen als Vorbilder (Ur-WIR)**

- Welches war die gesellschaftliche Einstellung zum Thema Sexualität (Zeitgeist)?
- Was gab es für moralische, kulturelle, religiöse Strömungen?
- In welchem Milieu sind Sie aufgewachsen?

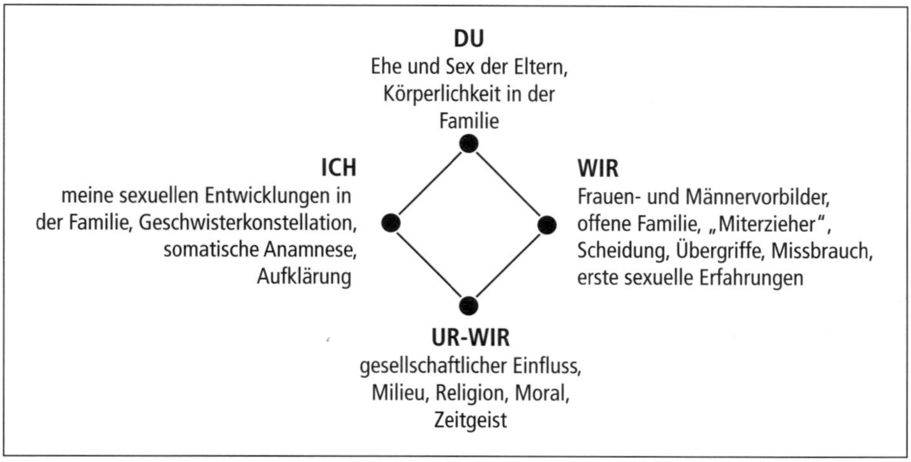

Abb. 6-5 Vorbilddimension zur Sexualität

▸ **Meine Vorbilder (ICH)**

- Wen hatten Sie als Begleiter und Vorbilder für Ihre eigene sexuelle Entwicklung?
- In welcher Geschwisterkonstellation befanden Sie sich?
- Wie und durch wen wurden Sie aufgeklärt?
- Welches eigene Körperbild haben Sie?
- Befriedigen Sie sich selbst?

Die Abbildung 6-5 fasst diese Vorbilddimensionen zusammen.

6.3 Vaterschaft

Dieses Kapitel befasst sich mit den umfassenden Veränderungen, welche sich im Leben eines Mannes durch eine Vaterschaft vollziehen.

»Vater werden ist nicht schwer, Vater sein dagegen sehr« (Wilhelm Busch 1832–1908).

Ab jetzt wird alles anders

Der Spruch von Wilhelm Busch fasst in kurzen knappen Worten die Sorgen werdender Väter zusammen. Mit der Geburt des Kindes verändert sich das Leben rigoros. Das kann beim Mann Gefühle

- der Unheimlichkeit,

- der Ohnmacht,
- der Überforderung,
- der Anspannung und
- der Angst

hervorrufen. Plötzlich Vater sein! Eine werdende Mutter hat während der Schwangerschaft Zeit, sich emotional und körperlich auf das Kind einzustellen. Körperliche Veränderungen wie eventuell anfängliche Übelkeit, Aussetzen der Periode, hormonelle Umstellungen und ein wachsender Bauchumfang zeigen auf, dass da »noch jemand ist«. Die Mutter ist in der Regel geneigt, auf das werdende Leben Rücksicht zu nehmen, auf Alkohol und Nikotin zu verzichten, sich mehr Ruhepausen zu gönnen und die Ernährung anzupassen. Für werdende Väter sieht das anders aus. Von der rationalen Seite her ist klar, dass sich eine Neuerung anbahnt. Aber das alltägliche Leben des Mannes wird noch nicht durch den heranwachsenden Menschen verändert oder »gebremst«. Die realisierte Umstellung erfolgt dann **plötzlich** mit der Geburt und dann erscheint sie unvermutet groß. Denn nicht nur das Baby braucht Aufmerksamkeit, auch die Partnerin ist häufig anders, wie ausgewechselt, emotional schwankend. »Ist das wirklich die Frau, mit der ich die Nächte durchgetanzt habe, einfach nach Spanien mit dem Camping-Mobil gefahren bin, die Welt verändern wollte?«

Eine wunderschöne Beschreibung der väterlichen Ambivalenzen und der erlebten Veränderungen sind im Songtext »Nummer drei« der wise guys vom Texter Daniel »**Dän**« Dickopf ausformuliert. Er beschreibt die Veränderungen nach der Geburt des ersten Kindes und kumuliert seine Ausführungen im Refrain »Denn wir zwei sind jetzt zu dritt …« (Dickopf 2012).

Vom Marlboro-Cowboy zur Elternteilzeit

»Die Zeit der Abenteuer, das Marlboro-Feeling, ist vorbei und nun bin ich für immer gefesselt und stehe in der letzten Reihe« – das ist eine erlebte Angst der Männer. So ganz unberechtigt ist diese Angst nicht, denn in der Zeit nach der Geburt steht die Paarbeziehung sicher nicht an erster Stelle. Die sexuelle Befriedigung leidet, das Neugeborene rückt in den Mittelpunkt des gesamten Lebens. Neben dem Verlust des ersten Platzes beginnt zusätzlich auch das Gerangel um das Baby. Viele junge Mütter geben ihr Baby ungern ab, auch nicht an den Vater. Stillen können die Väter nicht, so dass ein Vakuum entsteht, wie sich der unerfahrene Vater sinnvoll einbringen kann. Ihm werden dann die »Handlanger-Arbeiten« angedient wie: einkaufen gehen, Windeln wechseln, das Kind baden, schlafen legen, ausfahren und so einiges mehr. Dieser »Selbstwertabsturz« in Kombination mit nicht zu sortierenden Gefühlen kann die Männer in einen Ausnahmezustand bringen. Der härteste Geschäftsmann vergießt bei der Geburt im Kreissaal eine Träne vor Rührung und fühlt sich hilflos, dem bisher unerschrockenen Mann zittern die Hände bei der Gabe vom Fläschchen. Alle altbewährten Strategien, wie die viele Arbeit, die schlauen Sprüche oder das Tennismatch, helfen nicht mehr. Dies kann der Punkt sein, an dem junge Väter sich **professionelle Hilfe** suchen, besonders wenn tieferliegende Themen wie

- Selbstwertkonflikte,
- kindliche Versorgungswünsche oder
- auch die Ablehnung von Versorgungswünschen durch den eigenen Vater,
- die Beziehung zum eigenen Vater,
- das selbst erlebte »Sohngefühl« oder
- die neue Rolle als Vater

aktuell auftreten.

Die Bereitschaft junger Väter, sich aktiv an der Betreuung des Neugeborenen zu beteiligen und die Mutter durch die »Nebentätigkeiten« zu entlasten, ist weitgehend selbstverständlich geworden. Die Gespräche mit der Hebamme und den Ärzten, die Telefonate mit Freunden, die schriftliche Organisation rund um die Geburt, die Führung des Haushalts, eventuell die Elternteilzeit im Job sind offen ansprechbare Themen in »Männerrunden«. Es besteht aber auch die Möglichkeit, dass Frauen das Baby ausschließlich als ihren Aufgabenbereich ansehen und Väter sich in eine passive Rolle (gern) hineindrängen lassen. Die Abgrenzung zu Männern, die sich nicht an der Kindererziehung beteiligen, wird an dieser Stelle fließend.

Wir sind jetzt zu dritt

Mit der Elternschaft löst sich die alleinige Zweierbeziehung auf und »Nummer drei kommt immer überall hin mit«. Das vorherige Lebensmuster wird völlig auf den Kopf gestellt, »mal eben ins Kino gehen« funktioniert nicht mehr. Jeder Freiraum setzt eine organisatorische Höchstleistung voraus: Die Großeltern müssen kommen oder der Babysitter, der Termin muss verbindlich ausgemacht werden, die Karten sind vorher schon bestellt. Ein Kinobesuch ist von nun an mindestens dreimal so teuer und das Paar an dem vor vier Wochen ausgemachten Termin einfach müde. Auch das soziale Umfeld muss sich auf diese neue Situation einstellen und ist vielleicht in einigen Punkten frustriert: »Früher warst du auf jeder Party der Spaßvogel, jetzt bekommt man dich kaum zu sehen. Du bist echt unter die Haube gekommen«. Eine andere Variante ist, dass das junge Elternpaar die Freundesrunde mit dem Thema »wie süß doch die kleine Chantale ist, was sie alles schon kann und wie sie am besten Bäuerchen macht« dominiert. Für den »Dritten im Bunde« muss von nun an immer mitgedacht werden. Er beeinflusst so die Gestaltung des alltäglichen Lebens bis hinein in das Sexualleben. Es ist ein schwieriger Drahtseilakt für den Mann, eine gute Balance zwischen Vater sein, Partner sein, Verdiener sein und Zeit für eine eigene persönliche Entwicklung zu finden und immer wieder herzustellen.

Vaterschaft ist ein Balanceakt zwischen Vater sein, Partner sein, Verdiener sein, »Mann selbst« sein.

Das gemeinsame Kind schafft ein lebenslanges Band zwischen dem Vater und der Mutter, auch wenn die Paarbeziehung schon längst vorbei und vielleicht sogar in einem Rosenkrieg geendet ist. Das Kind ist und bleibt ein gemeinsames Kind, der Mutter- und Vater-Status ist zeitlich und rechtlich nicht begrenzt, in der erlebten Beziehung jedoch individuell gestaltbar. Ein weiteres recht langes Band ist die finanzielle Verantwortung für die Töchter oder Söhne.

Vor dieser endgültigen Festlegung bestehen bei Männern realistische Ängste, ob dieser »Sprung« in das neue Leben tatsächlich gewagt werden sollte. Manche Männer werden auch regelrecht in die Vaterrolle »hineingeschubst«, andere verweigern diese vehement, andere folgen fast ritterlich dem transgenerativen Auftrag.

Tote Hose

In Gesprächen mit Männern ist die Frustration über ein karges Sexleben ein häufiges Thema.

> »Ich habe keine Probleme mit Sex, da es keinen mehr gibt«, sagte ein Klient spontan, der mit seiner Frau Kinder im Alter von 6 und 4 Jahren hat. Die Zeit im Alltagsleben war angefüllt mit Organisation rund um die Kinder, die Arbeit, den Haushalt etc. Der Level der Erschöpfung war bei dem Paar deutlich nach oben verschoben und abends war dann »Couch und Fernsehen« im praktischen Jogginganzuglook angesagt. Von knisternder Erotik, sexueller Spannung, verteilten Rosenblättern auf dem Boden und flackernden Kerzen keine Spur. Nachts wurde das eheliche Bett dann noch mit den Kindern geteilt, die aus Angst vor dem Gewitter Schutz suchten.

So in etwa könnten zahlreiche Szenen einer Ehe mit Kindern aussehen. In der Psychotherapie werden diese Sorgen um die mangelnde Sexualität immer wieder deutlich. Es gilt, dieses Thema anzusprechen, die Rahmenbedingungen zu erfragen, eventuelle tieferliegende Themen abzuklären und mögliche Lösungsansätze zu diskutieren – eventuell auch mit dem Paar gemeinsam.

Der Blick zum eigenen Vater

> *»Als ich 14 Jahr alt war, war mein Vater für mich so dumm, dass ich ihn kaum ertragen konnte. Aber als ich 21 wurde, war ich doch erstaunt, wie viel der alte Mann in 7 Jahren dazugelernt hatte.« (Marc Twain 1835–1910)*

Mit der Vaterschaft wird die Erinnerung an das Erleben des eigenen Vaters wieder aktualisiert. Wie hat sich diese Beziehung damals gestaltet? Welche Situationen sind präsent? Worin erkennt sich der Mann als Sohn seines Vaters? Es gibt unzählige Varianten von Vater-Sohn-Beziehungen, die mit folgenden Fragen näher beleuchtet werden können:

- Wie haben Sie den eigenen Vater erlebt und wahrgenommen?
- Welche Rolle hat der Vater in der Familie eingenommen?
- An welche gemeinsamen Erlebnisse können Sie sich spontan erinnern?
- Gab es gemeinsame Vater-Sohn-Rituale?
- War Ihr Vater für Ihre Identifikation wichtig?
- Haben Sie einen emotionalen Bezug zu Ihrem Vater?
- Konnte Ihr Vater Ihnen »die Welt« zeigen?
- Wie haben Sie den Umgang mit Körperlichkeit und Sexualität bei Ihrem Vater erlebt?
- Gab es Gewalterfahrungen, Alkohol oder Drogenmissbrauch, delinquentes Verhalten, Fremdgehen?
- Was für einen Einfluss hat Ihre eigene Sohn-Vater-Beziehung auf die zu Ihrem Kind?
- Gab es im täglichen Zusammenleben überhaupt einen Vater?
- Wer hat für Sie die väterliche Position innegehabt?

> Mit einer Vaterschaft wird die Rückbesinnung auf die eigene Vater-Sohn-Beziehung aktuell.

In der Beratung oder in der Psychotherapie kann man sich durch die Klärung dieser Fragen von der Vater-Sohn-Beziehung des Klienten ein umfassendes Bild machen. Die Voraussetzungen und Grundlagen seines eigenen Vaterwerdens und die Gestaltung seiner Vaterrolle können so für den Klienten herausgearbeitet werden. Gerade an der Schwelle in die Vaterschaft können alte nicht gelöste Grundthemen aktuell auftreten und einen erheblichen Einfluss auf die neu zu gestaltende Beziehung zu Sohn oder Tochter nehmen. Das folgende Beispiel lässt deutlich werden, wie unbewusste Trauer und Schuld in Bezug auf den eigenen Vater verhaltensbestimmend in einer Vater-Sohn-Szene wirken können. Lesen Sie die Auszüge aus einem Brief der Mutter an die Therapeutin:

Aus einem Brief einer Mutter an die Therapeutin

»Also unsere Familiensituation ist ja nicht grad die beste, insbesondere das Verhältnis zwischen meinem Sohn und meinem Mann ist sehr gespannt. Die beiden reden so gut wie nie zusammen, meistens läuft es über mich, wenn mein Mann was von meinem Sohn will ... (sag ihm bitte das und das ...). Hab meinem Mann schon so oft gesagt, red selbst mit ihm, dann sagt er, mir gibt er doch eh keine Antwort.

Heute ist es dann wieder eskaliert. Ich sollte meinen Sohn zu meiner Schwiegermutter fahren, damit er meinem Mann hilft, Äste und Gartenabfälle zu zerkleinern und in den Container zu werfen. Natürlich war mein Sohn nicht sehr begeistert davon, als ich es ihm heute Vormittag sagte. Er motzte, kam dann aber doch und fuhr mit mir hin. Als wir bei meiner Schwiegermutter ankamen, war mein Mann schon im Garten. Ich sagte meinem Sohn, dass er sich doch besser Gummistiefel angezogen hätte, darauf ging es direkt los.

Mein Mann: Willst du nicht helfen? Dann kannst du sofort wieder nach Hause fahren ... Faule Leute kann ich nicht gebrauchen ...

Und so in der Art ging es dann weiter, ... denk ja nicht dass ich dir nochmal helfe, frag mich nie wieder ..., deinen PC schmeiß ich heute Abend aus dem Fenster ... der Strom ... kostet alles mein Geld ...

Dabei hätte mein Sohn ihm sofort geholfen, hätte er ihm nur anständig gesagt, was er machen soll, und dass er ihm helfen soll, aber nach diesen Vorwürfen hat er halt gar nichts gemacht. Wir standen noch eine Weile da, und mein Mann sagte, wir sollten doch endlich gehen und ihn nicht noch mehr provozieren ... Schließlich ist mein Sohn gegangen, und ich habe noch ein paar Minuten da gestanden, geheult ... natürlich, und mit meinem Mann gestritten. Ich habe versucht, ihm klar zu machen, dass es so nicht geht, und dass er überhaupt nicht zu seinem Sohn steht. Er hat ihm auch vorgeworfen, sich nicht um eine Lehrstelle zu kümmern, und dass er nie eine bekommen wird.

Meiner Meinung liegt es daran, dass mein Mann und mein Sohn so ein schlechtes Verhältnis zueinander haben, weil mein Mann meinem Sohn unbewusst die Schuld daran gibt, dass sein Vater einen Schlaganfall erlitt einen Tag nach Geburt meines Sohnes, weil er sich so darüber gefreut hat. (Mein Schwiegervater ist mittlerweile gestorben.) Und daran, dass mein Sohn einmal einen Vorfall miterlebt hat, wo mein Mann und ich uns sehr heftig gestritten haben und mein Mann beinahe tätlich gegen mich geworden ist.«

Vielleicht ist Ihnen der Zeichner und Karikaturist e. o. plauen, alias Erich Ohser, ein Begriff. Schon vor dem 2. Weltkrieg hat er über die Bedeutsamkeit der Vater-Sohn-Beziehung pointierte, in Bilderreihen eindrückliche Szenen aus Alltagssituationen festgehalten, die sich auch heute noch großer Beliebtheit erfreuen und in ihrer Treffsicherheit unzählige Vater-Sohn-Themen darstellen.

Wie unterschiedlich und damit prägend für die nächste Generation Vater- und Sohn-Beziehungen sein können, zeigen auch Beispiele bekannter Könige,

Schriftsteller und Musiker. Ob Preußenkönig Friedrich der Große, Schriftsteller Franz Kafka oder Popstar Michael Jackson – alle standen sie unter dem Eindruck eines dominanten Vaters. Mit Vaterliebe dagegen unterstützte Abraham Mendelssohn Bartholdy seinen Sohn Felix und begleitete ihn auf seinen Wegen als großer Komponist.

Franz Kafka (1883–1924) und sein Vater

Franz Kafkas Vater Hermann arbeitete zeitlebens gegen die Erfahrungen seiner eigenen schwierigen Jugend an. Kaum zu Hause, dominant und dem sozialen Ansehen verpflichtet, wirft er seinem Sohn Franz immer wieder dessen Entwicklungsmöglichkeiten vor. Die beiden finden kein gegenseitiges Verstehen, der Sohn zieht sich immer mehr zurück und entwirft in sich bereits während der Schulzeit erste literarische Welten. Auf Wunsch des Vaters studiert Franz dennoch Jura, verarbeitet aber in späteren Werken die Beziehung zu seinem Vater. »1919 schreibt er den ‚Brief an den Vater', in dem er die Qualen der Kindheit aufzeigt. Diesen Brief kennen inzwischen ganze Generationen von Deutsch-Schülern – nur Franz Kafkas Vater Hermann hat ihn nie erhalten.« (Jähn 2011)

Felix Mendelssohn Bartholdy (1809–1847) und sein Vater

Auch Felix Mendelssohn Bartholdy wird von seinem Vater streng erzogen. Umgeben von Liebe und Wärme erhält er jedoch eine umfassende Bildung durch die Eltern, später durch ausgewählte Lehrer. Da Felix bereits im Alter von 11 Jahren zu komponieren beginnt, erkennt der Vater dessen besondere Fähigkeit, fördert diese und begleitet bis ins hohe Alter seinen Sohn auf Reisen und Konzertreisen. »Bis zu Abrahams Tod 1835 haben Vater und Sohn Mendelssohn Bartholdy ein gutes Verhältnis.« (Jähn 2011)

Was einen Mann zur Rolle eines Vaters befähigt

Dieses Buch kann das Thema Vater-Sohn-Beziehung nicht vollständig darstellen. Wichtig ist uns, dass die Bedeutung der Beziehung zum eigenen Vater Beachtung in der Beratungstätigkeit oder der Psychotherapie erfährt. Reflexion und Klarheit können problematische Bindungserfahrungen klären und die Beziehung zur nächsten Generation verbessern.

Die dargestellten Fragen und Beispiele sind konkrete Anregungen, sich mit diesem Thema auseinanderzusetzen. Bei aller Verschiedenheit, wie Väter sich in ihrer Rolle verstehen (vgl. Gesterkamp 2010, S. 33), bleibt letztlich die Kardinalfrage »Was befähigt einen Mann zum Vatersein/Vaterwerden?« Deutschland hat sich sogar in seiner Ländergesetzgebung über diese Kardinalfrage Gedanken gemacht und schreibt diese komplexe Aufgabe erstaunlicherweise statt der Generationenfolge den Schulen zu. Im »Bayerisches Gesetz über das Erziehungs- und Unterrichtswesen (BayEUG)«, in der Fassung vom 31. Mai 2000, steht im Artikel 2 unter »Aufgaben der Schulen«:

(1) Die Schulen haben insbesondere die Aufgabe,

> *»… die Schülerinnen und Schüler zur gleichberechtigten Wahrnehmung ihrer Rechte und Pflichten in Familie, Staat und Gesellschaft zu befähigen, insbesondere Buben und junge Männer zu ermutigen, ihre künftige Vaterrolle verantwortlich anzunehmen sowie Familien- und Hausarbeit partnerschaftlich zu teilen …«*

Wäre das nicht eher Aufgabe der Väter, ihren Söhnen Modelle verantworteter Vaterschaft vorzuleben? Und gibt es nicht auch viele Väter, die ihre Söhne am Weg zur deren Vaterschaft bestärken?

Virilität? Unerfüllter Kinderwunsch

Seit einigen Jahren finden sich in verschiedenen Studien Hinweise darauf, dass die Spermienqualität der Männer abgenommen hat. Männer, deren Ejakulatwerte unterhalb der beschriebenen Grenzen liegen (vgl. Nieschlag et al. 2012, S. 191), sind aber nicht per se infertil, und Ejakulatparameter, die im Referenzbereich von 95%iger Fruchtbarkeit liegen, garantieren nicht per se deren Fertilität. Die Gefährdung der Fruchtbarkeit kann vielmehr unterschiedliche Ursachen haben:

- Stress aufgrund der Lebensumstände oder falsche Erfolgserwartung,
- Rauchen, Essverhalten,
- Umweltbelastungen,
- und psychische Aspekte

können direkt oder indirekt von Bedeutung sein. Es müssen nicht immer Erkrankungen (Entzündungen, Hormonstörungen oder verschlossener Samenleiter etc.) vorliegen. Es gibt kein Patentrezept für eine Schwangerschaft, zu komplex ist der Weg dorthin. Verschiedenste Prozesse müssen nahtlos und zum richtigen Zeitpunkt ineinandergreifen. So finden sich bei 15% der Paare keine eindeutigen Ursachen der Kinderlosigkeit, bei 30% zeigen sich Einschränkungen bei beiden Partnern und bei den übrigen kann die Fruchtbarkeitseinschränkung auf 25% (weiblich) bzw. 30% (männlich) zugeordnet werden (vgl. Remberg 2012).

Um diesem Thema sinnvoll zu begegnen, braucht es die fachärztliche Untersuchung beider Partner bei einem Gynäkologen, Urologen oder Andrologen.

Kinderwunschzentren haben sich auf das Thema »unerfüllter Kinderwunsch« spezialisiert und können über die Untersuchungen, Erfolgsaussichten, die neuesten technischen und rechtlichen Möglichkeiten etc. Auskunft geben. Neben der medizinischen Abklärung sind psychische Aspekte zu beachten. Ein unerfüllter Kinderwunsch und die sich daraus ergebenden Probleme müssen gemeinsam von beiden Partnern aufgegriffen werden – es kann für Paare zu einer harten Prüfung werden, so dass eine psychotherapeutische Begleitung sinnvoll sein kann. In der Beratung solcher Paare finden wir vorrangig folgende Themen:

- hoher Stresslevel und Belastung durch die medizinische Untersuchungen,
- finanzielle Belastung,
- unbewusste Schuldkonflikte,
- Versagensängste, generatives Versagen,
- Beziehungskonflikte bis hin zur Trennung,
- Verlustängste und hohe Frustration,
- Fixierung auf den Kinderwunsch oder
- Trauer und Wut über den Rollenverlust.

Die Darstellung der Themen zeigt auf, wie weitreichend belastend, im physischen und im psychischen Bereich, sich ein unerfüllter Kinderwunsch entwickeln kann. Da ein Kinderwunsch archaische (Vater und Mutter werden), transgenerative (Stammbaum) und sinnbezogene (Was sollen wir ohne Kind?) Themen einschließt, kommt diesem Thema eine grundlegende Bedeutung zu.

Ein unerfüllter Kinderwunsch ruft viele äußere und innere Themen und Probleme hervor.

Die innere Auseinandersetzungen mit Verantwortung bzw. Verlust der mütterlichen Rollen hat die italienische Journalistin und Schriftstellerin Oleana Fallaci (1929–2006) in ihrem »Brief an ein nie geborenes Kind« (1983) dargestellt. Eingebettet sind diese persönlichen Gedanken in die Zeit der Abtreibungsdebatte. In bibliotherapeutischen Ansätzen greift Hilarion Petzold (2005) diese Form der Selbstbegegnung auf. Briefe »Eines Ungeborenen an die Eltern«, Briefe »Der Eltern an das ungeborene Kind« etc. können so zur Verarbeitung von Kinderlosigkeit hilfreich werden.

43-jährige Patientin (zwei ergänzende Paargespräche im Rahmen der laufenden Psychotherapie), bestehender Kinderwunsch, mehrere Versuche der In-vitro-Fertilisation, Adoption eines Kindes

Die Frau möchte ein altes belastendes Thema für sich bearbeiten. Sie habe vor 5 Jahren geheiratet und mit ihrem Ehemann, der 2 Jahre älter ist, einen starken Kinderwunsch. Organisch sei alles untersucht und für normal befunden worden. Sie habe aber eine frühe

Fehlgeburt erlitten und mehrere In-vitro-Fertilisationsversuche schlugen fehl. Das Paar entschloss sich zu einer Adoption eines Kindes aus dem Ausland. Die Institution verlangte von den zukünftigen Eltern einen 8-monatigen Aufenthalt mit dem Adoptivkind in seinem Heimatland, bevor es nach Deutschland mitgenommen werden konnte. Der Ehemann beantragte Elternteilzeit bei seinem Arbeitgeber, um diese Zeit »frei« zu bekommen. Das Adoptivkind ist mittlerweile 3 Jahre alt. In späteren Gesprächen verriet mir die Klientin, dass sie mit 23 Jahren einen Abbruch vorgenommen habe und ihre Kinderlosigkeit sicher die Bestrafung sei.

Vater werden durch Adoption

Trotz medizinischer Fortschritte bleibt manchen Paaren der Kinderwunsch versagt. Aus diesem Grund und auch aus weiteren, oftmals ethisch motivierten, Gründen gibt es die Möglichkeit der Adoption. Die Adoption ist in Deutschland ein nicht ganz einfaches und manchmal langwieriges Verfahren, welches eine erhebliche Einsatzbereitschaft des Paares fordert. Der erste Ansprechpartner in Deutschland ist das Jugendamt, welches die Eignung der Eltern feststellt und bei der Vermittlung behilflich ist. Allein die Eignungsfeststellung kann bis zu 1 Jahr dauern und braucht viel Zeit. Auch wenn die Eignung positiv entschieden wurde, kommt es in Deutschland nicht selten zu langen Wartezeiten.

Für Singles ist es fast aussichtlos, ein Kind zu adoptieren. Auch stehen die Chancen für verheiratete besser als für unverheiratete Paare. Ebenso ist es sehr schwierig für Bewerber über 40 Jahre und homosexuelle Paare. Eine Adoption im Ausland ist eine weitere Option, um die Chancen auf ein Adoptivkind zu erhöhen. Manche Länder verlangen, dass die künftigen Adoptiveltern mehrere Monate in dem Geburtsland des Kindes leben, um mit den Herkunftsbedingungen vertraut zu werden. Die Paare sollten sich darüber klar werden, dass ein langwieriger und bürokratischer Akt auf sie wartet. In der Praxis ergeben sich folgende Themen:

- Aufwand (finanziell, zeitlich, beruflich),
- die Adoptiveltern sind nicht die leiblichen Eltern (spätere Suche des Kindes nach seinen eigenen Wurzeln),
- Kombination zwischen leiblichen Kindern und Adoptivkindern (Konkurrenz),
- problematische physische und psychische Entwicklung (Entwicklungsverzögerungen, Verhaltensauffälligkeiten, Lernschwierigkeiten),
- transkulturelle Themen und
- Wutgefühle, Dankbarkeit und/oder Enttäuschungen.

Vater sein und werden in einer Patchworkkonstellation

Als letzten Aspekt im Kapitel »Vaterschaft« möchten wir die Anforderungen an die Männer in Patchworkfamilien diskutieren. Nach Expertenmeinungen zählt bereits jede 7. Familie in Deutschland zu den Patchworkfamilien (vgl. Schönenborn 2012). Eine Patchworkkonstellation erfordert von allen Beteiligten (neuen Eltern, alten Eltern, Kindern, Angehörigen):

- ein großes Maß an Toleranz und Frustrationstoleranz,
- viel Geduld,
- die Zurückstellung eigener Bedürfnisse;
- die Bereitschaft, sich aufeinander abzustimmen und
- ein gutes Kommunikationsvermögen.

Aufgrund dieser hoch komplexen Anforderungen scheitern oftmals Patschworkfamilien bevor es gelungen ist, ein gemeinsames »Wir« zu finden (vgl. auch Jaschinski 2011; Zartler 2012). Die individuellen Familienkonstellationen sind zahlreich. Eventuell muss sich der Mann mit Kindern von einem anderen Vater auseinandersetzen und in »diese modernen Kuckuckskinder« Energie, Zeit und Geld investieren. Vielleicht kommen noch eigene Kinder hinzu, die die angenommen Kinder möglicherweise von ihrem Platz verdrängen. Konkurrenzsituationen sind die Folge: »Jonas bekommt aber mehr Taschengeld als ich, typisch! Ist ja auch **dein** Sohn« (Zitat eines 12-Jährigen). Möglich ist auch, dass einander völlig fremde Kinder plötzlich Geschwister sind oder dass der Mann seiner Vaterrolle entwachsen ist (weil die eigenen Kinder schon groß sind) und in eine zweite Vaterperiode »gestolpert« ist. Vielleicht gibt es gute Absprachen zwischen den leiblichen Eltern und den »Vize-Eltern«, vielleicht entbrennt aber ein jahrelanger Rosenkrieg. In der Praxis zeigen sich aber auch Konstellationen, wo sich die drei Väter der drei Kinder einer Frau bestens verstanden und eine »Väter-Allianz« bildeten. Was ist aber, wenn die schon vorhandenen Kinder den neuen Partner ablehnen?

Sich aus Patchworksituationen ergebende Themen, die Männer in die Beratung oder Therapie führen, sind:

- fehlende erforderliche Toleranz von allen Beteiligten,
- Einsatz von Energie, Zeit, Geld,
- die Frage: »Wie viel Vater bin ich für die nicht leiblichen Kinder?«
- Besuchsregelungen der leiblichen Väter und Mütter, daher sich wiederholende »Eingriffe« in das neue Familienleben,
- Organisationsvermögen (z. B. Urlaubsplanung, Schulplanung, Wohnsituation etc.),
- Konkurrenz der Kinder untereinander,
- geforderte hohe Flexibilität,

- Zurücknehmen eigener Bedürfnisse und
- Gefahr der Vernachlässigung der Paarbeziehung.

6.4 Verantwortung und/oder virtuelle Welten

In diesem Abschnitt diskutieren wir bewusst kontrovers und etwas provokativ die Themen
- Übernahme von Verantwortung im realen Leben und
- Abdriften in eine virtuelle Welt.

Lassen Sie uns folgenden Gedankengang erläutern: In den letzten ca. 15 Jahren ist die Möglichkeit erheblich angestiegen, sich ergänzend, aber auch ersatzweise zu der realen Welt eine virtuelle Welt aufzubauen. Dies kann sogar so weit gehen, dass Menschen sich im Cyberspace eine zweite Identität schaffen, die es ihnen ermöglicht, komplett aus dem realen Leben auszusteigen. Alle nicht erfüllten Bedürfnisse, Wünsche, Fantasien und Kontakte, bis in den Bereich der Sexualität, können in dieser zweiten Welt befriedigt werden, ohne in die Gefahr zu kommen, sich mit wirklichen Schwierigkeiten und Problemen auseinandersetzen zu müssen. Es ist alles möglich und »wenn mir das eine nicht mehr gefällt, dann kann ich die nächste virtuelle Welt anklicken«. Im Netz ist jegliche Möglichkeit jederzeit 24 Stunden am Tag und 7 Tage die Woche nahezu unbegrenzt verfügbar. Männer verbringen 66 Minuten und Frauen 23 Minuten täglich im Internet bei einer gesamten Mediennutzung (Fernsehen, Mobiltelefon, iPad etc.) von ca. 10 Stunden täglich (Lenz u. Adler 2010, S. 94) – eine erschreckende Zahl. Wir müssen uns nicht mehr mit dem Thema der Begrenzung und den daraus folgenden »Grenzdiskussionen« herumschlagen. Warum schwer, wenn es auch einfach geht. Klick!

> Der realen Welt entfliehen oder der realen Welt verantwortlich begegnen?
> Viele Entscheidungen bleiben durch die Ambivalenz in einer »Vorläufigkeit« stecken – »Ich wollte schon, aber vielleicht später …«

Kontrovers dazu steht im Verlauf unseres Lebens das Thema Verantwortungsübernahme. Diese findet in der realen Welt statt und führt dazu, dass wir die Welt der unbegrenzten Möglichkeiten verlassen und uns **für** etwas, gleichzeitig aber auch **gegen** etwas entscheiden. Entscheiden bedeutet tatsächlich, dass wir uns verabschieden müssen, dass wir uns eingrenzen und etwas »scheiden« lassen. Das Geschiedene steht uns nicht mehr zur Verfügung.

Wenn sich ein Jugendlicher z.B. bei der freiwilligen Feuerwehr engagiert und zu Einsätzen gerufen wird, kann er nicht am selben Abend mit seinen Kumpels in die Disko ziehen.

Ein Problem? Das ist teilweise schon ein Problem, da wir in der Beratung und Psychotherapie eine zunehmende Haltung der Ambivalenz durch die mögliche Unbegrenztheit sehen. »Statt mich festzulegen, könnte ich ja auch ...« ist ein wiederkehrendes Thema in der Begleitung von Männern. Viele Entscheidungen bleiben im Stadium der »Vorläufigkeit« stecken, »ich hätte schon Lust Vater zu werden, aber jetzt noch nicht oder erst, wenn ich eine bessere Position habe, oder vielleicht finde ich noch eine passendere Frau dafür« etc. Fast gewinnen wir den Eindruck, dass die Übernahme von Verantwortung jeglicher Wertigkeit und Sinnhaftigkeit entzogen wurde, aber genau an diesen konkret im Leben stattfindenden Entscheidungsprozessen findet persönliche Reifung statt. Eine antiquierte Idee? Ganz im Gegenteil. In der Begleitung von Menschen wird deutlich, dass Verantwortung und Begrenzung zwar zu Konflikten und Auseinandersetzungen führen, aber die eigene Identität kann wachsen und ein innerer Reifungsprozess hin zu einer höheren strukturellen Persönlichkeitsentwicklung stattfinden.

Virtuelle Welt – 24/7

Wie einleitend schon gesagt, ist es möglich geworden, in der virtuellen Welt zu »verschwinden« und sich den konkreten Entscheidungsprozessen zu entziehen. In dieser extremen Form ist es zwar selten. Dennoch sind Experten gewarnt und Zentren zur Behandlung von Internet- und Medien- bzw. Computersucht steigen in ihrer Zahl an. Besonders **männliche Jugendliche** in ihrer

- pubertären Unsicherheit der Mannwerdung,
- Technik-Affinität und
- emotionalen Zurückhaltung

sind eine gefährdete Personengruppe. Dazu ein Beispiel:

Jugendlicher, 17 Jahre, Computerspielsucht

Die Mutter des Jugendlichen rief an, da ihr Sohn am Wochenende ca. 12 Stunden pro Tag am Computer sitzend, im Internet mit Spielen verbringe. Sie erlebe eine zunehmende Zurückgezogenheit, gedankliche Einengung und vermehrt aggressives Verhalten. Der Jugendliche selbst erzählte, dass er durch das Internet mit seinen Freunden in Kontakt käme und er in Rollen schlüpfen könne, die er auch gern wäre. Er könne dort »cool« sein und die anderen besiegen.

In der Cyberwelt sind die Erfüllung menschlicher Urwünsche wie Unsterblichkeit, Unbesiegbarkeit, Furchtlosigkeit, Alterslosigkeit und Schönheit in greifbare Nähe gerückt. Letztlich sind das keine anderen Themen als noch zu Zeiten der vorgelesenen Märchen. Sich in Fantasiewelten zu bewegen, in eine andere Identität hineinzuschlüpfen, zaubern zu können sind per se gute Formen Probleme zu bewältigen und Handlungen auszuprobieren, vorausgesetzt, dass in die reale Welt zurückgekehrt wird und die Auseinandersetzung mit dieser stattfindet. In der Begleitung männlicher PC-User sollten folgende, in Tabelle 6-3 dargestellte Aspekte mit ihren Möglichkeiten und Gefahren angesprochen werden.

Die Nutzung von E-Mail-Verkehr und mobilen Telefonen ist bezüglich der Möglichkeiten sowie Vor- und Nachteilen inzwischen bekannt. Die Gefahr der 24-Stunden-Erreichbarkeit ist in den Medien hinreichend diskutiert und von einigen Arbeitgebern kritisch aufgenommen worden. Manchmal erleben wir, dass das Handy fast eine Ich-Funktion einnimmt: »Auf meinem Phone sind alle Daten von mir gespeichert.« »Wenn ich das (Handy) verliere, geht fast alles von mir verloren.« »Ob ich für ein Treffen in vier Wochen Zeit habe, da muss ich meinen Mobil-Terminplaner befragen.«

Tab. 6-3 Anwendungen von Computer und Internet mit ihren Möglichkeiten und Gefahren

Nutzung von Computer bzw. Internet	Möglichkeit und positives Potenzial	Gefahr und negatives Potenzial
Facebook	virtueller Freundeskreis	Preisgabe intimer Daten an Dritte
Spiele	Ausleben von Gefühlen oder Rollen ohne negative Folgen	Suchtpotenzial, evtl. finanzielle Erschöpfung
Pornographie, Cybersex	fantasievolle, unbegrenzte Spielwiese	Verlust der Auseinandersetzung mit der realen Sexualität
Partnerbörsen	Möglichkeit des Kennenlernens	Gefahr der Beliebigkeit von Beziehungen
Rollenspiele	Erweiterung des eigenen Handlungsspielraums, Probehandeln	Identitätsverlust
Allgemein	Identitätsstiftend über Zugehörigkeit zu Nutzerkreis und großem Fachwissen	übertriebener Zeitwaufwand bzgl. technischer Detailverliebtheit und asthenischer Verlust der Emotionalität

Dass wir keine Telefonnummer mehr auswendig wissen, selbst die eigene nicht, ist zur Normalität geworden. (»Ich muss mal gerade nachschauen, wo ich wohne«.)

Einen Punkt möchten wir abschließend noch aufgreifen. Die Beschäftigung in der virtuellen Welt hinterlässt bei uns leider keine oder nur sehr wenige »innere Spuren«. Das gewonnene Spiel, die gerade erlebte sexuelle Entspannung, die drei interessierten Frauen im Chatroom, die Bilder der letzten Party auf Facebook sind für einen Moment präsent, führen aber nicht zu einer Prägung und Erweiterung des inneren Ich-Bildes. Diese hinterbliebene innere Leere muss dann erneut aufgefüllt werden und ein Teufelskreis beginnt oder depressive Symptome werden deutlich.

Innere Bilder und Ich-Entwicklungen entstehen durch das Erleben und Erfühlen einer Situation, nicht durch das Anschauen von außen.

Der nicht wirklich bestiegene Berg hinterlässt keine Eindrücke: Wir haben nicht den Schweiß gespürt, nicht den kalten Luftzug, nicht die Anstrengung beim nächsten Schritt, nicht das Gemeinschaftsgefühl des Erfolges am Gipfelkreuz erlebt, nicht die eigene Schwäche ausgehalten. Wir sind durch nichts hindurchgegangen und betrügen uns so um das eigene innere Wachstum.

Verantwortung – Rufbereitschaft 24/7

Sich für etwas verantwortlich zu fühlen, sich zu begrenzen, auf kritische Fragen eine Antwort zu finden, Gefahr zu laufen, etwas falsch zu machen oder den Aufgaben nicht gewachsen zu sein, seine Potenziale, aber auch seine Grenzen zu erkennen, sich vergleichen zu lassen, vielleicht sogar Schuld auf sich zu nehmen – all das stellt vielleicht nicht gerade die »erste« Wahl einer Spaßgesellschaft dar. »Warum soll ich mir das antun?«, könnte sich der eine oder andere fragen. Warum? Weil die innere Auseinandersetzung mit sich selbst, die sich im konkreten Engagement zeigt und widerspiegelt, auch Spaß macht und zudem zu einem Gefühl der tragenden Zufriedenheit, der Sinnhaftigkeit, der transgenerativen Verbundenheit, der Dazugehörigkeit (Teil des Ganzen zu sein) und der Gestaltbarkeit/Selbstwirksamkeit führt. Ich selbst mit allen meinen Facetten und Defiziten kann etwas bewirken. Ich kann aber auch scheitern und meine Grenzen erkennen – und daran wachsen bzw. mich in meiner Begrenztheit akzeptieren, meinen Platz finden.

Verantwortung zu übernehmen bedeutet, sich mit seinen Stärken und Schwächen auseinanderzusetzen.

Männer kommen in die Praxis zur Beratung oder zur Psychotherapie, da sie durch eine Verantwortungsübernahme genau an die »Grenzauseinandersetzungen« gestoßen sind, welche die oben genannten Fragen und Ängste hervorgerufen haben. Dazu ein Beispiel:

Mann, 47 Jahre, verheiratet, keine Kinder, schwierige Arbeitssituation

Ein schlanker, großer Mann, im beratenden Bankgeschäft tätig, kommt überpünktlich und mit Schreibblock zum Erstgespräch. Er berichtet, dass er zunehmend körperliche Symptome wie Schlafstörungen, Magen-Darm-Probleme und eine Gewichtsabnahme bemerke und die Situation am Arbeitsplatz nicht mehr so aushalten könne. Seit der Übernahme der Firma seien der Arbeitsdruck und die geforderte Funktionalität enorm gestiegen. Gleichzeitig sei die Anerkennung gesunken und seine Expertenmeinung würde weniger eingeholt. Er fühle sich als einer der drei Leiter der Abteilung sehr für seine Kunden verantwortlich. Diesen Tätigkeitsbereich könne er nicht mehr gewissenhaft ausüben. Gleichzeitig stehe er an der Schwelle, eventuell noch einen Karriereschritt weiter nach »oben« zu gehen.

In der gemeinsamen Arbeit wurde deutlich, dass der Klient geistig und fachlich-inhaltlich sehr kompetent ist und unter dem bröckelnden inhaltlichen Leistungsanspruch zugunsten der Funktionalisierung leide. Er könne seine Kunden nicht mehr verantwortungsvoll beraten. Auf der anderen Seite zeigte sich sehr klar, dass der Klient zu den »politischen Machtspielchen« im Unternehmen keinen Zugang hatte. Ihm wurde deutlich, dass ein Karriereschritt eine Zunahme der Machtspielchen bedeuten würde, die ihm nicht lagen. Doch ohne müsse er auf eine höhere Position verzichten. Eine schwierige Entscheidung für das männliche Ego. Er nahm seine »Begrenzung« ernst, reduzierte sogar seine Arbeitszeit, gestaltete mehr gemeinsame Stunden mit seiner Frau und begann, sich mehr einem alten Hobby, dem Literaturstudium, zu widmen.

Verantwortungsübernahme ist ein wichtiger Schritt, um
- sich auszuprobieren,
- sich kennen zu lernen,
- sich real einschätzen zu können und
- sich aus der Betrachterperspektive in einem größeren Zusammenhang zu sehen.

Dies befähigt dazu, für sich tragende und sinnvolle weiterführende Entscheidungen zu treffen und den eigenen Selbstwert im Sinne von »genauso bin ich, daran kann ich wachsen, da habe ich meine Grenzen, das liegt mir, das liegt mir nicht, da habe ich andere Bedürfnisse« zu stärken.

Die Möglichkeiten der Verantwortungsübernahme und des sich Ausprobierens sind bei Männern abhängig von der jeweiligen Lebensphase und in der Varianz vielfältig: von Gruppenleiter, Messdiener, Musiker, Vereinsmitglied als Jugendlicher über Tutor an der Uni, Fußballtrainer, Rettungssanitäter im jungen Erwachsenenalter zum Vereinsvorstand, Lions- oder Rotary-Mitglied, Lokalpolitiker, Ausbilder bei der Handwerkerinnung im mittleren Erwachsenenalter bis zum Ratgeber, Mentor, Großvater, ehrenamtlich Tätigen im hohen Alter.

6.5 Veränderung

> *»Man kann nicht zweimal in denselben Fluss steigen.« (Heraklit 535–475 v. Chr.; vgl. Kranz 2004)*

Veränderungsprozesse sind unsere ständigen Lebensbegleiter. Wir können nichts auf Dauer festhalten und so werden von uns permanente Anpassungsleistungen gefordert. Der griechische Philosoph Heraklit hat das Leben mit einem Fluss verglichen, welcher permanent weiterfließt und sich ständig verändert. Es ist eine Metapher für die Prozessualität der Welt. Die Worte »alles fließt« (*panta rhei*) sind daher bis heute vielzitiert. Platon (vgl. 402 A) versuchte mit bildhaften Erklärungen, diese Veränderungen zu verdeutlichen »Alles bewegt sich fort und nichts bleibt« (Πάντα χωρεῖ καὶ οὐδὲν μένει).

Vielen Männern sind Veränderungsprozesse aus dem beruflichen Kontext bekannt. Diese Veränderungsprozesse gehören zur modernen Organisationsentwicklung und müssen »gemanaged« werden. Die entstandenen Fachbegriffe heißen Veränderungsmanagement oder englisch *change management*. In Seminaren werden Führungskräfte auf diese Prozesse vorbereitet und geschult. Ein erstes sozialpsychologisches Modell für Veränderungsprozesse wurde von Kurt Lewin (1890, Posen–1947, Massachusetts), einem der Begründer der experimentellen Sozialpsychologie entwickelt. Er sprach von drei Phasen (vgl. 2012):

- unfreezing (Erwartungen entsprechen nicht der Realität),
- Moving (Lösungssuche) und
- refreezing (Implementierung der gefundenen Problemlösung).

Etwas feiner differenziert haben wir für Veränderungsprozesse im Leben eines Menschen fünf Phasen beschrieben, die im therapeutischen Prozess deutlich werden.

Die fünf Phasen der Veränderung (nach Christ/Mitterlehner)

Die Gründerin der schottischen Findhorn Foundation Eileen Caddy formuliert 2010 reich an Erfahrungen eine Übung (vgl. Caddy u. Platts 2010, S. 191ff), welche helfen sollte, Ängste vor Veränderungsprozessen zu reduzieren. Ihre oft und unterschiedlich wiedergegebene Kernaussage lautet: »Sei unbesorgt. Die Lebenskraft liegt im Innern, und aus dieser Lebenskraft wird das Neue hervorgehen. Wisse, dass das Alte sterben muss, damit das Neue geboren werden kann.«

> Eine Veränderung ist in der Regel kein punktueller Moment, sondern ein Prozess mit inneren und äußeren Dialogen, mit mehr oder minder bewussten Handlungen, mit schmerzhaften und orientierungslosen Phasen und später mit sichtbaren Wendungen.

Dieser Veränderungsprozess beginnt meist schleichend. Kaum merklich fühlen wir uns nicht mehr wohl, steigen wiederholt Bilder in unsrem Kopf auf – erst noch vage, später konkreter. In diesen gedanklichen Bildern können wir probehandelnd Neues versuchen. Wie könnte es sein, wenn …? Wäre dieser Job nicht eine Alternative? Soll ich doch noch studieren? etc. Veränderungsprozesse erfolgen in der Regel in fünf Phasen:

1. Phase der Unstimmigkeit und des Zweifels
2. Phase der inneren Dialoge und des Abwägens
3. Phase der Unsicherheit
4. Phase der Neuorientierung
5. Phase des Abschieds und des Neubeginns

▶ 1. Phase der Unstimmigkeit und des Zweifels

Kaum merklich beschleicht uns in der 1. Phase ein Gefühl des Unwohlseins, der Unstimmigkeit, welches dazu führt, bekannte Lebensmuster in Frage zu stellen. Wir zweifeln an unserem Lebenskonzept, an vertrauten Menschen, sind vielleicht unleidlich und spürbar aggressiver. Als umgangssprachliches Bild erläutert diese Zeit sehr gut:

- »Wir fühlen uns nicht mehr wohl in unserer Haut«.

Dieses Gefühl der Unstimmigkeit kann Männer und Frauen auf die Suche nach professioneller Begleitung machen. Ein Veränderungsprozess hat bereits begonnen, die dahinterliegenden Gründe und Bedürfnisse sind meist noch unbewusst, eine (Los-) Lösung ist noch lange nicht in Sicht.

▶ 2. Phase der inneren Dialoge und des Abwägens

In der 2. Phase setzt ein reger innerer und äußerer Dialog ein. Viele Sinnfragen tauchen auf, die beantwortet werden wollen, z. B.:

- »War das schon alles in meinem Leben?«
- »Ist das wirklich der Partner, mit dem ich leben will?«
- »Darf ich meine Eltern im Stich lassen?«
- »Kann ich den Geldhahn für meine Kinder zudrehen?«
- »Finde ich nicht doch noch eine besseren Job?«
- »Möchte ich mich weiter so behandeln lassen?«
- »Wie kann ich es verhindern, älter zu werden?«

Der Katalog der inneren Fragen ist unendlich lang und sehr individuell. In der therapeutischen Begleitung ist es die Phase, in der unbewusste Bedürfnisse, Ängste und alte Muster deutlich werden und »an die Oberfläche« drängen. Die innere Balance, durch wie viele Kompromisslösungen auch immer hergestellt, ist aus den Fugen geraten. Das »Alte« trägt nicht mehr. Häufig kommen jetzt vom Klienten Wünsche auf, dass der Therapeut oder der Coach Handlungsrichtlinien erteilt: »Sag du mir, was ich tun soll«; »Ich fühle mich nicht wohl, zeig du mir den Weg«.

▸ 3. Phase der Unsicherheit

Diese »Klientenaufträge« leiten in die 3. Phase, die der Unsicherheit und Orientierungslosigkeit, über. Das »Alte« gilt nicht mehr und das »Neue« ist noch nicht gefunden – die Komfortzone ist verlassen. Es ist eine Phase, die vielen Männern sehr unangenehm ist, da die gewohnte Sicherheit verloren gegangen ist und ein rein lösungsorientiertes Vorgehen nicht greift. Mit dieser gefühlten Hilflosigkeit und Angst vor Niederlagen können aggressive, ungerechte, trotzige und radikale Handlungen einhergehen, die den Begleitungsprozess erschweren und zu weiteren Komplikationen führen können. Auch Aktionismus oder Selbstmedikation durch Alkohol sind hinderliche Lösungsansätze. Veränderungen verlangen das Vertrauen in einen Prozess, in die nach innen und außen gerichtete Aufmerksamkeit, in ein geduldiges Abwarten, vielleicht sogar Vertrauen in die Sinnhaftigkeit von leidvollen, depressiven und hilflosen Gefühlen. Als begleitende Professionalisten können wir diesen Prozess nicht abkürzen, ihn auch nicht in die eigenen Hände nehmen, nicht unsere Lösungen dem Anderen aufnötigen. Wir können »nur« hilfreich begleitend dabeisein. Viele Klienten denken, dass sie sofort die hundertprozentige Lösung finden müssten. Doch meistens sind kleine Zwischenschritte notwendig, um dann später eine größere Stufe zu überwinden. Wir erleben häufig Druck auf den Therapieprozess und eventuell auch Abwertungen durch den Klienten. Dies gilt es in der gemeinsamen Arbeit zu reflektieren, denn »Wenn du es eilig hast, gehe langsam« (Seiwert 2005). Es kann auch sein, dass Klienten diese Phase der Unsicherheit nicht aushalten und dann nach einer scheinbaren Lösung greifen, die wiederum einen erneuten Kompromiss darstellt.

▸ 4. Phase der Neuorientierung

Je nachdem welche Veränderungen notwendig sind und je nachdem wie viele Lebensbereiche davon betroffen sind, kann der Prozess der Neufindung kurz oder sehr lang sein, manchmal sogar Jahre andauern. Die 4. Phase beginnt nicht selten mit einem einzigen Wort, welches schon Archimedes von Syrakus ausgesprochen hat: »Heureka – ich hab´s gefunden«. Scheinbar plötzlich trifft einen der Geistesblitz, wie die Lösung auszusehen hat. »Dieses Wort, in diesem Augenblick, durch dieses Bild, der eine Satz usw. hat mir geholfen, den neuen Weg zu finden«. In Wirklichkeit sind es die vorherigen Phasen, die Dialogprozesse, die Erfahrungen und die eigene Persönlichkeit in ihrer Gesamtheit, die es ermöglicht haben, in bewussten und unbewussten Prozessen eine Lösung herbeizuführen. In diesem Moment ist klar geworden, wie eine Neuorientierung aussehen kann, so als hätte sich bei einer Bergwanderung der Nebel gelichtet und der Weg liegt deutlich vor einem. Das Wissen um den neuen Weg wird als psychisch entlastend wahrgenommen. Die Zeiten der Unsicherheit, des Bangens, des Zweifelns sind vorbei, das Ziel ist deutlich. Damit können jetzt alte Handlungsmuster wieder aktiviert und neue mit hinzugenommen werden. Die Gefühle der eigenen Sicherheit, des Selbstvertrauens, der Selbstwirksamkeit und der Handlungsfähigkeit kehren zurück. Aber auch schleichende Veränderungsprozesse, die selbst unbewusst, aber nach außen sichtbar werden, können eine Form dieser Phase darstellen.

▸ 5. Phase des Abschied und Neubeginn

In der 5. Phase geht es um den Abschied von alten Mustern, Vorstellungen, Verhaltensweisen, Lebenskonzepten, Freunden, Arbeitsplätzen, Wohnorten etc. und um die Implementierung von Neuem oder wie Peseschkian es treffend formuliert: »Wenn du etwas haben willst, was du noch nie gehabt hast, so musst du etwas tun, was du noch nie getan hast« (Peseschkian 2007).

Jetzt gilt es, sich in konkreten Schritten und Handlungen im Hier und Jetzt vor dem »Alten« zu verneigen und zu verabschieden und das »Neue« zu gestalten. »Gelebter Abschied bringt Fülle im Neubeginn«. Im Kleinen gedacht, kann es in einem Veränderungsprozess um das Streichen der Schlafzimmerwände gehen, im Großen um die Trennung nach 12 Jahren Ehe mit 3 Kindern. In dieser Phase sind nun konkrete Handlungen erforderlich, um das Neue in die Realität umzusetzen. Z. B. muss die Farbe ausgewählt und gekauft, der Maler geholt oder der Pinsel selbst geschwungen werden, die Rechtsanwälte müssen kontaktiert, die Besuchsregelung für die Kinder festgelegt und die gemeinsame Wohnung aufgelöst werden.

Auswirkungen der Veränderungsprozesse auf die fünf Lebensbereiche

Im Beratungsprozess können an dieser Stelle mit dem Klienten die erforderlichen konkreten Schritte besprochen werden. Die Auswirkungen, Veränderungen und neuen Möglichkeiten im Hinblick auf die 5 Lebensbereiche können dabei dargestellt werden (s. Abb. 4.1, S. 66). Dazu kann folgender Fragenkatalog hilfreich sein:

- Wie haben Sie frühere Veränderungen bewältigt?
- Welche positiven und welche negativen Aspekte bringt die geplante Veränderung mit sich?
- Wie können Sie Veränderungsprozessen generell positiv gegenüberstehen? Was und wer könnten Ihnen dabei helfen?
- Wie entwickeln Sie sich vom »Opfer« zum »Macher«?
- Welchen Einfluss hat die Veränderung in Ihrem Leben auf die Bereiche des Körpers, der Arbeit, der materiellen Absicherung, der Familie/Kontakte und der Sinnhaftigkeit?
- Wie können Sie die neuen Erfahrungen in Ihren Alltag integrieren?
- Wie können Sie » das Vergangene« gut verabschieden?

Lebensereignisse und die Anpassung

Jeder einzelne Mensch, aber auch Paare und Familien haben ihre eigene Biografie. Sie durchlaufen in ihrem Lebenszyklus Phasen mit typischen Übergängen, aber auch mit unvorhersehbaren positiven wie negativen Ereignissen:

Schuleintritt – Pubertät – Partnerwahl – Heirat – Geburt des ersten Kindes – Geburt weiterer Kinder –Auszug des jüngsten Kindes – Großeltern werden oder auch: Ehescheidung – Kranksein – Arbeitslosigkeit – Ruhestand etc.

So, wie man das Leben von einzelnen Menschen als Folge von Stufen und Ereignissen bezeichnen kann, die durch die Meisterung gewisser Entwicklungsaufgaben genommen werden, so kann man auch die Familie als eine soziale Einheit verstehen, die eine Reihe zusammenhängender und stufenbezogener Aufgaben bewältigen muss. Die unvermeidlichen Lebensereignisse wurden von Thomas Holmes und Richard Rahe (1967) in einer Tabelle, der »Social readjustment rating scale« (SRRS), mit 43 Punkten zusammengefasst und den einzelnen Ereignissen jeweils ein Stresswert zwischen 0 und 100 zugeordnet (s. Tab. 6-4). Demnach ist der Stress umso größer, je mehr Lebensbereiche den neuen Umständen angepasst werden müssen. Weitere Untersuchungen unterstützen den von den Autoren gedachten Zusammenhang zwischen Stress und Krankheit.

Tab. 6-4 Social readjustment rating scale (SRRS) nach Holmes und Rahe (1967)

Rang	Ereignis	Stresswert
1	Tod des Ehepartners	100
2	Ehescheidung	73
3	Trennung vom Ehepartner	65
4	Tod eines Familienangehörigen	63
5	Gefängnisaufenthalt	63
6	Eigene Verletzung oder Krankheit, medizinische Behandlung	53
7	Heirat	50
8	Verlust des Arbeitsplatzes	47
9	Aussöhnung mit dem Ehepartner	45
10	Eintritt in den Ruhestand	45
11	Änderung im Gesundheitszustand eines Familienangehörigen	44
12	Schwangerschaft	40
13	Sexuelle Schwierigkeiten	39
14	Familienzuwachs	39
15	Geschäftliche Veränderung	39
16	Erhebliche Einkommensveränderung	38
17	Tod eines nahen Freundes	37
18	Berufswechsel	36
19	Änderung in der Häufung der Auseinandersetzungen mit dem Ehepartner	35
20	Aufnahme eines Kredites über 10000 $	31
21	Kündigung eines Darlehens	30
22	Veränderung im beruflichen Verantwortungsbereich	29
23	Kinder verlassen das Elternhaus	29
24	Ärger mit der angeheirateten Verwandtschaft	29
25	Großer persönlicher Erfolg	28
26	Anfang oder Ende der Berufstätigkeit der Ehefrau	26
27	Schulbeginn oder –abschluss	26
28	Änderung des Lebensstandards	25
29	Änderung persönlicher Gewohnheiten	24
30	Ärger mit dem Vorgesetzten	23
31	Änderung von Arbeitszeit und –bedingungen	20

Tab. 6-4 Social readjustment rating scale (SRRS) nach Holmes und Rahe (1967)

Rang	Ereignis	Stresswert
32	Wohnungswechsel	20
33	Schulwechsel	20
34	Änderung der Freizeitgewohnheiten	19
35	Änderung der kirchlichen Gewohnheiten	19
36	Änderungen der gesellschaftlichen Gewohnheiten	18
37	Aufnahme eines Kredites unter 10000 $	17
38	Änderung der Schlafgewohnheiten	16
39	Änderung der Häufigkeit familiärer Kontakte	15
40	Änderung der Essgewohnheiten	15
41	Urlaub	13
42	Weihnachten	13
43	Geringfügige Gesetzesübertretungen	11

Die Ereignisse sind bewusst original beschrieben und hier nicht verändert. Für die heutige Zeit wären eventuell einige der Items zu verändern oder wegzulassen. An dieser Stelle soll nochmals betont werden, dass jeder Mensch unabhängig vom Geschlecht im Laufe seines Lebens zahlreiche Anpassungsleistungen vollbringen muss. Manche dieser Veränderungen sind dem biologischen Prozess (z. B. Pubertät und älter werden) zuzuordnen, andere der individuellen Biografie. Anpassungsleistungen sind mit physiologischen Stressreaktionen auf körperlicher (erhöhter Muskeltonus, schnellerer Herzschlag), emotionaler und kognitiver (erhöhte Vigilanz) Ebene begleitet. Ob eine Anpassungsleistung von jemandem als Eustress oder Disstress erlebt wird, ist von zahlreichen individuellen endogenen und exogenen Faktoren abhängig. Der umfangreiche, wissenschaftlich gut untersuchte Bereich der Stresstheorien und der Salutogenese (vgl. Antonowsky 1997) braucht und kann an dieser Stelle nicht ausführlich dargestellt werden.

Lebensübergänge bei Männern

Uns hat sich in diesem Buch die Frage gestellt, ob an Männer eine bestimmte Erwartungshaltung hinsichtlich der Gestaltung ihrer Lebensbiografie und der Bewältigung von Übergängen herangetragen wird. Innere Vorstellungen wie z. B. der »starke Mann«, die männliche »Erfolgsstory«, der »Held«, der »Unverletzbare«, der Versorger, der »Fels in der Brandung« werden von den Klienten zumindest immer wieder formuliert. Richard Rohr (2000) hat sich in seinem Buch »Der wilde Mann« mit einem 4-Phasen-Lebensbogen, Christ und Fenn (2010) haben sich in dem Buch »Der Glücksweg« anhand des Tafelberg-Modells mit dem Thema Lebensveränderungen beschäftigt. Wir möchten hier explizit die besondere Bedeutung von **Lebensübergängen** für Männer zusammenfassend darstellen.

Vom Jungen zum Mann (Lernender, Schüler, Student, Held, Rebell)

> *»Man wird nicht als Mann (Frau) geboren, dazu wird man gemacht.« (»On ne na pas femme, on le devient.«)*

so der immer wieder unterschiedlich zitierte Ausspruch, der original Simone de Beauvoir (vgl. 1960, S. 94) in den Mund gelegt wird.

Der, wie in dem Kapitel »Mann werden« (s. S. 9 ff) meist von weiblichen Bezugspersonen geprägte und von äußeren Männlichkeitsvorstellungen gedrängte Junge wird durch den Testosteron-Schub körperlich geschlechtsreif. Er hinkt aber meist mit der psychischen Entwicklung hinterher, »Wie bin ich denn ein Mann? Wer will ich sein?« Die männliche Identitätsentwicklung folgt oftmals den Orientierungspunkten Kraft und Potenz, »Nicht-Frau-Sein« und Alles-oder-Nichts-Entscheidungen. In dieser Phase ist potenziell noch alles möglich, konkrete Ziele können in Sicht sein oder Orientierungslosigkeit und Unsicherheit herrschen. Das Fehlen von Orientierung und Sicherheit birgt die Gefahr in sich, diese unangenehmen Gefühle mit Alkohol, sexuellen Exzessen, Delikten, Anti-Haltungen oder mit depressiven Einbrüchen bis hin zur Suizidalität zu verdrängen bzw. zu kompensieren.

Innerpsychische Spannung entsteht um die Fragen

- »Wie soll ich als richtiger Mann sein?«
- »Darf ich ein schöpferischer-ganzheitlicher Mann sein?«
- »Wer bin ich?«

Fragend ist der Heranwachsende meist allein gelassen. Darüber redet Mann nicht, da das Hinterfragen des bestehenden Männlichkeitsschemas immer noch die Vorurteilsschublade des »Weicheis«, des »Frauenverstehers« oder der »Schwuchtel« öffnet. Gerade patriarchale Strömungen schlagen auf die Nivellierung der männlich-weiblichen Unterschiede mit Wucht zurück: mit Gewalt, mit Radikalisierung, mit medialem Sexismus oder durch die Inszenierung von Sport und Musik als Scheinbastionen der Männlichkeit. Aber auch auf der Frauenseite ist zu hinterfragen, ob ein halbtags arbeitender Vater, ein geschlechtersensibles

Berufs- und Bildungsangebot, die Aufteilung der Elternzeit oder beispielsweise ein Teilzeit-Chef wirklich Unterstützung finden. Immer noch fehlen in den frühen Jungenjahren positive Rollenbilder eines integrierten neuen/anderen Mannseins.

Mein Haus, mein Auto, meine Familie, mein Baum (Berufsheld, Vater, Verdiener, Anti-Held, Fliegender Holländer)

In dieser Phase versuchen Männer ihre Identität durch das Haben, durch das Vorzeigen von Besitz zu entwickeln. Besonders das Auto dient der männlichen Ich-Erweiterung »Ich (als Synonym für eine Automarke) stehe da drüben.« Es ist mehr ein plakatives »Mann-Bild«, eines des erfolgreichen Managers, des Karrieristen, welches als anzustrebende Norm in den Medien gern dargestellt wird. Es impliziert das Motto: »Dann hat Mann es geschafft, dann ist Mann wer.« Besitz und Geld dienen als männliche Identifikationsmöglichkeiten, sicher auch als Machtinstrumente und als Unabhängigkeitssymbol.

Die Vielzahl der Männer kann dieses Besitzziel in der »hochglanzbroschürten« Form nicht erreichen, da die Gehaltsoptionen des Berufes dieses Ziel nicht ermöglichen. Nehmen wir als Beispiel den Verwaltungsbeamten, den Polizisten, den Verkäufer oder Außendienstmitarbeiter, den Handwerker, den Lehrer, den Fachhochschulprofessor, den Frisör, den Techniker, den selbstständigen Kleinunternehmer etc. mit Familie. Für diese Gruppe ist es mehr oder minder möglich, mit einem Lohn »über die Runden« zu kommen, die Wohnung zu bezahlen, eventuell sich ein Auto zu leisten, zu verreisen und die Kinder zu fördern. Die Wohnung wird auch nicht geputzt, sondern Mann oder Frau putzt sie selbst. Das reale Leben ist ein ständiges Ringen um die Erfüllung aller Rollenerwartungen, um ein gesellschaftliches »Überleben«, um die Förderung der nächsten Generation und dann vielleicht auch noch um die eigene persönliche Entwicklung. Von dieser überwiegenden Gruppe vollbeschäftigt arbeitender Männer ist in den Medien weniger die Rede, sie sind nicht spektakulär, zu wenig skandalös oder glamourös, eben Durchschnitt. Wir mögen auf die Höchstleistung dieser Gruppe Männer aufmerksam machen, die gleichzeitig (Mit-) Ernährer, Partner, Vater, Freund, Sportkamerad, Alltagsorganisator, Steuerzahler, Grillmaster und Ich-Entwickler in einer Person sind. Diese Hauptgruppe stützt unsere Gesellschaft auf unspektakuläre Weise.

Männer mit anderen Wegen, die den vorangegangenen Schemata nicht entsprechen, finden gesellschaftlich weitaus schwieriger einen Platz: der brotlose Künstler, der arme Poet, der tingelnde Musiker, das Mamasöhnchen, der Antiheld, der rastlose Abenteurer, der Harz-IV-Empfänger, der »Knasti«, der ewige Student, um einige Beispiele zu nennen. Zumindest können diese Lebensentwürfe wieder medial genutzt werden, da der »Erfolgs-Gegenentwurf« eine große Faszination ausübt. Die Sensationslust und Neugierde sind geweckt. Die heimliche Abgrenzung »ich bin ja nicht so« kann stattfinden.

Die Übergänge vom Junggesellen, dem noch viele Türen offen standen, zum verantwortlichen Familienvater, Manager oder Antiheld sind mehr oder minder vollzogen. Es entstehen Fragen nach der Treue, dem Erhalt und der Pflege des Erreichten, der Festlegung oder dem Fortschreiten der »Besitz-Karriere« (größeres Auto, weitere Reisen, die höhere Position). Auch in dieser Phase ist (fast) noch alles möglich, lässt sich das Leben vielleicht nochmal »drehen«, besteht die illusionäre Vorstellung der Omnipotenz. Sicher ist aber, dass eine Veränderung des Lebenskonzeptes in dieser Phase mit Verlusten, erheblichen Anstrengungen und damit auch mit Abschieden einhergeht.

Wechseljahre (Fragender, Suchender, Visionär, gesellschaftlich Aktiver, Gestrandeter)

Viele Männer kommen gerade in dieser Lebensphase zur professionellen Beratung oder Psychotherapie. Es ist eine Zeitspanne, wo Mann sich die Frage nach dem Sinn des Lebens stellt:

- »War das schon alles?«
- »Wo soll es weiter hingehen?«
- »Möchte ich mich noch auf anderen Gebieten entwickeln?«

Die eigene Biografie weist Ereignisse auf, durch die Mann »wachgerüttelt« worden ist: vielleicht die Scheidung, finanzielle Verluste, Todesfälle in der nahen Familie, Krankheiten, Arbeitsplatzverluste, erwachsene Kinder etc. Das Leben mag nicht nur »glatt« verlaufen sein und die Vergangenheit ist nicht mehr abzuschütteln. Es ist eine Phase, in der die Frage nach dem Sinn in den Vordergrund drängt. Wichtig wird die Vertiefung der eigenen Identität, der eigenen männlichen Vorstellung, die Beantwortung der Fragen:

- »Woher komme ich und wohin gehe ich?«
- »Welche Spuren werde ich hinterlassen?«
- »Habe ich bisher Wesentliches vergessen?«

Auch die nahende Endlichkeit und Begrenztheit werden bewusster, es ist nicht mehr alles möglich. Der Alterungsprozess und damit auch die körperliche Begrenzung werden deutlicher. Wir erleben in dieser Phase viele Männer, die nach einem neuen inneren und äußeren Lebensentwurf suchen. Manche gehen in die Verleugnung und versuchen durch massive Fitnessprogramme, die 20 Jahre jüngere Freundin und eventuell den Nachzügler im Kinderzimmer dieser

Begrenzung zu entgehen. Andere gestalten nur noch wenig Aktives und »warten bis es vorbei ist«, wieder andere setzten sich intensiv mit den vorangegangenen Fragen auseinander, um für sich eine neue Lebensidentität integrieren zu können. Es ist ein längerer Veränderungsprozess, der alle Lebensbereiche umfasst.

Weisheit oder Starrsinn (Alter Weiser, Mentor, Großvater, Starrkopf, Eremit, Gütiger, Loslassender)

Die Phase des Alters und des Abschiednehmens ist erreicht. Gesund, agil, selbstständig – die Werbung vermittelt uns das Bild von fitten Senioren, die auf Weltreise gehen. Die Wirklichkeit sieht zumeist anders aus, denn die Krankheitsanfälligkeit nimmt im Alter zu, die Spielräume werden kleiner und für den Erhalt der Autonomie wird Unterstützung notwendig. Es geht daher vielmehr auch darum, die eigenen Belange wie Testament, Erbregelung, Patientenverfügung, eigene Versorgungssituation usw. gut zu regeln und so weit wie möglich noch am aktiven Leben teilzunehmen. Diese Phase ist von vielen Faktoren abhängig: körperliche und geistige Stabilität, soziale Einbindung, Partnerbindung, Wohnverhältnisse, finanziellen Möglichkeiten, Pflegesituation, Bewegungsradius etc.

- Welche Rolle können Männer in dieser Phase einnehmen? Was kann sinnstiftend, was erfüllend sein?
- Welche Lebensbilanz kann gezogen werden?
- Ist der alte Mann mit seinem Leben im Einklang, in der Versöhnung?
- Sind wesentliche Punkte offen geblieben, die nie integriert wurden? Gibt es Geheimnisse, die am Ende des Lebens psychisch belastend wirken? Möchte Mann sich noch mit Jemandem aussöhnen?

Dies sind nur einige Fragen, die am Ende des Lebens eine große Rolle spielen können, und die in einer professionellen Begleitung zu klären sind. Ältere Menschen verlieren an körperlicher Attraktivität, Potenz und an Einfluss, den sie möglicherweise jahrzehntelang ausgeübt haben. Manche fühlen sich von den engsten Verwandten zurückgestoßen. Vereinsamung, Hilflosigkeit und die Furcht vor Pflegebedürftigkeit und Immobilität sind die Folge.

Ich bin alt, müde, ich habe genug – Suizid bei älteren Männern

Wichtig ist, an dieser Stelle darauf hinzuweisen, dass die Prävalenz von Suiziden weltweit mit dem Alter kontinuierlich ansteigt: von etwa 19 Suiziden pro 100000 Menschen pro Jahr bei jungen Erwachsenen (20.–25. Lebensjahr) auf 110 bei über 85-jährigen Männern. Bei Frauen steigt die Rate von etwa 10 bei jungen

Frauen auf über 40 Suizide pro 100000 Menschen pro Jahr bei den mehr als 85-Jährigen (Grätzel von Grätz 2005; Schmidtke 2002, S. 580; Dube et al. 2001, S. 3093).

- Sätze wie »Ich habe keine Lust mehr zu leben.«, »Mich braucht ja keiner mehr ...«,
- ungewohntes aggressives Verhalten,
- eine betonte Lustlosigkeit,
- Verschenken von Geld und Besitztümern,
- eine scheinbar plötzliche Erholung

können **Hinweise auf eine Suizidgefahr** sein. Frauen neigen eher zu Suizidversuchen, während Männer wirklich ernst machen. »Der unbedingte Wunsch zu sterben« ist typisch für Selbsttötungen im Alter und insbesondere Männer möchten ihre Hilflosigkeit nicht eingestehen, sagt Dr. Peter Klostermann vom Institut für Rechtsmedizin des Berliner Universitätsklinikums Charité (vgl. Neumann 2008, S. 12)

In der Studie »recent developments: suicide in older people« (O´Connell et al. 2004) konnte gezeigt werden, dass die meisten älteren Menschen, die Suizid begehen, auch eine psychische Erkrankung aufweisen, z. B. Depressionen oder Alkoholabhängigkeit. **Vermehrt gefährdet** sind Männer mit

- gleichzeitig bestehenden körperlichen Diagnosen,
- chronischen Schmerzen,
- sozialer Isolation,
- nach Scheidung oder Tod der Ehefrau,
- nach Rückzug der eigenen Kinder.

Als Möglichkeiten für den älteren Menschen, Suizid zu begehen, sind subtile Methoden zu bedenken: aufhören, die lebensnotwendigen Medikamente einzunehmen, nicht mehr zur Dialyse gehen, den Blutzucker vernachlässigen, Essen und Trinken verweigern, heimlich Tabletten sammeln. Andere verwenden die sogenannten »harten Methoden«, viele erhängen oder erschießen sich oder stürzen sich in die Tiefe.

> Bei einem 75 Jahre alten Rentner, der sich mit einem weiß-blauen Abschleppseil an der Friedhofsmauer erhängt hatte, fanden die Polizisten die Baumarktrechnung für die Aluminiumleiter in der Anzugstasche und folgende Zeilen: »... sehe ich diese Lösung zwar als äußert schockierend, jedoch in Hinsicht auf die Zukunft folglich als die angepasst humanste an: Sie erspart mir ein menschenunwürdiges Dasein und alle qualvollen Jahre«. (Geisler 2008).

Tab. 6-5 Einschätzung der Suizidalität bei alten Menschen (Sonneck 2000)

Risikogruppen	Krisenverlauf	Suizidale Entwicklung	Präsuizidales Syndrom
• psychisch Kranke • Vereinsamte • körperlich Schwerkranke • Personen nach Suizidversuch	• traumatische oder Veränderungskrise • »Life events«	• Erwägung • Abwägung • Entschluss	• Einengung • situativ • dynamisch • zwischen-menschlich • gehemmte Aggression • Suizidgedanken

Selbsttötungen gehören zu den **letzten Tabuthemen**. Man spricht nicht darüber, allenfalls hinter vorgehaltener Hand, und oft noch nicht einmal in der eigenen Familie. Die Hinterbliebenen müssen mit den Gefühl der Schuld weiterleben: Viele machen sich lebenslang Gedanken, ob sie die Tat nicht hätten absehen und verhindern können. Das Problem ist, dass alte Menschen von allein eigentlich nie professionelle Hilfe bei Psychotherapeuten oder Beratungsstellen aufsuchen. Daher ist es umso wichtiger, dass das Thema Suizid direkt, z.B. vom Hausarzt, angesprochen wird und eine bessere Aufklärung erfolgt. Allein der Satz »Wie verkraften Sie Ihre Diagnose eigentlich?« könnte die Tür zu einem Gespräch öffnen. Weder die engsten Bezugspersonen noch professionelle Begleiter sollten Angst davor haben, bei einer Frage nach suizidalen Fantasien und Wünschen »schlafende Hunde« zu wecken. Ganz im Gegenteil, Menschen wollen sich in der Regel mitteilen. Es hilft dem fragenden Gesprächspartner, Vorwissen über die präsuizidale Einengung (vgl. Ringel 1953), den Verlauf einer Krise bis hin zur Suizidplanung und über Risikogruppen (vgl. Kapser et al. 2011) zu haben. Sonneck (2000) hat diese für die Einschätzung der Suizidalität wesentlichen Aspekte zusammengefasst (s. Tab. 6-5).

6.6 Verlust

»Die Zeit mag Wunden heilen, aber sie ist eine miserable Kosmetikerin.«
(Marc Twain 1835–1910)

Verlust bedeutet das Wegnehmen eines Objektes, einer Person, eines Besitzes oder eines Ideals, das von der betroffenen Person als wertvoll und wichtig eingestuft wurde. Bereits kleine Kinder im Sandkasten vergießen Tränen, wenn ihnen ein Spielzeug entwendet wird. Dies zeigt deutlich, dass das Gefühl von Verlust eine Emotion ist, mit der wir uns bereits früh auseinandersetzen müssen. Im Laufe des Lebens lernen wir verschiedene Verluste zu bewältigen und machen dabei individuelle Erfahrungen der Verarbeitung und der Selbstwirksamkeit. Manche Verluste wollen wir vielleicht nicht wahrhaben und versuchen, diese zu ignorieren, andere Verluste lösen so große Emotionen aus, dass wir diese nicht verdrängen können.

> Verluste bewältigen ist ein längerer Prozess mit vielen Facetten.

Emotionaler Schmerz wird von vielen Menschen als weitaus schlimmer empfunden als körperlicher Schmerz. Das hat vor allem den Grund, dass wir körperlichen Schmerzen etwas entgegensetzen und diese mit Verhaltensänderungen, Medikamenten oder Operationen behandeln und oftmals lindern können. Der emotionale Schmerz lässt sich nicht durch einen Eingriff beheben. Unser Gehirn will z. B. den Tod als endgültigen Verlust nicht sofort akzeptieren. Wir versuchen, durch Ignorieren die Tatsachen zu ändern. Da das nicht funktioniert, kommt zum Verlustschmerz auch das Gefühl der Ohnmacht. Diese Gefühle dürfen nicht unterdrückt werden, auch wenn die Gesellschaft teilweise etwas anderes verlangt – von Männern insbesondere. Weinkrämpfe, totale Erschöpfung, Mutlosigkeit, Rückzug nach innen und völlige Teilnahmslosigkeit sind Schritte auf dem Weg zur Bewältigung des Verlusts. Wir müssen diese Schritte zulassen und fühlen, damit wir den Tod eines lieben Menschen aufarbeiten können. Am Ende dieses schmerzlichen Weges steht oft der innere Begleiter, zu dem der Verstorbene geworden ist, und wir kehren selbstbewusster und gestärkt wieder ins Leben zurück.

Trauern Männer anders?

Ob Männer anders trauern als Frauen, dazu gibt es verschiedene Standpunkte. Manche Autoren sehen die Unterschiede nicht zwischen den Geschlechtern, vielmehr zwischen den Individuen. In diesem Sinne äußern sich auch Jatzko und Jatzko im »männerforum« (vgl. 1998). Sie untersuchten die Reaktion von Trauernden nach besonders schweren Katastrophen, also z. B. nach der Flugzeugkatastrophe von Ramstein 1988 oder dem Flugzeugabsturz vor der Dominikanischen Republik 1996, und kommen zum Ergebnis: Unterschiedliche Menschen gehen ganz unterschiedlich mit dem Verlust und der Veränderung um; je nachdem, welcher Charakter ihnen »angeboren« ist, wie sie sich ausdrücken oder auch je nachdem, zu welcher Persönlichkeit ein Mensch bis zum Eintritt einer solchen Katastrophe herangereift ist; ihr Fazit (in Kirschstein 2005, S. 2): »Unterschiede zwischen Männern und Frauen konnten wir nicht feststellen.«

Verschiedene Formen im Umgang mit Verlust mögen daher auf Frauen und auf Männer gleichermaßen zutreffen. Primär geschlechtsunabhängig sind Trauerprozesse individuell und von vielen Faktoren abhängig. Dazu zählen z.B. eigene Verlusterfahrungen, eingebunden sein in Rituale, Lebensalter, transkulturelle Begegnungen, eigene Vorstellungen über den Tod etc. Wir möchten dennoch aus unserer Praxiserfahrung einige Unterschiede herausstellen. Gerade der Anspruch an den Mann »Sei du stark!« und die emotionale Unsicherheit, in der sich viele Männer befinden, führen zur Verleugnung oder zur Verschiebung des Trauerprozesses in körperliche Reaktionen (»Das ist nicht so schlimm – nur meine Psoriasis ist unangenehm.«). Gerade die Gefühle von Ohnmacht und Hilflosigkeit lassen sich schwer aushalten und gehen mit verschiedenen Aspekten der männlichen Trauerverarbeitung bei einem schmerzhaften Verlust einher.

Leugnen

> *»Nicht ich, das kann unmöglich mir passieren.« (allgemeine Erstreaktion, vgl. auch Spiegel 1990)*

Bezeichnend für die Phase des Leugnens sind Schockierung, Unglaube, Starre und Betäubung. Das Leugnen schützt den Trauernden vorübergehend, bis er soweit ist, dass er sich dem Verlust stellen kann. Auf einer Ebene weiß er, dass eine ihm nahestehende Person verstorben ist, aber auf der anderen Ebene ist er noch nicht bereit, dieses zu akzeptieren. Wenn der Schmerz zu groß ist, beginnt die Strategie der Verleugnung vielleicht sogar so extrem zu werden, dass die Wirklichkeit unseren Bedürfnissen angepasst wird. Besonders Männer können mit dem Herstellen einer »Scheinnormalität« reagieren und sich vermehrt in Arbeit, Sport, Hobbys oder anderes aktionistisches Handeln stürzen. Ein Mann zu sein bedeutet für viele häufig noch, sich nicht von Gefühlen leiten zu lassen, stark zu sein, keine Schwäche zu zeigen und keine Hilfe zu benötigen. Am besten geht Mann den überwältigenden Gefühlen aus dem Weg und wartet ab, bis diese wieder verschwinden.

Das ständige Verdrängen von diesen heftigen Gefühlen kostet aber sehr viel Kraft und lässt sich auf Dauer nicht durchhalten. Oft kommt es dann im ersten Schritt zu körperlichen Reaktionen, wie z. B. Bandscheibenvorfällen, Herzrhythmusstörungen.

Wut

»Warum ausgerechnet ich?«, »Warum ich?« oder »Warum mein Mann/meine Frau/mein Kind?« sind Fragen, die sich Trauernde, meist mit großer Wut, stellen. Vorwürfe an Ärzte sind ebenfalls sehr häufig. (Wieso konnte meine geliebte Person nicht »gerettet« werden?) Je nach Todesart (Autounfall, Flugzeugabsturz, Attentat, Krankheit, Krieg) richtet sich diese Wut auch an »Gott« oder Dritte. Wutgefühle können den Hinterbliebenen helfen, sich von den Schmerzen zu erholen. Die Wut zu unterdrücken kann zu Depressionen und Feindseligkeiten führen. Trauernde sollten sich bemühen, ihre Wut auf **gesunde Weise** zu äußern:

- darüber reden,
- Tagebuch schreiben,
- sich durch Aktion oder Konzentration abreagieren oder
- die Wut in Bewegungsenergie durch Spaziergänge oder andere sportliche Aktivitäten umsetzen.

Zorn und Wut sind interessanterweise Gefühle, die eher den Männern zugeschrieben werden: »Der lässt sich nichts gefallen.« »Der kämpft um was.« »Der zeigt es allen.« Während eine zornige Frau eher für emotional instabil gehalten wird, zeigt ein zorniger Mann Charakterstärke und Willenskraft. Im **Extremfall** können Männer dann

- Beleidigungen,
- Einschüchterungen und
- körperliche Gewalt

anwenden und entfernen sich dadurch immer weiter von der Lösung des Problems. Aber solange ihr Zorn ihnen noch vorspielt, sie fühlten sich besonders lebendig, stark oder kraftvoll, werden die Gefühle der Demütigung und des Selbsthasses zurückgedrängt. Der Zorn schützt, tarnt, verleiht vorübergehend Einfluss. Der Zorn ist, so hat es die amerikanische Autorin Elizabeth Levang (vgl. 2002, S. 96) bestürzend deutlich formuliert, »vielleicht das einzig verfügbare Werkzeug im Werkzeugkasten mancher Männer«. Ganz gewiss handelt es sich dabei um eine »ehrliche« Emotion und eine echte Bestätigung dafür, »dass Männer etwas fühlen«, aber ein emotional derart ausgeliefertes Dasein verbreitet auf die Dauer die Angst nach außen, die nach innen unterdrückt wird.

Machtlosigkeit und Schuldgefühle

Ist der Zorn verraucht, werden Gefühle der eigenen Unzulänglichkeit und Machtlosigkeit spürbar, die in einer tiefen Beschämung münden:

- »Ich habe versagt.«
- »Ich war unzulänglich.«
- »Ich habe meine Rolle als Retter nicht erfüllt.«

Manchmal ist es leichter, sich selbst schwere Vorwürfe zu machen, als zu akzeptieren, dass der geliebte Mensch gestorben ist. Sich Vorwürfe zu machen ist wenigstens noch ein aktiver Akt. In speziellen Fällen, z. B. bei einem Autounfall, ist es natürlich wirklich so, dass ein Hinterbliebener Verantwortung für und Schuld am Tod eines geliebten Menschen haben kann. Unter solchen Umständen kann es sehr lange dauern bzw. ausbleiben, bis Mann mit sich selbst Frieden schließen kann. Wenn diese Selbstbezichtigung noch ergänzt wird mit einer Zuschreibung des Umfelds unsensibel und gleichgültig zu wirken, dann könnte die Verbitterung vieler trauernder Männer ein Resultat der Unvereinbarkeit ihrer gesellschaftlichen Rolle, ihrer partnerschaftlichen Beanspruchung und ihrer Ansprüche an sich selbst sein (vgl. Kirschstein 2005, S. 4). Verbittert ziehen sich diese Männer zurück und versuchen vergeblich, den emotionalen Schmerz auf Abstand zu halten.

Abhängigkeit

Dass vor allem Männer von süchtigen Abhängigkeiten betroffen sind (vgl. Bilitzer 2008, S. 198) und in unserer Gesellschaft insgesamt viele Menschen offenbar auf bestimmte Substanzen oder Verhaltensweisen angewiesen sind, um ihren Stress oder ihren emotionalen Schmerz zu bewältigen, ist bekannt. Gegenstand des Suchtverhaltens, durch Werbung und Konsumanreize massiv unterstützt, können so Alkohol und Drogen, Sex und Körperkult, Essen und Trinken, Spielen, Sport und Arbeit sein. Jedes Verhalten, das den Schmerz lindert, kann zu einer Sucht werden. Solches Suchtverhalten führt in Abhängigkeiten und ist doch nur ein Ersatz für eine Wirklichkeit, der man sich nicht gewachsen sieht. Ein falsches Gefühl der Sicherheit ist das Ergebnis. In Trauersituationen vergraben sich vor allem Männer in ihre Arbeit oder stürzen sich in sexuelle Abenteuer und betonen damit womöglich ihre Lebendigkeit angesichts des Todes. Punktuell gelingt es, dem Schmerz zu entkommen. Die trauernde Bearbeitung des Verlustes wird aber unmöglich. Wird zusätzlich noch der Alkoholkonsum gesteigert, ist seinerseits der Weg in den Teufelskreis der Substanzenabhängigkeit vorgezeichnet.

Kontrolle

Wahrscheinlich sind es die zu gesellschaftlichen Mythen gewordenen Erzählungen wie die Rettung der Apollo-13-Mission am 11. April 1970 durch den Bau eines Adapters für den Atemluftregler aus Plastiktüten, einer Socke und Klebeband, wegen denen viele Männer denken, es gäbe kein Problem, das nicht gelöst werden könne. Dementsprechend erscheint ihnen dann auch Trauer nur als ein weiteres Problem, das gelöst werden muss eine weitere Herausforderung für den Mann. Wer wollte sich da in der Rolle des hilflosen Opfers sehen? Wer wollte zugeben, dass er sich machtlos fühlt? Männer denken die Trauer, statt sie zu fühlen und übernehmen gern die Rolle des »Managers«. Wenn es möglich wäre, »würden sie sogar allen Schmerz und alles Leid ihrer Familie auf sich nehmen. Aber mit alledem schieben sie ihren eigenen Schmerz in den Hintergrund« (Kirschstein 2005, S. 5). Zu Handeln ist für viele identitätsstiftend, oftmals fördert dies auch Status und Respekt. Denken wir jedoch an die Perspektive der individuellen Betroffenheit, bleibt der Mann verunsichert zurück.

Depression

»Das Spiel ist aus ...« (Sartre 1984, S. 120)

Wie in Sartres Drehbuch seine Protagonisten, verlieren von Verlust betroffene Menschen manchmal die Möglichkeit, sich in der realen Welt zu äußern und sich emotional darauf zu beziehen. Trauernde können durch die anscheinend hoffnungslose Situation des Verlustes in ein tiefes »psychisches Loch«, eine Depression, fallen. Sie äußert sich meist in Form von Hoffnungslosigkeit, Trägheit, Apathie, Isolation und Traurigkeit. Vielfach fehlt den Trauernden selbst für Aktivitäten, die ihnen zuvor Freude gemacht haben, jegliches Interesse. Es kann durchaus »normal« sein, dass die Betroffenen sich monatelang depressiv und niedergeschlagen fühlen. Reaktive Depression ist in ihrer zeitlichen Ausdehnung von Person zu Person verschieden, jedoch nicht unbegrenzt. Therapeutische Unterstützung, ggf. Medikation, sind ganz wichtig. Aber auch Rituale und zeitliche Orientierungspunkte, wie sie in u.a. in christlichen Gemeinschaften gestaltet werden, können in diesen Monaten helfen, geschäftliche Belange zu sortieren, Veränderungen in den Beziehungen zu verstehen, Formen des Gedenkens zu entwickeln und sich der Besonderheit dieser Zeit bewusst zu werden. Dennoch – wie bei Sartre – gehört es auch zur menschlichen Verfasstheit, dass immer wieder auch die Ohnmacht siegen kann:

72-jähriger, pensionierter Mann, ehemaliger Automechaniker, aktuell: Tod seiner krebskranken Lebensgefährtin, vor 10 Jahren: Tod seiner Ehefrau, vor 15 Jahren: Tod seines einzigen Sohnes

Eine Frau suchte uns um Rat auf, da sich ihr Bruder nach dem Tod seiner Lebensgefährtin völlig sozial isolierte, aus seiner Wohnung kaum herauskam, Arztbesuche verweigerte, vermehrt Alkohol trank und Versuche, ihm zu helfen, verweigerte.

Bei dem Mann zeigten sich alle oben genannten Abwehrmechanismen der Trauerverarbeitung. Mehrere Versuche, ihn doch noch zu einer medizinischen Behandlung zu überzeugen, scheiterten. Er wurde zu einem späteren Zeitpunkt von der Angehörigen tot in seiner Wohnung aufgefunden – verstorben an einer Magenblutung.

Den akuten Todesfall seiner Partnerin konnte der Mann innerpsychisch nicht mehr verarbeiten. Wiederum war ein sehr nahestehender Mensch gestorben. Dieser Situation stand er ohnmächtig und als Mann hilflos gegenüber. Im Inneren dürfte sicher eine Lebensbilanzierung stattgefunden haben: »Was soll ich noch, mir bleiben keine vertrauten Personen, mit 72 Jahren werde ich auch keine neue Bindung mehr eingehen. Das Liebste ist mir für immer genommen worden, ich will jetzt auch Ruhe finden«.

Integration

»Liebe ist Verbundenheit bis über den Tod hinaus.« (Einstellung bei der Trauerbewältigung)

Exemplarisch und in einer Sprache, durch die sich viele Männer angesprochen fühlen, konnte Herbert Grönemeyer seine Trauer um die verstorbene Ehefrau nach einer Rückzugsphase integrieren und verarbeiten, wie sein Lied »Der Weg« (aus dem Album »Mensch« 2002) eindrücklich zeigt. Er blickt zurück und erzählt von den positiven Seiten seiner Frau, erinnert sich voller Dankbarkeit an die Zeit mit ihr und fängt ein neues Leben mit dieser Erinnerung an.

Es sind darin viele Aspekte genannt, die zu einer Integration von bedeutsamen Verlusten notwendig sind: Es bleiben gute Erinnerungen und innere Verbindungen an die verlorene Person; die Erkenntnis ist da, dass das Leben nicht gerecht ist, Mann dieses aber aushalten muss; es ist Hoffnung vorhanden, dass das Leben auch weiter gestaltbar bleibt.

6.7 Verurteilung

Wir möchten in diesem Buch aus Sicht des Therapeuten straftätliches Verhalten, Männer als Täter, Männer als Opfer von Gewalt und die daraus folgenden Themen in der professionellen Begleitung von mehreren Seiten beleuchten. Als Quellen diente uns der umfangreiche Gender-Datenreport des Bundesministerium für Familie, Senioren, Frauen und Jugend (vgl. BMFSFJ 2005) und exemplarisch für ein Bundesland der Gender-Report Sachsen-Anhalt vom Gender-Institut Sachsen-Anhalt (vgl. Claus u. Gruner 2006). Beide Reports setzten sich differenziert mit den Aspekten geschlechtsspezifische Thematisierung von Gewalt, Straftaten und Tatverdächtige, Opfer von Straftaten, Strafvollzug und Strafmaß sowie Reflexion von Kriminalität und Sicherheit auseinander. Die wichtigsten Daten und Erkenntnisse davon beziehen wir in unsere Überlegungen und Erfahrungen aus der therapeutischen Arbeit mit ein.

Wie in den vorherigen Kapiteln schon deutlich wurde, reagieren Männer auf innerpsychische Spannungen häufiger mit Zorn, Aggressionen und nicht-konformem Sozialverhalten als Frauen. Aber auch andere Formen der Abfuhr von Triebenergie, wie Panikattacken, Depressionen, sozialer Rückzug und Suchtverhalten sehen wir in der alltäglichen Praxis. Ein Beispiel mag dieses kurz veranschaulichen.

Mann, Ende 50, Jahre mit Panikattacken nach Verkehrsdelikten

Ein hoch qualifizierter, erfolgreicher, selbstständig arbeitender Mann aus der Beratungsbranche und Vater einer erwachsenen Tochter ruft mich an und bittet um ein Erstgespräch. In diesem berichtete er, dass er Panikattacken bekommen habe, nachdem er wegen kurzfristig hintereinander folgenden Geschwindigkeitsübertretungen auf der Autobahn eine Vorladung vor das Gericht erhalten habe. Der Klient war völlig aufgelöst und betonte mehrfach, dass er immer darauf achte, korrekt zu sein. Bei weiterem Nachfragen wurde deutlich, dass sich der Mann jedes Jahr extrem hohe berufliche Ziele steckte, monatlich einen Umsatzreport an seinen Steuerberater abgab und innerlich nicht eher zur Ruhe kam, bis für das kommende Jahr seine Seminare und Beratertage komplett feststanden. In dieser Sorge bemühte er sich doppelt, dass von ihm gesteckte Pensum zu erreichen. Seine Ehefrau, die auch in die »Hochleistungsspirale« einbezogen wurde, arbeitete ihm zu. In der Hetze von Termin zu Termin kam es dann zu den Geschwindigkeitsübertretungen. Statt das »Erschöpftsein« und »es ist zu viel« zu spüren, Unsicherheiten und »Non-Performance« aushalten zu lernen, reagierte der Klient mit Panikattacken, die er nicht kontrollieren konnte. Die Angst vor dem Kontrollverlust zeigte sich als eines der Grundthemen des Klienten, genauso wie die Angst vor dem Existenzverlust. In der biografischen Anamnese wurde deutlich, dass der Klient einen sehr rigiden, leistungsbezogenen und teilweise gewalttätigen Vater hatte. Als körperliches Symptom zeigte sich ein arterieller Hypertonus, der am Ende der Psychotherapie auch ohne medikamentöse Behandlung klinisch nicht mehr nachzuweisen war.

Dies ist kein dramatisches Bespiel von delinquentem Verhalten und doch werden daran viele Punkte in der therapeutischen Begleitung von Männern sichtbar:

- eine gewalttätige und rigide, leistungsfordernde Kindheit,
- extremes Anpassungsvermögen des Klienten,
- starkes Autonomiebestreben (z. B. Selbstständigkeit),
- ein Ringen um die emotionale und Ich-Existenz in Form von finanzieller Sicherung (»Ich möchte etwas wert sein.«),
- hoher Leistungsanspruch und Versagenswut (»Ich muss alles richtig machen.«),
- starke Selbstüberforderung sowie
- psychische und somatische Symptome als erste Anzeichen einer depressiven Entwicklung,
- psychische und somatische Symptome als erste Hinweise auf frühere traumatische Erfahrungen in der Biografie (körperliche Gewalt, psychischer Druck und/oder soziale Ausgrenzung),
- subtiles selbstverletzendes Verhalten (extremer Arbeitsanspruch, rasantes Autofahren).

Juristische Auseinandersetzungen und Gesetzesverletzungen

In der therapeutischen Arbeit mit Männern werden juristische Auseinandersetzungen und Gesetzesverletzungen nach unserer Erfahrung zu wenig beachtet und zu wenig konkret benannt. Die realen Folgen und innerpsychischen Spannungen für die betroffenen Männer werden dabei häufig unterschätzt. Über die psychische Auswirkung von juristischen Auseinandersetzungen bei Männern im zivilrechtlichen Bereich gibt es wenig Literatur, so dass wir in diesem Punkt auf unsere empirischen Daten aus der Praxis angewiesen sind. Mit diesem Bereich meinen wir **juristische Auseinandersetzungen** um

- Verkehrsdelikte,
- Scheidung,
- Arbeitsplatzstreitigkeiten,
- Insolvenzen respektive Schulden oder
- andere Themen wie Erbschaftsstreitigkeiten, Versorgungsvollmacht, Nachbarstreitigkeiten etc.

In den gängigen Psychotherapien werden die Biografie, der aktuelle psychische Befund, die Symptome, die Psychodynamik oder die zu verändernden Verhaltensmuster, die sich daraus ergebende Diagnose genauestens betrachtet und analysiert. Die beschriebenen juristischen Auseinandersetzungen sind weniger

Gegenstand der Anamnese, können aber erhebliche Auswirkungen auf das aktuelle psychische und körperliche Wohlbefinden haben.

Juristische Auseinandersetzungen werden in der Therapie häufig zu wenig nachgefragt.

Juristische Auseinandersetzungen bei »Jedermann«

Viele Männer reden nicht spontan über juristische Auseinandersetzungen, sondern verleugnen die Sachverhalte oder wehren Nachfragen mit Phrasen ab wie: »Wird schon wieder …«, »Nicht so schlimm!«, »Alles wird gut.«, »Das schaffe ich schon.«, »… habe dafür jetzt keine Zeit.«, »Aber meine Frau erfährt davon nichts.« etc.

> Unter der Überschrift » Endstation Schleckerland« beschreiben Amann und Tietz (vgl. 2012, S. 69) die dramatische Entwicklung um die Insolvenz des Handelsunternehmen. »… Der Schock [der Insolvenz] traf Anton Schlecker offenbar unvorbereitet. Noch an dem Tag, an dem die Insolvenz angekündigt wurde, wollte er nicht wahrhaben, dass es vorbei ist. … Fassungslos musste Schlecker drei Tage später erleben, dass der Geldautomat kein Bargeld mehr ausspuckte … Dabei hat es an Warnzeichen nicht gefehlt…«

Nicht in diesem verheerenden Ausmaß, aber in abgeschwächten Varianten zeigen sich in der Begleitung von Männern **Verleugnungsreaktionen** nach dem Motto »Ich als (starker) Mann kann doch keinen Fehler gemacht haben«. Neben der Ignoranz und vielfältigen **innerpsychischen Verarbeitungsformen**, um die Sorgen, inneren Ängste, sowie depressive Reaktionen abzuwehren, sehen wir häufig **körperliche Reaktionen** (Somatisierungen). Schwindel, Tinnitus, Rückenbeschwerden bis zu Bandscheibenvorfällen, Verletzungen, Bluthochdruck, Diabetes mellitus, Schlafstörungen, Herzrhythmusstörungen, gastrointestinale Symptome, Neurodermitis, Unfälle, um nur einige zu nennen. Meist gehen die Männer zuerst zum Facharzt, der mit nachvollziehbaren technischen Untersuchungen und therapeutischen Maßnahmen Behandlungspläne entwirft, welche oftmals den somatisch-mechanistischen Vorstellung seiner Patienten »etwas ist nicht in Ordnung und muss repariert werden« entsprechen. Da somatische Krankheitsmodelle von Männern und Gesellschaft gleichermaßen akzeptiert sind, kann offen darüber gesprochen werden. Eine »Auszeit« durch eine Krankschreibung wegen einer »körperlichen Diagnose« wird auch als »politisch korrekt« wahrgenommen.

Was ist das nur für eine medizinische Welt, in der jedes noch differenziertere Biomonitoring selbstverständlich und unhinterfragt läuft, Grundgedanken der bio-psycho-sozialen Genese von Krankheiten (vgl. Engel 1977; von Uexküll 1991) jedoch nach 35 Jahren wissenschaftlichen Diskurses noch immer gesondert eingefordert werden müssen?

Als Übersicht der psychosomatischen Reaktionen bei Männern in Folge von juristischen Auseinandersetzungen ist Tabelle 6-6 hilfreich.

Dazu ein Beispiel:

Mann, 35 Jahre, juristische und sozialmedizinische Auseinandersetzungen am Arbeitsplatz, Krankschreibung durch den Hausarzt für 7 Monate aufgrund somatopsychischer Symptome, Frühpensionierung

Der Klient berichtet mir von seiner sich seit ca. 2 Jahren zuspitzenden Situation am Arbeitsplatz bei der Kommunalpolizei mit daraus folgenden juristischen Auseinandersetzungen. Seit 7 Monaten sei er vom Hausarzt durchgängig arbeitsunfähig geschrieben. Dieser bescheinigt ihm, dass er durch Probleme bei seiner Arbeit eine reaktive Depression und Ängste entwickelt hat. Als körperliche Symptome liegen Schlafstörungen, gastrointestinale Symptome und Schwindel vor. Im Gespräch wird deutlich, dass der Klient sich seit langem unkollegial und verbal übergriffig an seinem Arbeitsplatz behandelt gefühlt habe. Seinen Vorgesetzten erlebe er respektlos und aggressiv. Weiterhin bestünden bei ihm ernsthafte Sorgen, seinen Dienst ohne Eigenschutz (kugelsichere Weste, eigene Bewaffnung) zu verrichten, da er potenziell Situationen ausgesetzt sei, die ihn selbst gefährden würden. Der Klient versuchte seit längerer Zeit alles Mögliche, diese beiden Hauptpunkte mit seinem Vorgesetzten zu klären – ohne konstruktive Konsequenzen und ohne Verbesserung der Arbeitsplatzverhältnisse. Aufgrund dieser unauflösbaren Situation, die der Patient innerpsychisch mit großer Spannung, Ängsten und depressiver Reaktion beantwortet, besteht die Arbeitsunfähigkeit. Der Betriebsrat, ein Rechtsanwalt und der Amtsarzt sind bereits eingeschaltet. Eine Frühpensionierung ist eingeleitet.

Der Klient trifft in der beschriebenen Arbeitssituation auf seine Grundthemen
- Harmoniebedürftigkeit,
- personelle sowie materielle Sicherheit,
- Versorgungswünsche und
- abgespaltene Wut.

Der Klient ist in einem Elternhaus groß geworden ist, welches durch ständige Streitereien der Eltern, einem cholerischen und übergriffigen, alkoholabhängigen Vater und fehlender Kontinuität in sozialen Beziehungen geprägt war. Die permanent fantasierten und real erlebten Trennungssituationen (mit seinen Geschwistern und Großeltern) führten zu einem übersteigerten Wunsch nach

Tab. 6-6 Psychosomatische Reaktionen und Grundthemen bei Männern in Folge von juristischen Auseinandersetzungen

Häufige psychische Bewältigungsmechanismen (Abwehrreaktionen)	Häufige körperliche Reaktionen	Mögliche Grundthemen
• Verleugnung, Vermeidung, Bagatellisierung • erhöhte Aggressivität gegen sich selbst und andere • riskantes Verhalten: schnelles Autofahren, riskante Sportarten, riskante Finanzaktionen • vermehrter Alkoholkonsum, Nikotin, Drogen, Spiel • vermehrtes Arbeiten, Leistung • sexuelle Spannungsabfuhr • subtile Vernachlässigung eigner Bedürfnisse • Vernachlässigung der eigenen Gesundheit • vermehrte oder verringerte oder veränderte Zufuhr von Nahrung • Verweigerungshaltung • Versorgungsforderungen, z. B. an den Staat, an den Arbeitgeber	• allgemeine Symptome: Schlafstörungen, Übelkeit • HNO-Arzt: Schwindel, Tinnitus, Hörsturz • Orthopäde: Rückenbeschwerden, Bandscheibenvorfälle, Verletzungen • Hausarzt, Internist: Diabetes mellitus, Bluthochdruck (Hypertonus), Herzrhythmusstörungen, Herzinfarkt, gastrointestinale Symptome • Dermatologe: Neurodermitis • Urologe: sexuelle Funktionsstörungen • Arbeitsunfähigkeit	• familiäre Rahmenbedingungen: Streitigkeiten, Scheidung, Alkohol, Bildung, Patchwork, finanzielle Sicherheit • eigene Gewalterfahrung (in der Familie, Schule, durch Fremde) • emotionaler Missbrauch (häufig durch die Mutter »Schütze du mich.«, »Sei mir Partner(ersatz).« • sexueller Missbrauch • Ablehnung durch die Peergroups (»Du bist anders als wir«) • narzisstische Kränkungen (»Du bist nicht genug.« »Du gehörst nicht dazu.«) • Harmoniebedürftigkeit (Symbiosewünsche, Nähewünsche) • Vermeidung von Nähe und Emotionen • Vermeidung von Bedürfnissen (Pseudoautonomie) • unklares eigenes Rollenverständnis (»Wie darf ich als Mann sein?«) • Versorgungswünsche • abgespaltene Wut

Bindung und Harmonie (»Meine größte Angst ist Einsamkeit und Nicht-Zugehörigkeit»). Der Vater stand nicht als gutes männliches Vorbild zur Verfügung. Die Begegnungen mit ihm waren durch Unsicherheit, Ängste, Übergriffe sowie Unberechenbarkeit und narzisstische Kränkung gekennzeichnet. Die Arbeitsplatzsituation stellt nahezu eine identische frühkindliche Situation dar und wird nun durch juristische Auseinandersetzungen nach außen hin geklärt.

In diesem Beispiel finden sich viele Themen, die in der Tabelle zusammengefasst sind, wieder. Therapeutisch ist dieser Fall sehr komplex und soll an dieser Stelle nicht weiter ausgeführt werden. Wichtig ist uns, dass die psychosomatischen Folgen und die individuellen Grundthemen im Rahmen juristischer Auseinandersetzungen rechtzeitig erkannt werden müssen, um therapeutisch begleitet werden zu können.

Gesetzesverletzungen mit Straffolge

In welchem gesellschaftlichem Kontext sind einzelne Verfahren und einzelne biografische Krisensituationen rund um das Theme »Verurteilung« zu verstehen? Ein zusammenfassender Blick in die genannten Gender-Reports hilft zur Orientierung:

- Im Verlauf der letzten 15 Jahre ist bei vielen Gewaltdelikten ein Anstieg sowohl bei Männern als auch bei Frauen zu verzeichnen. Dabei gibt es eine gewisse Angleichung zwischen den Geschlechtern: 1988 kamen bezogen auf die Gewaltkriminalität noch 9 männliche auf 1 weibliche Tatverdächtige, im Jahr 2003 waren es nur noch 7.
- Bei den meisten Gewaltdelikten sind Frauen seltener als Männer in der Opferrolle betroffen. Dies gilt nicht für Sexualdelikte, die sich ganz überwiegend gegen weibliche Opfer richten und auch nicht für Raubdelikte bei Opfern über 60 Jahren. Bei den männlichen Opfern werden schwere Straftaten verzeichnet wie Straftaten gegen das Leben, Straftaten gegen die persönliche Freiheit und Körperverletzungen
- Gewaltdelikte gegen Frauen (insbesondere Körperverletzungs- und Tötungsdelikte) sind häufig Beziehungstaten, bei denen eine Verwandtschaft oder Bekanntschaft zum Tatverdächtigen besteht. Männliche Opfer haben dagegen in der Mehrzahl der Fälle höchstens eine flüchtige Beziehung zum Tatverdächtigen.

Männer sind häufig Opfer von Gewaltdelikten, aber auch häufig Täter.

- Dunkelfeldstudien zeigen: Von körperlicher Gewalt in heterosexuellen Paarbeziehungen scheinen Männer zunächst – rein quantitativ – in annähernd gleichem Ausmaß wie Frauen betroffen zu sein. Werden aber der Schweregrad, die Bedrohlichkeit und die Häufigkeit erlebter Gewaltsituationen einbezogen, dann zeigt sich, dass Frauen häufiger von schwerwiegender und in hoher Frequenz auftretender Gewalt in Paarbeziehungen betroffen sind.
- Sexuelle Gewalt gegen Frauen und Männer, Mädchen und Jungen wird zu 95 bis 99%von Männern ausgeübt. Opfer sexueller Gewalt werden vor allem Frauen, Mädchen und Jungen, seltener dagegen erwachsene Männer.
- Von körperlicher Gewalt in der Kindheit und Jugend sind den bundesdeutschen Studien nach Jungen häufiger betroffen als Mädchen. Das gilt in hohem Maße für Gewalt in Schulen, durch Gleichaltrige und abgeschwächt auch für Formen elterlicher, körperlicher Züchtigung.
- Frauen fühlen sich in privaten Räumen sicherer, doch dort wird die meiste Gewalt gegen Frauen verübt. Männer haben umgekehrt kaum Angst an öffentlichen Orten, an denen sie jedoch die meiste Gewalt erfahren. Hieran wird deutlich, dass Kriminalitätsfurcht und reale Gewalterfahrung kaum miteinander korrespondieren.
- In den letzten 30 Jahren werden Veränderungen in der Kriminalitätsfurcht verzeichnet: Bei Männern ist sie weitgehend gleich geblieben, bei Frauen dagegen, insbesondere bei jüngeren Frauen, ist sie deutlich gesunken.
- Strafgefangene sind zu 95 bis 98% Männer. Die Dauer der Haft liegt dabei häufig zwischen 6 Monaten und 1 Jahr und zwischen 1 Jahr und 5 Jahren. Lebenslage Haftstrafen, aber auch sehr kurze Haftstrafen (unter 6 Monaten) sind selten.

> Strafgefangene sind fast ausschließlich Männer.

Besonders bedeutsam für die therapeutische Begleitung von Männern in der ambulanten Praxis sind

- die hohe Quote von Männern als Opfer von Gewaltdelikten,
- die hohe Quote von ausgeübter sexueller Gewalt durch Männer,
- die Erfahrungen von Männern in Gerichtsverfahren und im Strafvollzug und
- die steigende Zahl von weiblichen Tatverdächtigen.

Ein Beispiel aus der Praxis soll den vielschichtigen Bereich von sexueller Gewalt verdeutlichen:

Mann, 35 Jahre, Anzeige und Verurteilung wegen sexueller Nötigung an einer Jugendlichen

Ein Sozialpädagoge, sehr engagiert und ehemals in leitender Position einer Jugendeinrichtung, verheiratet und Vater eines Kindes, wird zu uns in die Praxis wegen depressiver Symptomatik bei langer Arbeitslosigkeit infolge eines Strafregistereintrags wegen sexueller Nötigung überwiesen. Er habe vor einigen Jahren im Nachtdienst mit einer fast Volljährigen (17 Jahre und 9 Monate) sexuelle Zärtlichkeiten ausgetauscht. Zu einem Geschlechtsverkehr sei es nicht gekommen. Nach seiner Distanzierung zu dieser Jugendlichen sei es von ihrer Seite zu einer Anzeige wegen sexueller Nötigung gekommen. Der Klient wurde verurteilt und bekam einen Strafregistereintrag. Ihm wurde gekündigt. Die Suche nach einer neuen Arbeitsstelle gestaltete sich extrem schwierig, da es nach Vorstellungsgesprächen immer wieder anonyme Hinweise an den potenziellen Arbeitgeber über seine »Geschichte« gab, so dass er nicht eingestellt wurde. Der sehr leistungsorientierte Mann reagierte auf seine Situation mit Depressionen.

Zu seiner eigenen Biografie ist zu sagen, dass er als einziger Sohn der Mutter als Partnerersatz diente und selbst emotional missbraucht wurde. Es zeigte sich ein Ringen um Nähewünsche bei gleichzeitigem Distanzieren müssen, um nicht wieder »einverleibt« zu werden. Er heiratete eine burschikose Frau, gestaltet die Beziehung geschwisterlich und regulierte seine innerpsychische Spannung durch extrem viel Arbeit, Leistungssport und bulimisches Essverhalten. Sein abgewehrter Wunsch nach Nähe brach aufgrund der aktiv gezeigten Beziehungswünsche der ihm anvertrauten Jugendlichen durch.

Die Diskussion der Behandlung dieses Klienten wird an anderer Stelle erfolgen. Zu weiteren Straftaten, die wir in der ambulanten Praxis häufiger sehen, gehören ehemaliger (Klein-) Drogenhandel, Delikte unter Alkoholeinfluss, körperliche Gewalt, Betrügereien. Strafrechtlich belangte Männer mit Verurteilungen wegen Mord oder Raubüberfall sehen wir in der ambulanten Praxis nur in Ausnahmefällen, immer wieder jedoch deren Angehörige oder Partnerinnen. Die Bereiche der forensischen Medizin, der psychiatrischen Begutachtung von Straftätern oder der Therapie in Haftanstalten behandeln wir in diesem Buch nicht. Wir möchten in diesem Falle auf Spezialliteratur (vgl. weiterführend Lackinger 2004) und -einrichtungen verweisen.

Zusammenfassung: Gesetzeskonflikte

Zur Übersicht der juristischen Themen haben wir die Tabelle 6-7 zusammengestellt. Diese umfasst juristische Auseinandersetzungen im zivilrechtlichen Bereich und Gesetzesverletzungen im strafrechtlichen Bereich mit Strafmaßfolge. Da juristische Auseinandersetzungen in der innerpsychischen Bedeutsamkeit für Männer häufig unterschätzt werden, ist es unser Anliegen, den therapeutischen Zugang zu erleichtern.

Tab. 6-7 Juristische Auseinandersetzungen und Gesetzesverletzungen als Themen bei Männern in der Psychotherapie

Juristische Auseinandersetzung bzw. Gesetzesverletzung	Beispiele
Verkehrsdelikte	z. B. Geschwindigkeitsüberschreitungen, Falschparken, Unfälle
Scheidungen und die Folgen	z. B. Unterhaltszahlungen, Besuchsrecht, Aufenthaltsbestimmungsrecht, Sorgerecht
Arbeitsrechtliche Auseinandersetzungen	z. B. Kündigungen, Freisetzungen, Abmahnungen, Mobbing, Abfindungen, Arbeitsunfähigkeit, Unfälle am Arbeitsplatz, Alkohol im Betrieb etc.
Insolvenzen, Schulden	Betrieblicher oder persönlicher Konkurs, Schulden bei Gläubigern
Anderweitige juristische Auseinandersetzungen	Immobilien, Nachbarstreitigkeiten, Finanzamt, Erbstreitigkeiten, kleinere Diebstähle etc.
Delikte unter Alkohol	Verkehrsdelikte, Gewalt mit potenzieller Fremdverletzung, Selbstverletzung
Gewalt als Täter	Gewalt in der Partnerschaft an Frau oder Kindern, Gewalt an anderen Personen
Gewalt als Opfer	selbst erlebte Gewalt in der Partnerschaft oder durch andere Personen
Betrügereien	Steuerhinterziehung, Zollschmuggel (Zitat eines Klienten: »...ich nehme mir vom Vater Staat an Vaters statt.«)
Drogen	Besitz von unerlaubten Mengen an Drogen, Handel mit Drogen
Schwere Straftaten (im Bereich der Forensik)	Sexualdelikte, Mord, Todschlag, Raubüberfall, Attentat, Übertretung des Sprengstoff- und Waffengesetzes, Menschenhandel

Männer professionell begleiten IV

7 Männermedizin – vom Umbruch zur Krankheit

So lange es in der Männermedizin nur um Potenzstörungen geht, werden Männer auch in Zukunft mehrere Jahre vor ihren Frauen ableben! Wenn wir von Männermedizin sprechen, muss vielmehr die vernachlässigte Männergesundheit in den Fokus der Aufmerksamkeit. Männer fühlen sich im allgemeinen gesund, auch wenn bereits erste Anzeichen oder Hinweise auf gesundheitliche Störungen vorliegen. Diese werden von den Männern ignoriert – aus Unwissenheit, aus falschem Stolz, aus unglücklicher Prioritätenreihung oder aus Selbstwertzweifeln, nicht mehr die Leistung zu erbringen, die »Mann« gewohnt ist. Antworten wie

- »Wird schon wieder.«
- »Ich mach am Wochenende mal Pause.« oder
- »So schlimm ist es doch noch nicht.«

kommen routiniert über die Lippen der Geschlechtsgenossen.

> Männer fühlen sich gesund, auch wenn bereits erste Hinweise auf eine gesundheitliche Störung vorliegen.

Dabei beläuft sich der Preis dieser Männlichkeit im statistischen Mittel auf 5,2 Jahre **geringere Lebenserwartung**. Die Lebenserwartung deutscher Männer beträgt derzeit durchschnittlich 77,4 Jahre, Frauen können von 82,6 Jahren ausgehen. Diese Ungleichheit zwischen den Geschlechtern ist in allen europäischen Ländern zu beobachten. In der EU sterben Jahr für Jahr 630000 Männer im arbeitsfähigen Alter von 15–64 Jahren, dagegen nur 300000 Frauen (vgl. European Comission 2012).

Woran liegt dieser Unterschied? Das Problem beginnt schon sehr früh. Von Kindesbeinen an vermitteln Mütter ihren Töchtern mehr Gesundheitswissen als ihren Söhnen. Mädchen werden von ihren Eltern auch eher zum Arzt gebracht (vgl. Stier u. Weissenrieder 2006). Nach der Familiengründung sind es auch meistens die Mütter, die kranke Kinder versorgen und so häufiger einen Arzt sehen. Wie im ersten Kapitel bereits erläutert spielt die männliche Erziehung dabei auch eine erhebliche Rolle. Viele Junge wachsen immer noch in dem Bewusstsein auf, stets stark, unangreifbar und unabhängig sein zu müssen: »Es ist eine Schwäche, wenn ich zum Arzt gehe. Ich könnte ja etwas haben.«

> Töchtern wird mehr Gesundheitswissen vermittelt als Söhnen. Mädchenwerden von ihren Eltern auch eher zum Arzt gebracht.

Zu den Vorsorgeuntersuchungen geht jede 2. Frau, aber nur jeder 5. Mann. Als mögliche Gründe führt der europäische Bericht (European Comission 2011, S. 33) unpassende Praxisöffnungszeiten, langes Warten, Schwierigkeiten mit weiblichen Arzthelferinnen und mangelndes Vokabular und Darstellungsvermögen seitens der Männer an. Männern fehlen oft einfach die Worte, um über sensible Themen wie das eigenen Wohlergehen zu sprechen.

> Ein Fondsmanager mit einem Arbeitstag von ca. 14 Stunden und vielen Auslandsaufenthalten schaute das gesamte Gespräch betreten zu Boden, als es thematisch um seine Gesundheit und seine Familie (5 Kinder!) ging, die er kaum zu sehen bekam. »Ich war wohl zu wenig zu Hause« waren dabei seine einzigen Worte.

> Männern fehlen häufig die Worte, um über ihr eigenes Wohlergehen zu reden.

Es ist also wichtig, in Gesprächen mit Männern genauer und mit »anderem Verständnis« hinzuhören und sich als Heilberufler nicht mit Worten wie »Morgen dreh ich mal ´ne Runde mit meiner Maschine, dann wird das schon mit der Entspannung.« zu begnügen. Auch wird dabei deutlich, dass Räucherstäbchen geschwängerte »Psycho-Arbeitsatmosphären« mit Eröffnungssätzen à la »Wie fühlt sich das an? Was kommen bei diesem Thema für innere Farbvorstellungen?« »Woher kennen Sie das?« oder auch »Ziehen Sie doch bitte aufgrund des herbstlichen Wetters unsere Hausschlappen an!« (Zitat einer Kollegin) nicht das geeignete Entree sind, um Männer dort abzuholen, wo sie sich befinden.

Aber auch der Rückzug auf technische Untersuchungen und rein funktionale Erklärungen von Gesundheit führen nicht zu einem umfassenden männlichen Gesundheitsverständnis und unterstützen nur bedingt den Erhalt der Gesundheit.

7.1 Männer im Risiko

Wir kommen zurück auf die verlorenen Lebensjahre der Männer und fassen an dieser Stelle die Risikofaktoren zusammen. Geschlechtsunabhängig existieren Gefahren für die Gesundheit aus

- genetischen Faktoren,
- der Zeit der Schwangerschaft,
- Umwelt- und kuturellen Faktoren,
- der Geschlechtsrolle,
- dem sozioökonomischen Status,
- der Bildungsbiografie und
- der mehr oder weniger ausgebildeteten fluiden Intelligenz.

Jedoch sind Männer ungleich häufiger Opfer der potenziell tödlichen Kombination. Das Testosteron bedingt eine andere Risikoeinschätzung und ein Leben mit höheren Stressoren. Substanzmittelgebrauch führt zu Abhängigkeiten und falsche Essgewohnheiten zu Übergewicht, zeitliche Verpflichtungen oder eine bestimmte Grundeinstellung zur Lebensführung begründen Bewegungsmangel und die Gruppenzugehörigkeit ist ebenfalls ätiologisch aussagekräftig.

Testosteron – klein, aber wirksam

Im Kapitel »Der Mann biologisch« (s. S. 9) wurde bereits auf die Bedeutsamkeit des Hormons Testosteron eigegangen. Da Männer nur ein X-Chromosom besitzen, macht es sie anfälliger für einige seltene Krankheiten, die durch Mutationen auf diesem DNA-Abschnitt vererbt werden, wie die Bluterkrankheit oder die Duchenne-Muskeldystrophie (X-chromosomaler Erbgang). Unklar bleibt bisher, warum Jungen häufiger autistisch sind, stottern und unter Asthma leiden. Ein wohl wichtiger Gesundheitseinfluss scheint vom Hormon Testosteron auszugehen. Trauma-Experten von der amerikanischen Johns-Hopkins-Universität konnten in diesem Zusammenhang belegen, dass Frauen, die schwer verletzt ins Krankenhaus eingeliefert wurden, 14-mal häufiger überlebten als Männer. Weiterhin steigert das Hormon Testosteron das Risikoverhalten junger Männer (Verkehrsunfälle, Sportunfälle, Infektionskrankheiten), besonders wenn die Hormonproduktion sehr angeregt ist (Klammer 2011, S. 2).

Rauchen – zu viel inhaliert

Obwohl die Anzahl der Raucher in Europa zurückgeht, zeigt sich ein noch sehr hoher Konsum besonders bei geringer verdienenden Männern in den osteuropäischen Staaten. (European Commission 2011). Das Rauchen selbst und eine chronische, passive Rauchexposition führen zu Einlagerungen von Cholesterin und Kalk in der Innenschicht der Gefäße (Arteriosklerose). Dies bedingt letztlich Veränderungen in der Fließeigenschaft des Blutes, die Bildung von kleinen

Gerinnseln und damit hohe Risikofaktoren für einen Herzinfarkt oder einen Schlaganfall.

> *»Lung cancer will remain a major cause of premature mortality" (European Commission 2011, S. 53).*

Übergewicht – zu viel auf der Waage

Männer neigen im Gegensatz zu Frauen zu einer unausgewogenen Ernährung mit
- einem hohen Gehalt an Cholesterin (Eier, Fleisch),
- zu viel gesättigten Fettsäuren (Butter, Fleisch, Wurst),
- zu wenig vielfach ungesättigten Fettsäuren (Öle, Fisch),
- einem zu geringen Anteil an Ballaststoffen (Obst und Gemüse) und
- zu wenig langkettigen Kohlenhydraten (Müsli, Vollkornbrot).

Weiterhin kommt ein hoher Salzkonsum (meist versteckt in Fertignahrungsmitteln) hinzu. Diese Mischung bedingt einen Anstieg des Körpergewichts in Europa. Bei den Männern überwiegt die besonders ungünstige Form (hohes Infarktrisiko) der zentralen Fettanlagerung (Bauch, Stammfettsucht). Die Ausprägung des Übergewichts wird durch den Body-Mass-Index (BMI) angegeben. Übergewicht ist assoziiert mit hohen Blutcholesterinspiegeln, hohem Blutdruck und Diabetes (European Commission 2011, S. 26).

Die steigende Anzahl von übergewichtigen Männern in Europa ist mitverursacht durch Veränderungen in der alltäglichen Lebensführung, durch
- einen bequemeren Lebensstil,
- die Abnahme der anstrengenden körperlichen Arbeit,
- eine Reduzierung der Gehstrecken,
- die genannten Veränderungen im Essverhalten,
- einen höheren Alkoholkonsum und
- lange Arbeits- und Wegezeiten.

Gesamtgesellschaftlich wird dies auch durch die hohe Zahl der durchaus leistungsbereiten und aktiven »Fun-Sportler« nicht ausgeglichen.

Das Übergewicht in Kombination mit anderen Risikofaktoren führt bei einer steigenden Anzahl von Männern zu Potenzstörungen. Daher kann man Männer für notwendige Verhaltensänderungen oftmals »gut über die Ehre motivieren« wird sinngemäß Frank Sommer in Focus online zitiert (vgl. Klammer 2011, S. 3). Dessen Studie belegt diese Erfolgsaussichten! Übergewichtige Männer wurden angehalten, sich 3 Stunden pro Woche zu bewegen und auf ihre Ernährung zu achten. 2 Jahre später konnte jeder 3. Mann wieder spontan Sex haben (Sommer 2008; 2012).

Stress – zu viel im Kalender

Stress und Arbeitsüberforderung sind häufige Gründe, weswegen Männer medizinische Hilfe aufsuchen. Die offene Diskussion bezüglich »Burnout« ermöglicht den Männern, ohne Gesichtsverlust den Kontakt zum Medizinsystem zu suchen. Vermehrter Arbeitseinsatz, schlaflose Nächte und Regulierung der hohen innerpsychischen Spannung durch Rauchen, Essen, Alkohol oder riskantes Verhalten sind dringliche Anzeichen für eine zu hohe Stressbelastung mit der Gefahr einer daraus resultierenden Depression. Durch Stress steigt außerdem das Risiko für kardiovaskuläre Erkrankungen, wie Herzinfarkt, hoher Blutdruck etc.

Alkohol – zu viele Prozente in zu vielen Gläsern

Alkohol ist eine der am meisten konsumierten, sozial anerkannten und legalen Drogen. Der Verbrauch pro Kopf in Europa ist kontinuierlich gestiegen und der höchste (!) der Welt (Anderson 2006, S. 89). Das Binge-Drinking (in unterschiedlichen zeitlichen Intervallen hoher Alkoholkonsum), Alkoholkonsum von sehr jungen Menschen und vermehrter Konsum von Alkohol bei Frauen sind zusätzlich im Aufwärtstrend.

Alkoholmissbrauch wird definiert als Gebrauch von Alkohol, welcher zu Eigen- oder Fremdproblemen führt.

Durch Alkoholmissbrauch können erhebliche Probleme in der Familie, am Arbeitsplatz, in der finanziellen Sicherung des Lebens (Schulden), durch Gefährdung der körperlichen Unversehrtheit (Schlägerei) sowie in der Gesellschaft entstehen (vgl. Ewles 2005, S. 182f). Besonders Männer neigen zur Alkoholabhängigkeit, zu Alkohol bedingten Verletzungen und zu chronischem Leberversagen.

Bewegung – zu wenig Kilometer

Es ist mittlerweile ein allgemeingültiges Wissen, dass physische Aktivität die chronischen Erkrankungen wie Diabetes, einige Krebsarten, kardiovaskuläre Erkrankungen und Übergewicht verhindern helfen kann (vgl. auch Ewles 2005, S. 107). Regelmäßige Bewegung unterstützt die gesunde Ernährung, hilft beim Verzicht auf Nikotin und bessert den Gefäßschutz durch das gesunde Verhältnis zwischen LDL (Low density Lipoprotein) und High-density Lipoprotein (HDL). Frauen sind motivierter aufgrund ihres gesundheitlichen Basiswissens, ihrer ästhetischen und/oder sozialen Gründe, die Turnschuhe anzuziehen oder ins Fitnessstudio zu gehen. Auch lassen sich Frauen immer wieder durch Modewellen der Gesundheitsindustrie, wie zum Beispiel von »Zumba«, einem Fitnesskonzept, welches vom Tänzer und Choreografen Alberto »Beto« Perez in Kolumbien in den 1990er Jahren kreiert wurde, mitreißen! Die Hälfte der Männer in der europäischen Union erreichen im Vergleich dazu nicht annähernd ein altersentsprechendes Aktivitätslevel! In Übereinstimmung mit den Leitdokumenten der Weltgesundheitsorganisation empfehlen daher die Europäische Union und ihre Mitgliedstaaten (vgl. EU-Arbeitsgruppe 2008, S. 9f) mindestens 60 Minuten körperliche Betätigung mäßiger Intensität pro Tag für Kinder und Jugendliche und mindestens 30 Minuten körperliche Betätigung mäßiger Intensität pro Tag für alle Erwachsenen, einschließlich der Senioren.

Sozioökonomischer Status – zu wenig Geld

Geringes Einkommen hat oftmals zur Folge, dass Männer sich schlechter ernähren und Pommes und Co. fast täglich auf dem Speiseplan stehen – heruntergespült mit mehreren Bier. Neben der fetten, kohlenhydratreichen, vitaminarmen und hochprozentigen Nahrung ist der schlechter verdienende Mann der Bewegung eher abgeneigt, so dass ein Teufelskreis seinen Lauf nimmt. Wie in allen Vorurteilen bestätigt, erscheint vor dem inneren Augen das Bild eines dickbäuchigen, rotköpfigen Mannes im Jogginganzug vor der »Glotze« mit 5 bereits geleerten Bierflaschen auf dem Couchtisch und Fettflecken auf dem Feinripp-Unterhemd. Die Kippe hängt dabei im Mundwinkel und beim Betrachten der knackigen Mädels auf dem Bildschirm keimt Geilheit auf und Safer Sex ist vergessen. Wie gesagt, neben allen Vorurteilen sind in diesem Bild auch viele Risikofaktoren zusammengefasst, welche unter anderem als Folgen eines durch geringe finanzielle Möglichkeiten bestimmten Lebenswandels verstanden werden müssen. Dass gleichzeitig Gesundheit die sozio-ökonomiche Postion stärker mitbestimmt als die sozio-ökonomische Position manchesmal die Gesundheit determiniert (vgl. Ewles 2005, S. 246), gilt es in der Diskussion zu bedenken.

Mangelnde Gesundheitsfürsorge – zu wenig beachtet

Männer neigen dazu, unregelmäßig oder in einem späten Stadium einer Erkrankung medizinische Hilfe oder Beratungsstellen aufzusuchen. Dies führt dazu, dass es vermehrt zu gesundheitlichen Problemen kommt und dass Therapiemöglichkeiten von potenziell präventiv behandelbaren Erkrankungen eingeschränkt sind. Exemplarisch zeigen die erhobenen Zahlen aus dem Gesundheitsreport der Techniker Krankenkasse (vgl. 2011, S. 42), dass hinischtlich der unterschiedlichen Fachärzte nur bei ambulanten Chirurgen und Urologen die Zahl der männlichen Patienten höher ist als die der Frauen. Blickt man hingegen auf die Männer über 50 Jahre, dann werden diese folgerichtig häufiger als Frauen in ein Krankenhaus aufgenommen (BMFSFJ 2005, 8.3.2, S. 1).

Mit diesem Wissen sollten Männer dazu angehalten werden, sich aufmerksamer ihrer Gesundheit zu widmen, »kleinere« Symptome ernst zu nehmen und Gesundheit schädigendes Verhalten zu vermeiden. Auch ist zu überdenken, ob die bestehenden Gesundheitsangebote für Männer attraktiv sind, wie betriebliche Gesundheitsangebote für Männer ansprechend konzipiert werden können und wie Männer in deren Verantwortungsgefühl für ihre eigene Gesundheit Unterstützung finden.

7.2 Männergesundheit in Europa

»Was Krankheiten angeht, so zeigt sich, dass Männer zwar nicht häufiger, aber durchaus ‚anders' krank sind als Frauen. Vermeidbare Erkrankungen, die häufiger Männer betreffen, sind bösartige Neubildungen (Krebs) der Luftröhre, Bronchien und Lunge, Durchblutungsstörungen des Herzens, Hypertonie (Bluthochdruck), Krankheiten der Leber sowie Verkehrsunfälle.

Krebserkrankungen nehmen in der aktuellen Gesundheitsdiskussion eine besondere Rolle ein. Seit 1980 ist bei Männern ein Inzidenzanstieg, d. h. ein Anstieg der Neuerkrankungen, um 23 % zu verzeichnen (Frauen 15 %) (Bundesministerium für Gesundheit 2011, S. 11).

Der Anstieg von diagnostizierten und behandelten **psychischen Erkrankungen** bei Männern wird häufig auf gesellschaftlich geprägte, geschlechtsspezifische Zwänge der Arbeitswelt zurückgeführt. Männlichkeit wird oftmals direkt mit Leistung, Erfolg, Überlegenheit und Macht assoziiert. Deshalb ist es auch nicht verwunderlich, dass Finanz- und Wirtschaftskrisen vor allem bei Männern zu seelischen Belastungen und damit verbunden zu einer höheren Anzahl psychischer Störungen (z. B. Burnout, Depressionen) führen.

Wir sehen also, dass es bei weitem nicht nur biologische Faktoren sind, die die Entwicklung der Lebenserwartung und des Gesundheitszustandes steuern. Es sind vielmehr gesellschaftliche Prozesse mit ihren Auswirkungen auf die Lebensweise, die einen erheblichen Einfluss auf die Gesundheit haben.

> Männer denken sich gesünder als sie tatsächlich sind, da sie ihr aktuelles Gesundheitslevel und ihr Wohlbefinden nicht neutral einschätzen können.

Um die Darstellung der Gesundheit von Männern zwar nahezu komplett, aber nicht zu umfangreich darzustellen, haben wir die wesentlichen Erkrankungen mit den dazugehörigen Risikofaktoren, genderspezifischen Besonderheiten und vorhandenem Zahlenmaterial in der Tabelle 7-1 zusammengestellt. Als Grundlage dafür standen uns der Report der European Comission »The State of Men´s Health in Europe« (2011), das Buch von Linda Ewles »Key Topics in Public Health« (2005), die Broschüre zur Männergesundheit »Männer in Bewegung« des Bundesministeriums für Gesundheit (2011) sowie diverse Veröffentlichungen und Artikel zur Verfügung.

Tab. 7-1 Männergesundheit: Überblick über wesentliche Erkrankungen und deren Risikofaktoren unter genderspezifischen Aspekten

Krankheits-kategorie	Krankheits-bilder	Risikofaktoren	Bemerkungen
Herz-Kreislauf-Erkrankungen		• Stress • Übergewicht • hoher Blutdruck • schlechte Ernährung • Rauchen • Alkohol • Bewegungsmangel • niedriger sozioökonomischer Status	• stehen an erster Stelle der Erkrankungen bei Männern, gefolgt von Krebs
	Kardiovaskuläre Erkrankungen (z.B. Hypertonus)		• 36 % der Gesamt-mortalitätsrate der Männer in Europa (vom Land abhängig, reicht von 25 % in Frankreich bis 61 % in Bulgarien)
	Herzinfarkt = Ischemic heart disease (IHD)		• 15 % der Gesamt-mortalitätsrate der Männer in Europa • 14 % der Gesamt-mortalitätsrate von Frauen in Europa

Tab. 7-1 Männergesundheit: Überblick über wesentliche Erkrankungen und deren Risikofaktoren unter genderspezifischen Aspekten

Krankheitskategorie	Krankheitsbilder	Risikofaktoren	Bemerkungen
	Schlaganfall (Stroke)		• 8 % der Gesamtmortalitätsrate der Männer in Europa • 11 % der von Frauen
Krebs (Cancer)		• Genetik • Lebensbedingungen • Umwelt • Alkohol • Ernährung • Bewegungsmangel	• Männer entwickeln Krebs schneller und sterben früher als Frauen. • Gesamtmortalität: 29 % Männer, 22 % Frauen
	Lungenkrebs		• Männer erkranken 3-mal so häufig wie Frauen
	Kolorektales Karzinom		• Mortalität 12 %
	Prostatakrebs		• Mortalität 10 %
	Hodenkrebs		• Besonders bei jungen Männern • Mortalität 1–1,5 %
Unfälle und Verletzungen	Unfälle		• 3-mal mehr Männer als Frauen sind in einen Unfall oder in eine Körperverletzung verwickelt • abhängig vom sozialen Status
	Berufsunfälle (Baugewerbe, Produktion, Transport, Landwirtschaft)		• 95 % Männer und 5 % Frauen haben schwerwiegende Berufsunfälle • 75 % Männer und 25 % Frauen haben leichtere Berufsunfälle • ca. 35 Tage Arbeitsunfähigkeit pro Unfall

Tab. 7-1 Männergesundheit: Überblick über wesentliche Erkrankungen und deren Risikofaktoren unter genderspezifischen Aspekten

Krankheits-kategorie	Krankheits-bilder	Risikofaktoren	Bemerkungen
	Freizeitunfälle		• Klettern, Segeln, Reiten, Tauchen, Kampfsport • besonders jüngere Männer: Fußball, Skaten • 65 % Männer, 45 % Frauen
Psychische Gesundheit		• Genetik • individuelle Faktoren • Familie • soziale Faktoren • ökonomischer Status • Lebensbedingungen	• Mehr Suizide bei Männern • mehr Substanzmissbrauch bei Männern • mehr antisoziales Verhalten bei Männern
Depression	Depression (Symptome bei Männern: »acting-out-behavior«, Aggressivität, unkooperatives Verhalten im Gesundheitssystem, Zurückweisung von Hilfsangeboten, Alkohol, arbeitsbedingter Stress)		• Depressionen bei Männern sind häufiger unentdeckt und unbehandelt als bei Frauen • Veränderungen im Gesundheitsverhalten sind erste Anzeichen einer psychischen Erkrankung bei Männern
Bipolare Störung	Bipolare Störung (ICD-10 F30 und 31)		• deutlich höheres Auftreten in Österreich, Island und Finnland
	Angst (ICD-10 F 40 und 41)/Schizophrenie (ICD-10 F20)/psychotische Syndrome		• Angst Frauen: Mann 2:1 • Schizophrenie gleiches Risiko bei Männern und Frauen

Tab. 7-1 Männergesundheit: Überblick über wesentliche Erkrankungen und deren Risikofaktoren unter genderspezifischen Aspekten

Krankheitskategorie	Krankheitsbilder	Risikofaktoren	Bemerkungen
			• Männer sind länger in Kliniken, haben einen geringeren Langzeiterfolg
Infektionskrankheiten		• geringere Immunabwehr • Lebensbedingungen • soziale Umstände • soziale Unruhen in bestimmten Ländern	
	Pneumonie	• Alkohol • Rauchen • vorgeschädigte Lunge	• Männer sterben häufiger an einer Pneumonie als Frauen
	Tuberkulose		• höherer Anteil an Antibiotika-resistenten Fällen bei Männern • sehr unterschiedliche Rate in den verschiedenen EU-Ländern
	sexuell übertragbare Krankheiten (Safer-Sex Verhalten) HIV/AIDS		• Chlamydien 45% Männer, 65% Frauen • Gonorrhoe 71% Männer • Syphilis ca. 80% Männer • HIV Männer: Frauen 2:1 • AIDS Männer : Frauen 3:1 • in 22 EU-Ländern ist ein Anstieg der HIV Infektionsrate zu verzeichnen.
	Virale Hepatitis		• Männer: Frauen 4:1

Tab. 7-1 Männergesundheit: Überblick über wesentliche Erkrankungen und deren Risikofaktoren unter genderspezifischen Aspekten

Krankheits-kategorie	Krankheits-bilder	Risikofaktoren	Bemerkungen
Zahn-gesundheit		• Alkohol • Rauchen • Stress • Diabetes mellitus • Auswirkung auf die systemische Gesundheit • Bildung • Kosten für den Zahnerhalt • Zahnarztangst	• Frauen gehen häufiger zum Zahnarzt und zur Zahnhygiene.
	Karies	• Speichelzusammensetzung • Speichelflussrate • Hormone • Ernährung • Genetik • sozialer Status	• Karies sind ein größeres Problem für Frauen (mehr Zahnprothesen, größerer Verlust von eigenen Zähnen) als für Männer.
	periodontale Erkrankungen (Paradontose, Infektionen)	• Mundhygiene • Immunsystem • schlechte Ernährung • Diabetes • sozioökonomischer Status • assoziierte Erkrankungen: Arteriosklerose, Hypertonus, Herzinfarkt, metabolisches Syndrom, HIV	• häufiger bei Männern als bei Frauen auf Grund schlechter Zahnhygiene. • betroffen sind vorwiegend alte Männer und übergewichtige junge Männer.
	andere		• Männer haben häufiger Lippenkrebs und Pharynx-Karzinom ICD-10 C00-C14

Tab. 7-1 Männergesundheit: Überblick über wesentliche Erkrankungen und deren Risikofaktoren unter genderspezifischen Aspekten

Krankheitskategorie	Krankheitsbilder	Risikofaktoren	Bemerkungen
Diabetes mellitus II			• Anstieg bei Männern durch Übergewicht, metabolisches Syndrom, erhöhtes kardiovaskuläres Risiko • Diabetes bei Männern bleibt länger unentdeckt • Mortalität Männer: Frauen 2:1
Chronische Lungenerkrankungen	Bronchitis, Emphysem, Asthma, Bronchiektasen	• Rauchen	• Erkrankung bei Männern und Frauen gleicht sich kontinuierlich an.
Osteoporose	Osteoporose	• Hormone • Alter • zu wenig Bewegung • niedriges Gewicht • chronischer Alkoholkonsum • Rauchen	• Folgen: Frakturen • bisher vorwiegend ein Problem älterer Frauen • jetzt auch ansteigend bei Männern, da Männer auch mehr sitzende Tätigkeiten ausüben • bei jungen Sportlern, bei »androgen ablation therapy« bei Prostatakrebs

8 Männerpsychotherapie – ein neues Feld?

Es geht nicht um eine profane Generalisierung der »Männerpsyche« versus der »Frauenpsyche«, auch nicht um den Versuch, Männer den Frauen anzugleichen. Es geht nicht darum, Männer-Psychotherapie als eine weitere »Bindestrich-Psychotherapie« wie beispielsweise Trauma-Psychotherapie oder Familien-Psychotherapie aufzuführen. Es geht vielmehr darum, die nötige Aufmerksamkeit darauf zu lenken, dass Männer spezifische emotionale und mentale Schwierigkeiten aufweisen, die weder in der Gesellschaft noch im Medizinsystem richtig interpretiert und verstanden werden.

> Um emotionale und mentale Schwierigkeiten und deren somatische Folgen bei Männern rechtzeitig zu erkennen, braucht es eine andere Aufmerksamkeit.

Die statistischen Fakten sind eindeutig: Das Mannsein erhöht das Risiko einer Alkohol- oder Drogenabhängigkeit, eines Schulversagens und des kriminellen Verhaltens. Mehr als drei Viertel der Personen, die sich selbst umbringen, sind Männer. Die meisten Personen, die als vermisst gemeldet werden, sind Männer genauso wie fast alle Inhaftierten Männer sind. Fast alle Männer in den Gefängnissen leiden mindestens unter einer psychischen Erkrankung. Die meisten Patienten in den Sicherheitsverwahrungen sind Männer. Drei Viertel der gewaltbereiten »Schläfer« sind Männer. Männer sind für 87 % der Gewaltdelikte verantwortlich. Fast alle Kinder, die auf Dauer von der Schule verwiesen werden, sind Jungen. Und Jungen weisen – wie bereits beschrieben weniger Schul- und Studienabschlüsse auf als Mädchen respektive Frauen. Männer schöpfen Möglichkeiten aus dem bestehenden Gesundheitssystem nicht aus, um gesund zu bleiben. Männer finden sich erst dann in Beratungseinrichtungen ein, wenn die Ehe bereits geschieden, der Arbeitsvertrag Gegenstand juristischer Auseinandersetzung, die Erkrankung diagnostiziert, die Unfallfolgen bekannt, der Konkurs angemeldet oder der Kontakt zu den Kindern verloren ist.

Neben diesen bekannten und zahlenmäßig belegten Fakten aus Bereichen, wo es statistisch leichter ist, Daten zu generieren, gibt es eine Vielzahl von männlichen Themen, die »filigraner« zu erfassen sind. Männer leiden anders und bringen ihre Sorgen oft »verklausuliert« zum Ausdruck. Männer zeigen ihre soziale Bedürfnisse anders und haben spezielle Formen entwickelt, Kränkungen zu verarbeiten. Männer verfolgen formale Ziele und haben den Mut zur Persönlichkeitsentwicklung oft verloren. Männer stellen mit Staunen ihre eigene Fragmentierung auf wenige Rollenaspekte und Lebensbereiche fest, sie spüren die »gesellschaftlichen Spitzen« der männlichen Entehrung (vgl. Bönt 2012; Dietz 2012) – und bleiben dabei dennoch emotional unbeteiligt.

Erfassbar werden solche Themen durch die persönliche Antwort, durch das Einschwingen, durch die Erlaubnis der innerlichen Resonanz auf das Gegenüber und durch prozessuale Diagnostik. Erfassbar wird der Mann mit diesen Themen durch einen gemeinsamen Weg des Erfassens und Verstehens, nicht des Urteilens. Erfassbar werden solche Themen auch durch die eigene Bereitschaft, in der Begegnung mit dem Anderen selbst verändert zu werden.

8.1 Männer »leiden« anders

Für den modernen Mann im 21. Jahrhundert ist es schwieriger geworden, die eigenen Fragen, Unsicherheiten und Ängste hinter klaren Rollenvorstellungen zu maskieren. Sicherheit gebende Ordnung, zum Beispiel durch »Unterordnung der Frauen«, ist vor noch nicht allzu langer Zeit zerbrochen (Wahlberechtigung, Arbeitsberechtigung, Gleichstellung der Frau) und stellt die Männer mit ihren erlernten Mustern auf den Prüfstein. Auch wackelt der Halt des Mannes in der klaren, zahlenorientierten Strukturiertheit von Ökonomie, Technik und Politik, indem der Ruf nach emotionaler Intelligenz und »Soft Skills« lauter wird. Die scheinbare Natürlichkeit der den Personen zugeordneten Merkmalen löst sich auf, Geschlechterbilder vervielfältigen sich und die die realen Personen heute noch einschränkenden Geschlechtergrenzen verflüssigen sich (vgl. Großmaß 2005, S. 47). Gleichzeitig wirken im Alltag trotz Diskurs um Gender, Wissenszuwachs und politischen Handlungsimpulsen Stereotype, welche »auf eine merkwürdige Art von den inzwischen vorliegenden Ekenntnissen unberührt« bleiben (Großmaß 2005, S. 44).

Wir müssen als Gesellschaft, als Arbeitgeber, als Ausbilder, als Helfer endlich lernen, hinter die maskulinen Stereotypen zu schauen, um die Bedürfnisse im Hinblick auf die psycho-somatische Gesundheit von Männern zu verstehen.

> Bei den heilenden Beruf braucht es einen Blick hinter die maskulinen Stereotypen, um die Bedürfnisse von Männern zu verstehen.

Nehmen wir ein Beispiel aus dem psychotherapeutischen Vokabular, welches auch aus der Laienpresse und Internetforen bekannt ist: »Depression und Selbstverletzung«. Diese Stichworte rufen vor dem inneren Auge ein Bild von einem Mädchen im Teenageralter hervor, welches sich emotional instabil mit Rasierklingen die Unterarme aufritzt und an einer Essstörung leidet. Wenn wir aber »**Selbstverletzung**« in einem anderen Kontext betrachten, so könnten wir auch Männer als Betroffene erkennen. Nämlich Männer, die

- geneigt sind, 14 Stunden am Tag zu arbeiten,
- ihren Stress mit Alkohol betäuben,
- Arbeitsschutzmaßnahmen umgehen,
- sich beim Autofahren, Sport oder bei sexuellen Praktiken riskant verhalten,
- nur unregelmäßig essen oder
- mit dem Gesetz in Konflikt gekommen sind.

Die meisten der gerade beschriebenen Akteure würden leugnen, dass sie ein emotionales Problem hätten. Und würde nicht auch die Allgemeinheit sagen, »Ja, das ist zwar riskant, aber eben typisch männlich«. In der Regel funktionieren diese Männer noch recht gut in ihren angedachten Rollen und verleugnen oder verharmlosen ihre Probleme, ja teilweise werden diese dysfunktionalen Muster sogar unterstützt und belohnt.

> »Herr Schmitt hat durch sein Engagement in den letzten (80-Stunden-) Wochen das Projekt gerettet«.

Allenfalls die genervte Ehefrau oder der besorgte Hausarzt bringen diesen Mann zum Nachdenken und erwirken eventuell einen Ersttermin in der psychotherapeutischen Praxis.

Dort aber lauert dann die nächste Hürde, wie ein Beispiel aus einer Supervisionsstunde verdeutlichen soll:

> Herr M wird von seinem HNO-Arzt wegen eines Tinnitus (dauerhaftes Ohrgeräusch), welcher während der Krebserkrankung seiner Frau aufgetreten ist, zur Mitbehandlung an den Psychotherapeuten überwiesen. Der Mann macht im Erstgespräch einen fitten Eindruck, arbeitet durchgehend, bekommt die anfallenden Schwierigkeiten vordergründig in den Griff. Der Psychotherapeut kann biografisch keinen Grundkonflikt erkennen und schickt den Mann mit den Worten nach Hause »Sie sind zu gesund, das bezahlt die Kasse nicht. Da weiß ich nicht, was ich Ihnen für eine Diagnose stellen soll«.

Der symbolische Ausdruckgsgehalt des Tinnitus wurde vom HNO-Arzt wahrgenommen, vom Psychotherapeuten allerdings nicht! Für diesen passten die vorgebrachten Beschwerden nicht in das Symptommuster der ICD-10-Kategorien – in Übereinstimmung damit, dass die Voraussetzungen einer psychotherapeutischen Behandlung durch die Psychotherapierichtlinien besonders für Männer zu starr zu sein scheinen. Wenn ein Mann schon die extreme innere Hürde überwunden hat, sich professionelle Hilfe zu suchen, und dann aufgeklärt wird, dass er jetzt 25 oder 50 Wochen lang möglichst zum selben Zeitpunkt zur Therapie kommen soll, dann geht »Mann« einfach wieder. Wir mögen an dieser Stelle nicht die Diskussion um die Therapierichtlinien eröffnen, sondern nur zu bedenken geben, dass jemand, der noch nie geschwommen ist und ohne Vorbereitung 2,5 oder 5 Kilometer im See schwimmen muss, nach den begleitenden Worten »Wenn Sie das nicht tun, sind Sie nicht genug motiviert« nur noch fliehen kann.

> Gesundheit ist nicht statisch, sondern ein dynamischer Zustand. Sie muss jeden Tag wieder neu stabilisiert werden.

Die Weltgesundheitsorganisation (WHO) definiert 1986 in der Ottawa-Charter:

> *»Health is a state of complete physical, mental and social well-being and not merely the absence of disease or infirmity.«*

und beschreibt weiter die psychische Gesundheit als »einen Zustand des Wohlbefindens, in dem der Einzelne seine Fähigkeiten ausschöpfen, die normalen Lebensbelastungen bewältigen, produktiv und fruchtbar arbeiten kann und imstande ist, etwas zu seiner Gemeinschaft beizutragen« (vgl. www.who.int). Dabei ist Gesundheit nicht statisch, sondern ein dynamischer Zustand, der durch die eigenen Handlungen beeinflusst werden kann und jeden Tag wieder neu hergestellt werden muss. Als Ausganggspunkt für einen Behandlungsplan gleicht diese Definition einer Katastrophe und einer Chance gleichermaßen. Wie messen wir einen dynamischen Zustand, der jeden Tag neu hergestellt werden soll? Wie fassen wir das jeweilige Entwicklungspotenzial? Und dann noch die Besonderheiten im Geschlecht! Denn

> *»... men often have mental health needs that are distinct from those of women and which are particulary associated with the lived experience of being male. Some of these needs are not being met as effectively as they might" (Wilkins 2010, S. 8).*

8.2 Männer »ticken« etwas anders

In diesem Abschnitt möchten wir Besonderheiten hervorheben, die gesellschaftlich, bei der Beratung und in der psychotherapeutischen Begleitung von Männern beachtet werden sollten. Dabei ist nochmals darauf hinzuweisen, dass wir nicht über »die Männer« pauschalisiert schreiben, sondern es immer wieder den konkreten Blick auf das jeweilige männliche Gegenüber bedarf.

- Die traditionelle Definition von Männlichkeit (»stark sein«, »durchhalten«) ist ein prädisponierender Faktor oder sogar schon ein Symptom für geringe psychische Gesundheit.
- Depressionen bei Männern sind zu wenig diagnostiziert und damit nicht entsprechend therapiert.
- Viele Männer, die Hilfe benötigen, verneinen dieses oder rufen eine »unsympathische« Gegenübertragung hervor, wie z. B. »so ein Idiot«, »den mache ich auch klein«, »dann soll er sich eben um sich selbst kümmern«. Dadurch steigt die Gefahr, sie aus den Praxen nach dem Erstkontakt wieder zu verlieren.
- Mangelndes Wissen über Gesundheit bzw. psychische Gesundheit bei den Männern erfordert vermehrt Aufklärung und psychoedukative Aufgabenstellungen während der Therapie.
- Väter in ihrer überfordernden Mehrfachrolle als Ernährer, Familienvater, Liebhaber, Arbeitnehmer und Partner müssen verstanden und unterstützt werden.
- Männerspezifische Notfalltelefone sollten eingerichtet werden.
- Der Frühintervention sollte eine besondere Bedeutung beigemessen werden. Schulkurse, die besonders junge Männer als Zielgruppe haben und die die Sensibilisierung der Jugendlichen für ihre eigenen emotionalen Bedürfnisse (Selbst-Aufmerksamkeit) und die emotionalen Bedürfnisse ihres sozialen Umfeldes (Empathie) stärken, wären sehr zu unterstützen.
- Männliche Jugendliche und Männer sollten ermutigt werden, weniger destruktive Formen der Männlichkeit zu leben und dafür positives gesellschaftliches Feedback erhalten.
- Schlechte Arbeitsbedingungen oder überlastende Arbeitssituationen schaffen psychische Probleme und bleiben daher Aufgabenfelder für die Politik.
- Viele Männer in Gefängnissen waren dysfunktionalen Erfahrungen in ihrer Kindheit ausgesetzt (Alkohol, Gewalt, Prostitution, schlechte soziale Verhältnisse, wenig kontinuierliche Erziehungspersonen) und zeigen psychische Auffälligkeiten. Neben der unabdingbaren Sicherheit der Bevölkerung sollten Verhältnisse in Gefängnissen und die Behandlung von Gefangenen überdacht und kontinuierlich verbessert werden.
- Von Männern erlebter psychischer Stress sollte in der Bedeutsamkeit erkannt und stärker aus der männlichen Perspektive gesehen werden.
- Die Einrichtung und der Ausbau von »Gender sensitive Services« für Männer wie sie für Frauen bereits bestehen, wie z. B. Erziehungssprechstunden, Krebszentren, Männerwohngruppen, spezielle Einrichtungen für sexuellen Missbrauch bei Männern, Einrichtungen für Essstörungen, anonyme Anlaufstellen für Gewalttäter, sind nur eine logische Konsequenz, wenn die Gleichstellung von Männern und Frauen politisch ernst gemeint ist.

8.3 ICD-10 und der »*Gentle-mental health Code*«

In den Kapiteln über die sieben vulnerablen Punkte (die »7 V's«, s. S. 79 ff) und in dem Kapitel über Männermedizin (s. S. 149 ff) sind schon viele Themen ausführlich dargestellt worden, weswegen Männer die Allgemeinpraxis, Beratung, Coaching oder Psychotherapie aufsuchen.

Das, was phänomenologisch in der klinischen Symptomatik sichtbar ist, verschlüsseln wir nach ICD-10 (International classification of diseases), international gültig entsprechend der Weltgesundheitsorganisation WHO. Wir wollen bewusst keine genderspezifischen Spitzfindigkeiten zwischen Männern und Frauen hinsichtlich der Symptomatik bei einzelnen Erkrankungen und bezüglich aller F-Diagnosen (der Rubrik für psychische Erkrankungen) in der ICD-10 untersuchen oder einführen. Neben der allgemeingültigen Diagnosestellung ist vielmehr ein tieferes Verständnis der inneren Themen der Männer bedeutsam (s. Kap. 1-3). Mit diesem Verstehen und Begreifen können Symptome in ihrer meist unbewussten Bedeutung analysiert und der »*Gentle-mental health Code*« entschlüsselt werden. Nur so ergibt sich ein auf den individuellen Mann speziell abgestimmter Behandlungsplan, der nachhaltig trägt.

> Im ICD-10-System sind F-Diagnosen eine international gültige Verschlüsselung von psychischen Erkrankungen – der »*Gentle-mental health Code*« hilft bei der männerspezifischen Übersetzung.

Somatisierung als »Eintrittskarte« in ein helfendes System

Das Geschlecht ist das grundlegende Charakteristikum für unsere eigene Selbstwahrnehmung. In jedem Stammdatenfragebogen werden wir nach »weiblich oder männlich« befragt. Dies eröffnet sofort ein riesiges Assoziationsfeld an genderspezifischen Vorurteilen, Erfahrungen, Meinungen, Erlerntem etc. – auch im professionellem Umfeld. Psychische Störungen sind bei ca. 20 % der Frauen (jede 5. Frau) und bei jedem 8. Mann diagnostiziert. Diagnostiziert bedeutet, dass die Krankheit erkannt und von einer Fachperson dokumentiert wurde.

> Die somatischen Symptome bei Männern auf psychischer Ebene verstehen – auch das ist die Aufgabe von Psychotherapeuten.

An dieser Stelle möchten wir auf das Besondere in der Symptomatik von psychischen Erkrankungen bei Männern hinweisen. Erschöpft sein, eine bedrückte Stimmung haben und »eigentlich nicht mehr können« wird in der Regel von den Männern aus den vielfach dargestellten Gründen so nicht geäußert. Die Männer bringen dies eher in somatischen Symptomen zum Ausdruck, wie z. B.

- Tinnitus (»nicht mehr zuhören wollen«),
- vermehrten Verletzungen (»gegen sich selbst gerichtete Aggressionen«),
- Herzrhythmusstörungen (»emotionale Themen bringen mich zum Stolpern«),
- Psoriasis (»etwas geht mir unter die Haut«),
- Erektionsstörungen (»mich belasten Themen in der Partnerschaft und in meinem männlichen Leistungsvermögen«),
- Schlafstörungen (»immer wachsam sein«),
- Bluthochdruck (»unter Druck stehen«) oder
- vermehrtem Alkoholkonsum (»Selbstmedikation zur Stressbewältigung und innerer Unruhe« – ausgenommen Suchterkrankungen).

Körperliche Symptome bei Männern sollten vom Medizinsystem auch als »Eintrittskarte« zu Anteilnahme und erwünschten Gesprächen über dahinterliegende Themen verstanden werden. Häufig wird die Botschaft »zwischen den Zeilen« allerdings nicht gesehen, da die Mediziner selbst ein geringes Verständnis für psychosomatische Zusammenhänge aufweisen. Das darf ich an dieser Stelle aus meiner Erfahrung als langjähriger Ausbilder für die psychosomatische Grundversorgung für Allgemeinmediziner sagen. Etwas, was in der Medizin nicht messbar und damit scheinbar nicht objektivierbar ist und nicht in Zahlen mit der Kategorisierung »gesund oder krank« niedergelegt werden kann, existiert im Zweifel nicht.

Der »*Gentle-mental health Code*«

> Der »*Gentle-mental health Code*« ist das Verstehen der meist unbewussten Bedeutung von Symptomen bzw. der aktiven Abwehr von Symptomen bei Männern.

Anhand einiger Störungsbilder sollte im Folgenden die Anwendung des »*Gental-mental health Codes*« verdeutlicht werden. Als prominentes Beispiel für eine bisherige Übersetzungslücke des männlichen »Gesundheitscode« ist die **Depression** anzusehen.

▸ Depression

Bevor eine Depression symptomatisch erkennbar wird, macht sich die Überforderung durch mangelnde Energie, Lust- und Appetitlosigkeit, ständige Müdigkeit und Schlafprobleme meist über Wochen oder Monate bemerkbar. Männer äußern diese »Unlustgefühle« allerdings eher durch

- vermehrte Arbeitswut,
- Aggressivität gegenüber der Familie und den Kollegen,
- Bagatellisierung von Problemen (» wird schon wieder«),
- Herunterspielen von körperlichen Beschwerden (»na, so ein bisschen Blutdruck«) und
- ungewöhnlichen Aktionen (»Ich habe mich zum Paragliding-Kurs angemeldet. Das wollte ich immer schon machen.«).

Mit einigen Autoren zusammen bemängeln wir daher, dass diese Ausdrucksformen der Depressionen in den meist verwendeten Depressionsskalen (z.B. Beck Depressions Inventar, vgl. Hautzinger et al. 1995) nicht abgebildet werden. »Depressionen bei Männern sind systematisch unterdiagnostiziert und untertherapiert« (Möller-Leimkühler 2000). Häufig sind es dann die Partnerinnen, die die Männer zum Arzt drängen. Wenn dieser die dahinterliegenden Schwierigkeiten nicht erkennt, wird es oft allerdings ein langer und mühsamer Weg bis zum Spezialisten.

▸ Suizidrate

Mit depressiven Entwicklungen assoziiert ist auch die höhere **Suizidrate** von Männern zu erwähnen. Allein schon die Frage nach suizidalen Absichten und Wünschen hilft, mit den Männern in ein meist entlastendes Gespräch zu kommen. Sinngemäß berichten viele Klienten: »Ich bin gestresst, fahre immer wieder viel zu schnell Auto, weil ich ja noch pünktlich zum Termin kommen muss, reagiere schon ärgerlich auf Kleinigkeiten, aber im großen Ganzen habe ich noch alles im Griff. Das wird schon wieder.«

Mittels »*Gentle-mental health Code*« übersetzt könnte das allerdings bedeuten: » Mir geht es ziemlich schlecht, ich weiß nicht mehr, wie ich den Spagat zwischen Arbeit und Familie bewältigen soll, schlafe schlecht und trinke vermehrt Alkohol zum Abschalten. In Gedanken bin ich schon gegen den nächsten Baum gefahren«. Sicher ist dies eine plakative genderspezifischer Übersetzung deren Evidenz wird jedoch in der Literatur bestätigt (vgl. Pirkis et al. 2001, S. 383; Sonnenmoser 2011; Bedi u. Richards 2011, S. 382).

Weitere gesundheitliche Themen, die einer guten Übersetzung durch den »*Gentle-mental health Code*« bedürfen, sind folgende:

▸ Erektionsstörungen

Da für Männer ihre Orgasmusfähigkeit und ihr Erektionsvermögen (»seinen Mann stehen können«) Selbstwert generierend sind, gehört dieser Symptomenkreis zu den sensibelsten und verletzlichsten. Unabhängig von emotionaler Befindlichkeit immer funktionieren zu können und zu müssen ist ein verborgenes Thema hinter dieser körperlichen Symptomatik.

> »Ich muss doch können, obwohl ich in Scheidung lebe, finanzielle Sorgen mich begleiten, das Auto des neuen Lovers meiner Ehefrau neben unserem Haus parkt und der Blutdruck verrückt spielt«, so die Aussage eines Klienten.

Dass da »der kleine Mann« streikt, ist nur zu verständlich. Aber auch biografische Themen, wie am eigenen Leib erlebter sexueller Missbrauch, verheimlichter Medikamentenabusus, ein in der Behandlung vernachlässigter Diabetes mellitus, die misslungene Loslösung von der Mutter, Kastrationsängste etc., können hinter dem Symptom »Erektionsstörungen« stehen. Gelingt diese Dechiffrierung, gelingt es, Männer mit ihren »verborgenen Themen« zu sehen und ernstzunehmen, erleben wir psychische Erleichterung und körperliche Regeneration.

> Körperliche Gesundheitsprobleme unter dem Blickwinkel des »*Gental-mental health Codes*« lassen den Therapeuten oder Arzt die umfassende Bedeutung der Symptomatik verstehen.

▸ Alkohol und Drogen

Männer werden 3-mal so häufig alkoholabhängig und doppelt so häufig drogenabhängig wie Frauen (European commission 2011). Wichtig sind daher anamnestische Fragen nach Alkohol- und Drogenkonsum und das Drängen auf eine realistische Antwort sowie die forcierte adäquate Behandlung. Eine Psychotherapie allein wird nicht ausreichend sein, da ein Entzug und die Dauerbegleitung ein spezielles medizinisch-psychologisches und eventuell sozialpädagogisches Behandlungskonzept brauchen. Abgesehen von Abhängigkeitserkrankungen bei Personen mit großen Defiziten im Strukturniveau der Persönlichkeitsorganisation (vgl. Arbeitskreis OPD 2006, S. 256ff; Rost 1994, S. 51ff) gilt es durch die Brille des »*Gentle-mental health Code*« die inneren Themen im Suchtverhalten des Mannes zu verstehen: »Ich brauche jemanden immer zur Verfügung« – so verlässt sich der Mann gegebenenfalls auf ein nicht belebtes Objekt (das Suchtmittel), anstatt sich in die Ungewissheit einer Beziehung mit einem Menschen einzulassen. »Ich kann in meiner Berufsrolle alles kommunizieren« – sollten jedoch eigene Wünsche, Bedürfnisse, Ängste, Fragen in den Vordergrund treten, braucht es die Mut machende Lockerung durch das Suchtmittel. »Ich bin meinen Prinzipien treu« – erst durch die Intoxikation findet der innere Aufstand gegen das Gewissen und dessen Wertepriöritäten und die Grenzüberschreitung der konstruierten Wirklichkeit (vgl. Wurmser 1993, S. 221) ihren Anfang.

▸ Gewalterfahrungen und Gewalt

Ausgenommen bei sexuellen Übergriffen und häuslicher Gewalt sind Männer häufiger Opfer von Gewalt als Frauen. Gewalterfahrung und Gewaltverhalten sind prädisponierend bedingt durch niedrigen sozialen Status, Single sein (geschieden oder getrennt), dysfunktionale Kindheitserfahrungen, Alkohol und Drogen. Opfer sexueller Gewalt zu werden scheint eher mit dem Geschlecht »Frau« verbunden zu sein. Auch bei diesem Themenfeld ist es daher wichtig, dass entschieden gefragt wird, ob der Klient Gewalterfahrungen gemacht oder Verletzungen seiner körperlichen Integrität erfahren hat. Ohne explizite Nachfrage wird das Thema »Opfersein« von Männern meist nicht berichtet, wirkt aber in der Symptomebene fort, die somit nicht richtig interpretiert werden kann. Der Mann bleibt dann mit seinen eigentlichen Verletzungen unverstanden.

> Als Bespiel ist ein ca. 32-jähriger Mann zu nennen, der ein bulimisches Essverhalten zeigt und einen sehr rigiden Trainingsplan als Triathlet einhält. In seiner Partnerschaft können Zärtlichkeit und Sexualität nicht gelebt werden. Auf Nachfragen wurde ein emotionaler Missbrauch von Seiten der Mutter deutlich, die den Patienten sehr grenzverletzend als Partnerersatz funktionalisiert hatte.

Emotionaler Missbrauch oder Parentifizierung durch ein Elternteil ist ohnehin schwer zu verbalisieren, da dies fast unmerklich und subtil inszeniert und für den Betroffenen nicht greifbar wird. In diesem Falle kommt dem Therapeuten die wertvolle Aufgabe zu, mittels »*Gentle-mental health Code*« das Unbegreifliche zu übersetzen, das verborgen Wirkende auszusprechen. Der Code lässt in diesem Moment neurotische Fixierungen zu Staub zerfallen und eröffnet den freien Weg in die autonome Selbstentwicklung für den betroffenen Mann.

▸ Posttraumatische Belastungsstörung

Nahezu 16 Millionen in Deutschland lebende Menschen haben einen Migrationshintergrund. Nicht selten kommen daher auch Menschen in die psychotherapeutische Behandlung, die verschiedenen Traumata ausgesetzt waren, wie z. B. politischer Verfolgung, Hafterlebnissen, Folter, existenzieller Unsicherheit, Überlebensängsten, Zeugenschaft von Gewalt etc. Die »Eintrittskarte« in das helfende System sind meist körperliche Symptome. Der »*Gentle-mental health Code*« vermag hier einerseits zu helfen, kulturelle Missverständnisse im Ausdruck von Gesundsein/Kranksein bzw. in den Behandlungserwartungen zu klären (vgl. Yildirim-Fahlbusch 2003, S. C929). Andererseits eröffnet die Sichtweise durch den »*Gentle-mental health Code*« grundsätzlich Verständnis für die traumatische Bedeutung von »Nichtzugehörigkeit« (vgl. Herman 1994, S. 77ff). Vor allem für die besonders gefährdeten Männer, welche sich durch impulsiven und isolierten Aktionismus auszeichnen, könnte die gemeinsme Übersetzungsarbeit existenzsichernd wirken.

Im Zuge der öffentlichen Diskussionen über internationale Einsätze von deutschen Soldaten wurden deren Belastungen offensichtlicher. Die Bundeswehr selbst sieht daher für ihren psychologischen Dienst »[p]ersonelle[n] Ergänzungsbedarf« (Bundeswehr 2012, S. 19) und bei einer Prävalenz von 2,9% posttraumatischen Belastungsstörungen nach einem durchschnittlichen 4-monatigen Einsatz (vgl. Schulte-Herbrüggen u. Heinz 2012, S. 416) besteht Handlungsbedarf. Blickt man jedoch auf das Inanspruchnahmeverhalten von bereits bestehenden Hilfsangeboten bietet sich das vertraute Bild: Wie verschiedene Autoren bereits belegten (vgl. Hausner et al. 2008; Kowalski et al. 2011) suchen auch bei der Bundeswehr die Frauen häufiger Unterstützung (vgl. Kowalski et al. 2012, S. 422). Mittels »*Gentle-mental health Code*« gilt es daher, Belastungsfolgen der Männer so zu übersetzen, dass geeignete Angebote für diese geschaffen werden können.

Neben dem genderspezifischen Ausbau von Hilfsangeboten für gefährdete Berufsgruppen wie Soldaten, Polizisten oder Einsatzkräfte der Katastrophendienste muss der »*Gentle-mental health Code*« dahingehend entwickelt werden, dass mit seiner Hilfe auch die Sprache der ehrenamtlichen Einsatzkräfte verstanden (vgl. Wagner 2001, S. 400) und deren Belastung bzw. Gefährdung, eine posttraumatische Belastungsstörung zu entwickeln, reduziert werden kann.

Der folgende Ausspruch eines 41-jährigen Consultant fasst die Notwendigkeit, den »*Gentle-mental health Code*« zu beherrschen, knapp zusammen:

> *»My initial approach was the machismo route. I didn´t need anything, I didn´t need anyone. I could be a lone wolf and solve it on my own" (Anderson 2012).*

9 Das Geschlecht des Therapeuten

Psychotherapie spielt sich nicht auf »neutralem Boden«, sondern in einem bestimmten kulturellen, sozialen und politischen Kontext ab. Die handelnden Personen sind in tradierten Strukturen verankert und bestimmten gesellschaftlichen Konventionen unterworfen, welche Einfluss auf den Prozess und das Ergebnis der Psychotherapie nehmen. Die Geschlechtszugehörigkeit der Agierenden stellt darin eine potenziell wichtige Variable in der psychotherapeutischen Praxis dar.

Da Menschen sich immer gegenseitig beeinflussen, auch wenn sie es zu vermeiden versuchen (vgl. Thomä und Kächele 1997, S. 47), ist es wichtig, sich einen »geeigneten« Therapeuten oder eine Therapeutin in Ruhe auszusuchen (Passung). Ähnliches gilt ja auch für alle anderen Menschen, mit denen wir vertraulich umgehen oder eine Beziehung eingehen. Die wechselseitige Beeinflussung erfolgt ständig und meist unmerklich in Form blitzschneller Aktionen und Reaktionen, in Form von Gefühlen und körperlichen Wahrnehmungen (»Rückkopplungen«, »Übertragung und Gegenübertragung«) und in Form von sich entwickelnden Gedanken und Fantasien über das Gegenüber. Insgesamt ähnelt dies einem spiralförmigen Prozess bzw. einem kunstvollen Tanz mit sich ständig verändernden Rollenmustern und Reaktionen auf das Gegenüber in kognitiver, emotionaler und somatischer Weise. Da sich die Beziehungen eines Menschen aus jeder Perspektive anders darstellen, müssen wir damit leben, dass es keine einheitliche Sicht in der Psychotherapie gibt, Unterschiede ausgehalten werden müssen und die gemeinsame Entwicklung voller Überraschungen stecken kann.

Therapeutisches Arbeiten weist im Gegensatz zu anderen Berufen eine wesentliche Besonderheit auf.

> Der Therapeut hat neben dem »Werkzeug« seiner theoretisch fundierten Ausbildung mit einer schulenspezifischen Methodik seine eigene Persönlichkeit einschließlich seiner Geschlechtlichkeit als »Arbeitsmaterial« zur Verfügung.

Daher werden die eigenen Einstellungen, Erfahrungen, Bedürfnisse, Wertevorstellungen und Lebensformen den therapeutischen Prozess bewusst und unbewusst mitbestimmen. Um den bewussten Anteil zu begrenzen und um reflektiert im professionellen Beziehungsrahmen zu bleiben, ist in den meisten psychotherapeutischen Ausbildungen Selbsterfahrungsanteile Pflicht. Obwohl das Geschlecht von Patienten und Psychotherapeuten zahlreiche Aspekte des Therapieprozess beeinflusst, finden dennoch »geschlechtsspezifische Fragen bisher in der Ausbildung von Psychotherapeuten im deutschsprachigen Raum wenig bis keine systematische Berücksichtigung« (Rohde u. Marneros 2007, S. 399). So gibt es auch in großen Standardwerken (vgl. Möller et al. 2008) keine weiterführenden Kapitel, so wird das Geschlecht von Therapeut und Klient einzig als begrenzende Variable für gelingende therapeutische Beziehungen eingeführt (vgl. Reimer et al. 2007, S. 738), so werden Aspekte frauenspezifischer Krankheitsbilder (vgl. Rohde u. Marneros 2008, S. 1217ff) ohne Raum für die thematische Auseinandersetzung um Männerthemen dargestellt.

9.1 Rolle der Geschlechtlichkeit in verschiedenen psychotherapeutischen Ansätzen

Auch die Forschung greift bisher wenige diesbezügliche Fragestellungen auf. Vorliegende Untersuchungen zeigen widersprüchliche und unterschiedliche Auswirkungen der Geschlechtszugehörigkeit auf die Behandlungssituation (vgl. Löffler-Stastka 2012, S. 57) und die Behandlungsergebnisse (vgl. Backenstraß u. Mundt 2007, S. 392). Um so wichtiger scheint es daher, einen Blick in die grundlegenden Gedankengebäude der anerkannten Therapieschulen zu werfen.

Die **klassisch psychoanalytische Theorie** formuliert in ihren Anfängen geschlechtsspezifische Annahmen, »geht aber im Kern von einem Defizit weiblicher gegenüber männlicher Entwicklung aus« (Rohde u. Marneros 2007, S. 397). Zwar hatten bereits Karen Horney, Melanie Klein, Margaret Mead und Jessica Benjamin diese Haltung zugunsten einer gleichwertigen Beschreibung der Entwicklung beiderlei Geschlechter revidiert, eine zukunftsfähige Auflösung der einseitig patriachalen Ordnung über die Weiblichkeit formuliert Rohde-Dachser (vgl. 2003, S. 279): Das Weibliche als dämonische Projektionsfigur kann verblassen, wenn stattdessen die Konfrontation mit dem Dunklen, Unbewussten, Triebhaften im Innern von Männern und Frauen stattfindet, diese die »sonst abgewehrten Bereiche als zu sich gehörig akzeptierten, anstatt sie immer wieder im Gegengeschlecht zu orten und von daher auch fähig wären, sich bei diesem Schritt gegenseitig zu unterstützen. Achtsam zu sein, welche Arbeits- und Übertragungsbeziehung sich aufgrund des Geschlechts von Therapeut und Klient entwickelt (vgl. Thomä u. Kächele 1997, S. 64) ist daher eine Grundvoraussetzung für gemeinsames therapeutisches Arbeiten.

Auch in der **Verhaltenstherapie** wird die Diskussion um den Einfluss des Geschlechts – wenn überhaupt – nur am Rande geführt (vgl. Backenstraß u. Mundt 2007, S. 397). Die Geschlechterfrage wird kaum berücksichtigt, es gibt auch keine Erörterung eines geschlechtssensiblen Vorgehens. Da sich die Verhaltenstherapie auf kein »Menschenbild« bezieht (vgl. Perrez 1979, S. 95f), obliegt die Zielfestlegung für den gemeinsamen therapeutischen Prozess im Rahmen der ethischen Verantwortung der betroffenen Zielperson der Person, welche die Beeinflussung vornimmt und gegebenenfalls der gemeinsamen Abstimmung des Prozesses mit den erziehungspolitischen Rahmenbedingungen. Möglicherweise stand in der verhaltenstherapeutischen Diagnostik von Beginn an die individuelle Verhaltens- und Problemanalyse im Mittelpunkt, womit implizit auch geschlechtsspezifische Unterschiede erfasst werden.

Kaum anders sieht es bei den **humanistischen Ansätzen** aus. Diese richten sich mit ihren anthropologischen Grundannahmen am Menschen als »fragendem Wesen« aus (vgl. Straus 1952) und sind daher von der Theoriebildung geschlechtsindifferent. In der Konfliktbewältigung mit Hilfe eines Therapeuten werden die Kommunikationsformen des Patienten mit sich, mit anderen Menschen und mit seiner Umwelt deutlich und veränderbar. Der Therapeut ist aus diesen Veränderungen natürlich nicht auszuschließen, da er sich von Anfang an in den Dialog mit dem Patienten einbeziehen lässt (vgl. Wyss 1979, S. 140). Bestätigung, Entfaltung und Entwicklung wechseln mit in Frage stellen und Bezweifeln des jeweiligen anderen. In diesem Wechselspiel gilt es, Seiendes zu akzeptieren und Mögliches zu entwickeln.

Werden psychosoziale und gesellschaftspolitische Aspekte der Geschlechterfrage dabei stärker berücksichtigt, finden wir in **familientherapeutischen Ansätzen** beispielsweise sehr differenziert ausgearbeitete Konzepte. Im Vergleich zu feministischen Konzeptionen stehen Entwicklungen, die männerbezogene Themen formulieren, jedoch noch am Anfang.

Vielleicht sollte gerade an dieser Stelle erinnert werden, was im Rahmen der **tiefenpsychologischen Theorieentwicklung** ausformuliert ist. Das Bewusstwerden des eigenen Geschlechts und des Geschlechtsunterschiedes ist für das Kind ein mit Begeisterung und Ängsten verbundenes Ereignis – auf jeden Fall »keine harmlose Entdeckung« (Elhardt 1988, S. 101)! Bedeutsam, wesentlich, »tief« (vgl. Pongratz 1983, S. 4) prägt dieses Wissen unsere bewusste und unbewusste Entwicklung. Etwas von der Aufregung zu spüren, einem Mann, einer Frau, einem Patienten, einer Therapeutin gegenüber zu sitzen, öffnet daher vielleicht sowohl den Blick auf unser inneres Unheil als auch auf den Weg in die Lebendigkeit.

9.2 Zum Mann oder zur Frau? Entscheidungshilfen

Ein Anruf oder ein Erstgespräch bei einem Therapeuten oder einer Therapeutin? Wie immer lassen sich zuerst einmal alltägliche Fragen schwer aus den Erkenntnissen der Grundlagenforschung beantworten. Vielleicht helfen Daten aus Bereichen, welche bereits geschlechtsspezifisch untersucht wurden bei der Entscheidung. Wir wissen bereits einiges über:

- das Geschlecht der psychotherapeutisch tätigen Ärzte und Psychologen,
- die Inanspruchnahme von Psychotherapie,
- Geschlechtsgebundenheit und den therapeutischen Prozess,
- Geschlechtsgebundenheit und Ergebnisse (Leithner-Dziubas u. Springer-Kremser 2009).

▸ Frauen und Männer hinter den Anrufbeantwortern

Von den psychotherapeutisch tätigen Ärzten und Psychologen in Deutschland sind ca. ein Drittel männlichen Geschlechts. Bei den Kinder- und Jugendlichenpsychotherapeuten ist der Anteil der männlichen Kollegen sogar noch geringer (vgl. Schulz et al. 2008, S. 11f).

▸ Inanspruchnahme von Psychotherapie

Psychotherapie wird nach frühen Untersuchungen von Rudolf und Stratmann (1989) überwiegend von Frauen in Anspruch genommen (65 % Frauen, 35 % Männer). Bis 2006 hat sich das Verhältnis dahingehend verändert, dass von 1000 Einwohnern ca. 12 Frauen und ca. 6 Männer Psychotherapie beanspruchen (vgl. Wittchen et al. 2010, S. 31). In der eigenen Praxis ist das Verhältnis mittlerweile ausgeglichen.

▸ Geschlecht und Therapieerfolg

In den Publikationen der 70er- und 80er-Jahre des letzten Jahrhunderts werden Therapeutinnen als geduldiger, sensibler, intuitiver und besser sozialisiert für heilende und helfende Berufe als ihre männlichen Kollegen dargestellt. Die Annahme, dass Frauen bessere Therapeuten sind, muss angesichts neuerer Publikationen und Metaanlysen jedoch revidiert werden. Diese besagen, dass das Geschlecht des Therapeuten insgesamt nur eine geringe Bedeutung für den Therapieerfolg hat. »…[W]eder sei das Geschlecht allein die wesentliche Einflussvariable auf die Übertragungsbeziehung, noch sollte seine Bedeutung unterschätzt werden« (Leithner-Dziubas u. Springer-Kremser 2009; Bowman et al. 2001).

▸ Geschlechterpassung

In der Literatur wird mitunter die Meinung vertreten, dass die Geschlechterpassung zwischen Therapeut und Patient zu den erfolgreichsten Behandlungen führt. Insbesondere in Lebenssituationen, in denen es um geschlechtsspezifische Probleme geht, scheinen sich Patienten durch Therapeuten des gleichen Geschlechts besser verstanden zu fühlen. Vor allem ältere Studien bieten für die Überlegenheit der Geschlechterpassung eine empirische Basis. Neuere Untersuchungen (vgl. Beutler et al. 2004) bestätigen die Befunde hinsichtlich der Geschlechterpassung hingegen nicht mehr.

▸ Geschlecht und Setting

Eine Arbeitsgruppe um Ogrodniczuk et al. (vgl. 2004) konnte belegen, dass Frauen von einer Gruppenpsychotherapie generell besser profitieren als Männer. Reine Frauengruppen scheinen gegenüber gemischten Gruppen den Vorteil zu haben, dass Frauen sich untereinander sicherer fühlen. Zudem sind sie eher bereit, grundlegende frauenspezifische Einstellungen und Verhaltensmuster zu überdenken und Veränderungsprozesse einzuleiten. In gemischten Gruppen fühlen Frauen sich hingegen häufig den Männern unterlegen und an den Rand gedrängt. Sie nehmen sich zurück und orientieren sich stärker an den männlichen Mitgliedern. Bei einem einzeltherapeutischen Angebot profitieren männliche Patienten (zumindest kurzfristig) besser von einem deutenden Angebot (vgl. Backenstraß et al. 2007, S. 396) , während weibliche Patienten bessere Ergebnisse bei einem stützenden Vorgehen erzielen.

Im deutschsprachigen Raum liegen einige Gruppenkonzepte vor, die speziell für Frauen entwickelt wurden. Diese wurden für bestimmte Störungsbilder wie beispielsweise Essstörungen konzipiert oder richten sich an Frauen mit traumatischen Erlebnissen nach sexueller oder physischer Gewalt. Spezielle störungsspezifische Gruppenangebote für Männer gibt es bislang kaum. Die existierenden Angebote sind am ehesten im Bereich delinquenten Verhaltens zu finden, etwa im Rahmen der Behandlung von Sexualstraftätern, Gefängnisinsassen und dissozialer Persönlichkeitsstörung.

▸ Geschlechtsspezifische Therapieziele

In Bezug auf Geschlechterunterschiede bei den Therapiezielen sind noch viele Fragen offen. Wie Sellschopp-Rüppel und Dinger-Broda (vgl. 2005, S. 114) in einer eigenen Untersuchung herausfanden, differieren männliche und weibliche Patienten beispielsweise erheblich im Hinblick auf die Ziele einer Therapie. Die von den Autorinnen befragten Patientinnen hatten vor allem Ziele, die ein besseres Zurechtkommen mit der eigenen Person beinhalteten. Die **Frauen** wünschten sich

- mehr Selbstbewusstsein,
- die Fähigkeit, eigene Bedürfnisse wahrzunehmen und
- die Kompetenz, Grenzen zu setzen.

Für keine Frau bestand das oberste Ziel darin, die berufliche Situation zu klären, selbst wenn berufliche Konflikte vorlagen. **Männer** haben an eine Therapie hingegen häufig die Erwartung, dass

- berufliche Konfliktsituationen geklärt und
- der Umgang mit Konkurrenz und Leistungsdruck bearbeitet
- sowie körperliche Beschwerden behandelt werden.

Kombinierte männliche und weibliche Rollenideale
Diese Erkenntnisse verdeutlichen, dass sich im Intersse der Patienten und der Therapeuten die Psychotherapie dem Thema der Geschlechtssensibilität weiter nähern sollte.

> Viele Probleme der Patienten – männlich oder weiblich werden nur verstehbar, wenn sie durch die »Geschlechterbrille« hinsichtlich der Lebenssituation, der Sozialisation und des Rollenverständnisses betrachtet werden.

Für den Therapeuten oder die Therapeutin gilt, dass eigenes Vorbildverhalten und der Einfluss eigener Normvorstellungen sowie die eigene Entwicklung der Kerngeschlechtlichkeit und der Geschlechtspartnerorientierung immer wieder reflektiert werden sollten. Eine ausgeprägte paternalistische Einstellung, aber auch eine extrem feministische Einstellung können Stolpersteine in einem therapeutischen Prozess sein. Therapeuten, die in ihrer (Geschlechts-) Identität sicher und sich des eigenen geschlechtsstereotypen Verhaltens bewusst sind, können sich auch darüber hinwegsetzen und sowohl männliche als auch weibliche Rollenanteile übernehmen, was eine wichtige therapeutische Voraussetzung und Qualität darstellt.

10 Vorurteile und Widerstände in der Therapie – Stolpersteine und therapeutische Allianz

Bei Männern existieren diffuse Ängste und Vorurteile, sich in eine Therapie zu begeben, so dass männliche Personen therapeutische Hilfsangebote weitaus seltener nutzen als Frauen (Sonnenmoser 2011, S. 405). Diese Diskrepanz wurde auf das geschlechtsspezifische Rollenverständnis von Jungen und Männern zurückgeführt, welches pauschal lautet, dass das männliche Geschlecht leistungs- und wettbewerbsorientiert, dominant, aggressiv und rational ist, wohingegen Schwächen und Beschwerden bagatellisiert und Hilfe nicht angenommen werden.

Selten wurde gefragt, ob äußere Faktoren und die Einstellung der Therapeuten möglicherweise ein Ankommen von Männern in der Psychotherapie erschweren oder sogar verhindern. Wir möchten an dieser Stelle keine schulenspezifische Diskussion entfachen, sondern allgemeine Bedingungen aufzeigen, die in der Begleitung von Männern – insbesondere in der Anfangsphase eine wichtige Rolle spielen. Deren Beachtung findet in unterschiedlichen Therapierichtungen unterschiedliche Ausgangspunkte!

Von Supervisanden hören wir nicht selten die Aussage »Herr X ist nicht krank genug, der hat doch kaum Symptome. Braucht er überhaupt eine Psychotherapie?« oder »Herrn Y hab ich es gleich zurückgegeben.« oder »Ich bin echt sauer, jetzt hat Herr Z unseren Termin abgesagt, nur weil er beruflich weg musste. Der will ja gar nicht.« Der betroffene Mann steht dabei ohnehin in einer fast unauflösbaren Ambivalenz. Von seinem Umfeld wird eventuell sein »Mannsein« in Frage gestellt, wenn er sich für Psychotherapie entscheidet, vom Professionalisten wird er als »unempathisch, kalt und sicher unfähig, eine tiefere Beziehung einzugehen« beurteilt, wenn Mann nicht sofort über seine Gefühle reden kann. Die Erfahrung,

- bewertet,
- pathologisiert und
- in einen Machtkampf verwickelt zu werden,

schreckt viele Männer davon ab, sich in psychotherapeutische »Hände« zu begeben. Etwas klischeehaft und oft stereotyp wird weiblicher Beziehungsaufbau und weibliches Empfinden als »normal« betrachtet und den Männern so zum unpassenden Vorbild gegeben. Für Therapeuten wird es wichtig sein, genderspezifischer zu denken und den »*Gentle-mental health Code*« besser zu verstehen. Und es gilt für sie gemeinsam mit ihren Klienten zu lernen »... that you can still be tough and strong and get depressed (Anderssen (2012).

Als Professionalist
- sich auf die Lebenswelt von Männern einzulassen,
- sie vorsichtig zur Kooperation zu bewegen und
- ihnen konkrete Ziele, Handlungsstrategien und Zukunftsperspektiven aufzuzeigen,

wird den initialen Widerstand lockern können. Weiterführend weist Metzger (2012, S. 217) darauf hin, dass Männer in einem psychodynamischen Ansatz zu einem aufgeklärten Dialog verführbar sind. »Wenn Männer anfangen können, sich mit ihren Konflikten auseinanderzusetzen, brauchen sie keine Anleitung, mit der man sie eher zu kleinen Kindern degradieren würde«. Ganz praktikabel muss sich ja eine initiale Anleitung und ein weiterführender Dialog unter dem Verständnis der männlich tradierten Rolle und deren Auswirkungen im Alltag nicht ausschließen.

10.1 Kriterien für eine gute therapeutische Allianz

In einer richtungsweisenden Studie von Robinder und Richards (2011) wurden Männer (Alter zwischen 19–55 Jahre), die eine Therapie durchgeführt hatten, befragt, welche Kriterien für sie wichtig waren, um eine gute therapeutische Allianz einzugehen. Die Antworten wurden inhaltlich gruppiert und in 9 Cluster unterteilt. Diese Cluster mit den wichtigsten Ergebnissen sind nachfolgend dargestellt:

▶ **Nonverbale Kommunikation**
wie z. B. Händeschütteln, Begrüßung mit einem Lächeln, Augenkontakt aufnehmen

▶ **Formaler Respekt**
jede Stunde beginnt mit einer Begrüßung (z. B. »Hallo, wie geht es Ihnen?«), nicht weggeschickt werden, obwohl es Gründe dafür gegeben hätte (z. B. zu spät kommen, Geld noch nicht überwiesen), Auswahl der Sitzposition liegt beim Klienten, der Name des Klienten ist dem Therapeuten bekannt

▶ **Therapiemilieu**
angenehmer Raum, Bücher im Regal, Kleidung und Hygiene des Therapeuten, Blumen im Raum, angenehme Dekoration, insbesondere auch mit männlicher

Attribuierung, Angebot an Getränken, Administration wird außerhalb der Therapiestunde erledigt

▸ **Emotionale Unterstützung**
der Therapeut erzählt dem Klienten auch persönliche Dinge, (gemeinsames Lachen, Aushalten von Weinen wurde zwar erwähnt, war aber nicht so bedeutend)

▸ **Ansprache der Themen**
Gefühle werden benannt und reflektiert, der Therapeut validiert die eigene Erfahrung, der Therapeut fragt nach den Zielen des Klienten, der Therapeut fasst das Gesagte zusammen, der Therapeut stimmt dem Gesagten zu, der Therapeut fragt nach, der Therapeut macht ermutigende Äußerungen, der Therapeut konfrontiert, der Therapeut fragt nach verschiedenen Lebensbereichen auch außerhalb der Problemfelder, der Therapeut geht sorgsam mit dem Gesagten um, der Therapeut lässt den Klienten entscheiden, worüber er reden will, der Therapeut erzählt eigene ähnliche Erfahrungen, der Therapeut spielt sich nicht als Experte auf, sondern verhält sich wie ein Coach

▸ **Auswahl des Therapeuten**
Empfehlung durch Freunde, Empfehlung durch andere Ärzte oder Psychotherapeuten, Klient hatte schon Kontakt mit Therapeuten (z. B. bei einem Vortrag), seltener ist ein Blind Date

▸ **Verantwortung des Klienten**
Pünktlichkeit, Information des Therapeuten über eventuelles Zuspätkommen oder Ausfall der Stunden, Mitarbeit

▸ **Information**
Der Therapeut erklärt das Vorgehen in einer Psychotherapie und klärt über die Schweigepflicht auf, der Therapeut lädt den Klienten dazu ein, ihn anzurufen oder per E-Mail zu kontaktieren, wenn es notwendig ist; die Entscheidung, die Therapie zu beenden liegt beim Klienten, es gibt »nicht-psychotherapeutischen« Kontakt nach oder zwischen den Stunden

▸ **Praktische Hilfe**
Der Therapeut bringt dem Klienten Fertigkeiten bei, gibt Buchempfehlungen/Filme, Lehrmaterial, bringt Fragebogen mit, hilft bei einer Begleitmedikation, empfiehlt weitere Services (Rechtsanwalt, Schuldnerberatung, Sozialdienst etc.), gibt Hausarbeiten auf und überprüft diese, gibt z. B. Erziehungstipps

10.2 Widerstände lockern

Neben intrapsychischen Widerstandsformen (vgl. Freud 2012) kennen wir funktionale Bedingungen (vgl. Fedtke-Polley 2005) auf Seiten des Klienten, des Therapeuten oder aus der Dynamik des Therapieprozesses, welche es erschweren, vereinbarte Therapieziele zu erreichen. Spezifizierend scheinen Widerstandsphänomene in der Psychotherapie mit Männern verstärkt von äußeren Faktoren und/oder vom Verständnis des Therapeuten abzuhängen. Wesentliche Punkte, diesen Abwehrformen zu begegnen (vgl. Robinder 2011, S. 386) sind folgende: Männer bevorzugen

- eine weniger tiefgreifende persönliche Beziehung zum Therapeuten,
- mehr emotionale Distanz,
- mehr Eigenständigkeit und Autarkie im therapeutischen Prozess.

Therapeutische Unterstützung wird als Hilfe zum Selbstmanagement angesehen. Männer sollten dort abgeholt werden, wo sie sich im Hinblick auf ihre Einstellung gegenüber der Psychotherapie gerade befinden (Good u. Robertson 2010, S. 311). Daher ist es wichtig, dass die Therapeuten unabhängig von ihrer eigenen theorethisch-methodischen Vorbildung für die Vorurteile, Ängste und die Widerstände von hilfesuchenden Männern Verständnis zeigen, und diese nicht bagatellisieren oder verurteilen. Wenn ein Mann sich schon traut, eine psychotherapeutische Praxis zu betreten oder auf den Anrufbeantworter zu sprechen, sollte er beim **Erstkontakt** vermittelt bekommen, dass das Unbekannte »in Ordnung« ist und er sich nicht in die Abhängigkeit eines »Experten« begeben muss (vgl. Good u. Robertson 2010, S. 308). Auch im Rahmen der weiteren Zusammenarbeit möchte kein Mensch damit konfrontiert werden, dass er alles falsch macht und defizitär ist. Männer in ihrem traditionellem Rollenverständnis schon überhaupt nicht. Solch ein pathologisierender Therapieansatz nimmt jedwede Motivation und lässt den Versuch, Hilfe in Anspruch zu nehmen, scheitern. Kiselica und Englar-Carlson (2010, S. 283) fokussieren entgegengesetzt auf die gezielte Förderung »positiver Maskulinität«. So nutzen sie »Männlichkeit« als Ressource im therapeutischen Prozess. Dazu gehören für die Autoren: Zielorientierung, Durchhaltevermögen, für das Wohlergehen der anderen/Familie zu sorgen, tapfer und mutig zu sein, sich für andere einzusetzen, selbstständig zu handeln, mit anderen zusammenzuarbeiten und etwas erreichen zu wollen. »Diese Facetten des männlichen Selbstverständnisses gilt es, in der Therapie zu aktivieren und für die Therapieziele einzusetzen« (Sonnenmoser 2011, S. 405). Da Männer handeln wollen, sind im Gegensatz zu begleitenden Therapieansätzen – konkrete Anleitungen und praktische »**Ratschläge**«, wie Konzeptentwicklungen, Erziehungstipps, Kommunikationsansätze etc., nützlich. Klare Positionierung und operationalisierbare Therapieziele unterstützen das männliche Bedürfnis nach Kontrolle und Selbstwirksamkeit.

Widerstände können auch gelockert werden, wenn die »**Arbeitsumgebung**« auf männliche Bedürfnisse abgestimmt ist. In Deutschland gibt es ca. 70 % weibliche und 30 % männliche Therapeuten. Es ist es nicht weiter verwunderlich, dass sich ein Mann umgeben von Frauenzeitschriften, Pastelltönen an den Wänden und Kuschelkissen auf dem Sofa nicht sonderlich wohl fühlen kann. Im Internetportal www.mantherapy.org, in dem ein sympathischer, fiktiver Psychotherapeut namens Dr. Rich Mahogany den Männern zur Verfügung steht, ist der Raum mit männlichen Attributen angefüllt:

- der Globus neben dem Schreibtisch,
- die Jagdtrophäe an der Wand,
- die Auszeichnungen des letzten Sportwettkampfes im Regal und
- die Beweisfotos der Macht im Bilderrahmen.

Ein überzogenes Bild? Denkt man an zwei der vier grundlegenden Eigenschaften von Heilungsprozessen bzw. Psychotherapie (vgl. Frank 1997) – an die erkennbare gesellschaftliche Auszeichnung der Behandlungsstätte und an einen gemeinsamen Behandlungsmythos, welcher Krankheits- und Gesundheitsverständnis umfasst – so erleichtert möglicherweise die sichtbare Graduierungsurkunde und die Marathonmedaille des Therapeuten den Männern, in den Behandlungsprozess einzusteigen und sich in ihrem jeweiligem Rollenverständnis angenommen zu fühlen.

11 Therapeutische Techniken – an den Mann `rankommen

Es würde den Rahmen dieses Buch sprengen, wenn wir alle therapeutischen Methoden bezüglich ihrer Eignung in der therapeutischen Begleitung von Männern überprüfen wollten. Wir möchten auch kein therapieschulenspezifisches Bewertungsschema entwerfen, sondern übergreifend genderspezifische Punkte darlegen, die hilfreich sind, Männer auf ein zufriedenstellendes Ergebnis hin, therapeutisch zu begleiten. Das Ergebnis ist natürlich auch abhängig von der Mitarbeit und den Ressourcen des Klienten, von der Diagnose und von den biopsychosozialen Begleitumständen. Untersuchungen und Studien zu genderspezifischen Techniken gibt es wenige. Kiselica und Englar-Carlson (2010) hatten sich mit der Förderung einer »positiven Maskulinität« auseinandergesetzt, Good und Robertson (2010, S. 308) ein Bild entworfen, dass der Therapeut für den Mann ein »guter Pilot oder Schiffskapitän« sein sollte, der wirklich etwas von seiner Profession versteht und notfalls selbst seine Unerfahrenheit zugibt, um eine Kollision zu vermeiden. Die beiden Autoren (vgl. 2010, 306) beschrieben auch die notwendigen Voraussetzungen auf Seite der Therapeuten, damit sich Männer anvertrauen können:

> *»We suggest, that good therapists for men, like good ship pilots are informed and prepared.«*

11.1 Der Einstieg

Zum Einstieg in die Psychotherapie mit Männern ist es von erheblicher Bedeutung, die »Sprache« der Männer und das problembezogene Thema wirklich verstehen zu wollen. Der Therapeut sollte zunächst neugierig bleiben, um das männliche Gegenüber genau zu erforschen und folgende Fragen zu beantworten:

- Welchen Wertekanon hat der Klient?
- Woran scheitert er, was gelingt ihm?
- Wo hat er seine Ängste?
- Woran orientiert er sich in seiner Identitätsbildung?
- Zu welcher Gruppe von Männern fühlt er sich zugehörig?
- Was sind seine Stichworte zum Thema »Mannsein«?
- Wie gestaltet sich die erste Szene unter genderspezifischen Aspekten und was kann ich als Therapeut daraus für Themen erkennen? Usw.

Wer genau ist mein Gegenüber? Der Therapeut sollte offene Neugier behalten.

Rasches Pathologisieren, schnelle Diagnosezuschreibungen, defizitorientiertes Denken und hierarchisches oder konkurrierendes Verhalten verhindern von Anfang an einen guten therapeutischen Prozess. Um die Komplexheit dieser Begegnungssituationen verständlicher zu machen, seien drei Beispiele angeführt.

> Ein 35-jähriger Mann, im sichtbar teuren Businessanzug gekleidet, gestaltet die erste Szene mit folgenden Worten: »Der Braunton Ihres Schreibtisches und das Holz von Ihrem Schrank passen aber nicht genau zusammen …. In Ihren Regalen sehe ich nicht so viele Bücher, haben Sie denn schon welche gelesen? … Sie verstehen sicher, dass ich meinen Blackberry angeschaltet lasse, ich muss erreichbar sein«.

Pathologisch analysiert ist dieser Klient narzisstisch, hochnäsig, zeigt keinen Leidensdruck und besetzt dem Therapeuten gegenüber eine Machtposition, die sofort dazu verleitet, gegenzuhalten und gekränkt darauf zu reagieren. Wenn wir diese Szene aber im Sinne des »*Gentle-mental health Code*« verstehen, ist es dem Klienten fremd und unangenehm, in seiner demonstrierten Perfektion einen Psychotherapeuten aufzusuchen und nicht die Führung innezuhaben. Es klingt unterschwellig eine starke Unsicherheit durch, die durch die Kontrolle der Szene beherrscht werden kann. Tiefere und wichtigere Themen bleiben aus Scham noch ungesagt, vielmehr wird die Prüfung vollzogen »Bin ich in richtigen Händen? Kann ich mich hier anvertrauen? Versteht der Therapeut sein Handwerk und meine Ausgangsposition?«. Außerdem ist ein starkes Bedürfnis nach Anerkennung zu spüren.

> Ein alleinerziehender Vater, 55 Jahre, mit Erwerbsunfähigkeitsrente aufgrund von orthopädischen Unfallfolgen und sehr knappem Budget kommt monatelang mit einem Becher »Cafe to go« von einem nahegelegenen Bäcker in die Praxis, obwohl im Warteraum Wasser, Tee und Kaffee angeboten werden.

Der Klient demonstriert auf diese Weise seine Unabhängigkeit und seine Autarkie »Ich bin autonom und brauche nichts von dir. Ich kann mir selbst noch etwas leisten.« Wenn wir dahinter den »*Gentle-mental health Code*« verstehen, so zeigt sich eine enorme Bedürftigkeit auf der einen Seite und eine enorme Leistungsbereitschaft, seine Situation ohne Hilfe zu meistern, auf der anderen Seite. Im therapeutischen Prozess wird es wichtig sein, diese innere Ambivalenz zu verstehen, nicht in die Kränkung zu gehen, mit unserem »so versorgenden Praxisangebot« abgewiesen zu werden oder dem Klienten sogar zu unterstellen,

»wenn er sich einen so teuren Kaffee kaufen kann, dann hat er ja noch genug Geld«.

Ein hochausgebildeter Computerspezialist, 50-jährig, befindet sich in einer Privatinsolvenz, die eine Folge seines Coming-Outs als Homosexueller und der damit verbundenen Auflösung seiner Familie ist. Er zeigt Motivationsprobleme, Gewichtsschwankungen und rasche Ermüdbarkeit. Die erste Szene gestaltet sich so, dass der Klient dem Therapeuten wie einem Businesspartner Konzepte seiner weiteren Geschäftsvorhaben, sämtliche Finanzierungspläne und Bilanzen und Vertragsentwürfe für seine Zukunftsvorhaben vorab schriftlich mit der Bitte um Durchsicht zuschickt.

Pathologisch analysiert ist ein symptomatischer Leidensdruck nicht besonders stark (also eventuell kein »Fall« für die Psychotherapie), vermeidet der Klient, ist agierend abwehrend, ist nicht fähig, in Kontakt zu gehen, benennt kein Ziel, ist affektisoliert, ist im aktiven depressiven Modus und zeigt eine fehlgeleitete Sexualität möglicherweise aufgrund einer gestörten Mutterbindung und mangelnder Triangulierung. Eine gestörte Lerngeschichte im Umgang mit seinen finanziellen Mitteln müsste zusätzlich kognitiv korrigiert werden.

In der Neugierde, den Klienten zunächst zu verstehen, bin ich als Therapeut auf die Herausforderung eingegangen und habe im ersten Schritt mit dem Klienten die zugesandten Unterlagen durchgearbeitet. Erst dann war es möglich, mit ihm analog einen »Businessplan« für seine persönlichen Themen aufzustellen (Umgang mit der eigenen Leistungsfähigkeit, neuer Schwerpunkt in der Körperlichkeit, gelingende Regelung mit seinen Kindern, Klärung der veränderten Situation im Zusammenhang mit seiner biografischen Entwicklung). Wenn wir zu Beginn den dahinterliegenden »*Gentle-mental health Code*« verstehen, zeigt sich der Klient mit seinen gesamten Kompetenzen. Er zeigt seine aktiven Copingstrategien, indem er in einer krisenhaften Situation einen Verbesserungsplan aufweist und real überprüft, ob der Therapeut auch »einen Fuß« im Leben hat oder ob die psychotherapeutische Praxis eine lebensferne Enklave ist.

11.2 Die Beziehungsprüfung

In der Arbeit mit Männern geht die Beziehungsprüfung primär meist nicht über die Emotionalität, sondern über die Absicherung »Verstehst du mich mit meinen mitgebrachten Themen? Hast du diese auch erlebt? Kannst du mir ein Rollenangebot machen, wo ich andocken kann?« Die Übersetzungsleistung der Szene und der geäußerten Thematiken in den »*Gentle-mental health Code*« ist Aufgabe des Therapeuten!

> Um die Themen hinter der individuellen Ausgestaltung der männlichen Rolle des Klienten und ihn in seiner bisherigen Lebenskonzeption wirklich zu verstehen, müssen wir beim Therapeuten eine offene Auseinandersetzung mit vielen realen Lebensthemen voraussetzen.

Wir sehen es als schwierig an, einen Klienten begleiten zu wollen, wenn wesentliche Themen wie verbindliche Beziehungserfahrungen, Erfahrungen im Umgang mit (hierarchischen) Arbeitsstrukturen und unterschiedlichen Arbeitsfeldern, eigene Verantwortungsübernahme als Vater oder Mutter, eigene Copingstrategien in kritischen oder neuen Situationen, eigene finanzielle Nöte, Verunsicherung in der Entwicklung der eigenen Sexualität, das Erleben einer eigenen Leidenschaft, Betroffenheit in der Auseinandersetzung mit Krankheit, ein Blick in die Welt vom Therapeuten selbst niemals gelebt wurden. Der Klient darf vom **männlichen Therapeuten** nicht dazu benutzt werden,

- eigene Lebenshemmungen stellvertretend zu lösen,
- die eigene vernachlässigte männliche Seite stellvertretend zu besetzen,
- endlich den verlorenen Machtkampf (z. B. mit dem eigenen Vater) zu gewinnen,
- die Sehnsucht nach männlicher Nähe und Freundschaft in den Therapien zu stillen oder
- in die konkurrenzhafte Auseinandersetzung zu gehen.

Bei einem **weiblichen Therapeuten** besteht die Gefahr, dass der Klient

- sich exemplarisch in einem gesellschaftspolitischen Ringen um Frauen- und Männerrollen befindet,
- sich zurücknimmt und rollentypisch beginnt, die Therapeutin zu schützen,
- stellvertretend kastriert und depotenziert wird,
- sexuell verführt oder als potenzieller Partner gesehen wird oder
- aus der beidseitigen Angst vor der körperlich-sexuellen Befriedigung der Übertragungswünsche (Thomä u. Kächele 1997, S. 64) die Bedeutung der Geschlechtsidentität (ebenso wie gegebenenfalls seine Therapeutin) ausspart.

> Wir halten ein verstehendes und annehmendes Beziehungsangebot ohne bewertenden Charakter mit der Möglichkeit, weibliche und männliche Rollenmuster gleichermaßen einzusetzen, für richtungsweisend.

Wenn im ersten Schritt das erweiterte Verständnis für einen genderspezifischen Ansatz und die besondere Beziehungsprüfung berücksichtigt wurden, kann im zweiten Schritt des therapeutischen Prozesses das weitere Vorgehen nach den jeweils erlernten Ansätzen der unterschiedlichen Therapieschulen für den Patienten bzw. Klienten sinnvoll sein.

11.3 Erprobte Techniken

An dieser Stelle sind beispielhaft einige schulenübergreifende Techniken dargestellt, die sich in der therapeutischen Begleitung von Männern bewährt haben. Diese müssen nicht zum Einsatz kommen, können aber zur Übersetzung innerpsychischer Themen aus der »männlichen Sprache« durchaus hilfreich sein. Manche Techniken der Visualisierung, der Achtsamkeit, der Verschriftlichung, der Psychoedukation, des Probehandelns und der emotionalen Verstärkung dienen dabei als einfach nachvollziehbare Modelle für komplexe Themen.

Das Balance-Modell

Das Balance-Modell wurde in Kapitel 4 »Die fünf Lebensbereiche« (s. S. 61 ff) ausführlich dargestellt. Die vielen Facetten und Fragen bezüglich der fünf Säulen der männlichen Identität sind durch die Visualisierung in Form eines Fünfecks schnell abrufbar. Das Modell kann in Abständen immer wieder herangezogen werden, um die jeweilige Balance zu überprüfen und gegebenenfalls anzupassen. Wir erleben in der praktischen Arbeit ein sofortiges Verstehen und einen damit verbundenen impliziten Veränderungswunsch von Dysbalancen. Die einfache Frage »Was glauben Sie, müsste sich in Ihrer Besetzung der fünf Lebensbereiche ändern?« verdeutlicht Abwehr und Hemmung, erzeugt positive Visionen und ermutigt zu Probehandlungen.

Psychoedukation

Da wir der deutschen Bildungspolitik folgend in der Schule und auch in der Ausbildung oder im Studium kein Fach mit den Inhalten Persönlichkeitsentwicklung, Selbsterfahrung, Lebensunterricht, Reflektion, Seelenkunde oder Ähnlichem haben, bleibt das Wissen um uns selbst, um unsere Emotionen, um unsere Beziehungsfähigkeiten und Kommunikationsmechanismen, um unser Sinnerleben, um die Organisation des eigenen Lebens und um die Entwicklung der eigenen Identität uns selbst überlassen, der Herkunftsfamilie anheimgegegeben und oftmals in einem rudimentären Zustand. Um diesem Dilemma etwas entgegenzusetzen, führte der Heidelberger Oberstudienrat Ernst Fritz-Schubert an seiner Schule 2007 das Fach »Glück« als Unterrichtsfach ein. Dieser hat seine Inspiration vom Wellington College, einer britischen Privatschule im Südwesten von London, die seit 2006 »*Well-being*« unterrichtet. Wie die Briten wollte Fritz-Schubert einen klassischen Bildungsbegriff mit den Ideen der positiven Psychologie und Glücksforschung verbinden. Mittlerweile arbeiten 100 Schulen nach dem Konzept von Fritz-Schubert (2012). *Es stehen allerdings valide Forschungsergebnisse zu den erzielten Effekten aus. Bezogen auf die Psychotherapie können eine sachliche Darstellung und die Vermittlung von Wissen »rund um die Seele« hilfreich sein, um bei den Klienten Erkenntnis und Verstehen zu bewirken.*

Gut zu vermittelnde Themen sind zum Beispiel die Erklärung
- von Neurosenstrukturen,
- von den Auswirkungen und Folgeerkrankungen bei Traumata,
- von Suchtdynamiken und Koabhängigkeiten,
- der Psychosomatik als Körpersprache der Seele,
- des Teufelskreises der Angst

um nur einige zu nennen.

> Literaturangaben, Buchempfehlungen und Erklärungen des Therapeuten geben dem Klienten die Chance, zum Experten seiner eigenen Gesundheit zu werden.

Verschriftlichung

Obwohl das gesprochene Wort, die Atmosphäre und die Beziehung zwischen dem Therapeuten und dem Klienten wichtige Wirkfaktoren in der Psychotherapie sind, sehen wir zusätzlich Vorteile in der Verschriftlichung von bedeutsamen Themen wie z. B.
- der biografischen Anamnese und der Stammbaumarbeit (Woher komme ich?),
- der aktuellen Lebensbalance (Ist-Analyse) und
- der therapeutischen Ziele (Wohin will ich? Was soll sich ändern?).

Gedanken zu Papier zu bringen kann helfen, eine innere Ordnung durch den Prozess des Schreibens herzustellen, wiederkehrende Muster zu erkennen und bei der Stammbaumarbeit auch eine bildliche Vorstellung der familiären Bezüge mit ihren Bedeutungen zu bekommen. Auch Briefe an eventuell bereits verstorbene und nicht erreichbare Bezugspersonen sind ein erprobtes Mittel, um innerpsychische Konflikte auflösen zu können.

Einige Klienten schreiben Therapietagebücher zur Begleitung des Prozesses. Die Traumatherapie bedient sich des Schreibens, um nicht Sagbares ausdrücken zu können und um eine innere Distanzierungsfähigkeit zu üben, z. B. durch Schriftstücke aus Sicht einer dritten Person (»Was würde Ihre beste Freundin zu Ihnen in dieser schwierigen Zeit sagen?«). Festlich gestaltete Schriftstücke können die Funktion von einer urkundlichen Bedeutung übernehmen, z. B. »Mit diesem Schriftstück gebe ich etwas an die nächste Generation weiter.« Bei der modernen und mittlerweile vertrauten Verschriftlichung in Form von E-Mails und SMS ist zu berücksichtigen, dass der Therapeut und der Klient sich nicht in einem verdoppelten therapeutischen Schauplatz verwickeln, diese Form der Kontaktaufnahme nicht inflationär und damit unbedeutsam wird und es nicht zu Missverständnissen kommt, da ein Dialog ausbleibt. Auch ist formal bisher nicht geklärt, wie diese Form der therapeutischen Arbeit honoriert wird. **Vorteile** der modernen Kommunikation sind rasche Terminabsprachen, schnelle Krisenintervention, Kontakterhaltung auch bei großen Entfernungen (z. B. wenn Klienten für 3 Wochen im Ausland arbeiten), straffe Führung bei Suizidalität, notwendiger Strukturierung und Formen der Vergewisserung.

Arbeit mit dem Familienbrett

Das Familienbrett wurde bereits 1978 von Kurt Ludewig (vgl. Ludewig u. Wilken 2000) entworfen, um als Hilfsmittel für eine systemorientierte Diagnostik und Therapie, z. B. in der Familientherapie, zur Verfügung zu stehen. Im Original ist es ein Holzbrett mit Holzfiguren. Individuen und Familien können aufgefordert werden, die Familienmitglieder und ihre Beziehungen untereinander mit Hilfe dieser Holzfiguren darzustellen, wie eine »symbolisierte Version einer Familienskulptur. Die Familienmitglieder verleihen ihren Ansichten über ihre Familien eine konkrete Gestalt, sie treten somit in eine Metakommunikation untereinander und mit den Beobachtern ein«. (Ludewig et al. 1983, S. 236).

Das bisher nicht sichtbare Familienbild wird sichtbar. Der Klient selbst wird zum Gestalter und Akteur. Er kann sich emotional auf die Familienskulptur einlassen und Veränderungen an der Konstellation vornehmen (Probehandeln) und sich auch spielerisch von zu starker Betroffenheit distanzieren. Es ist möglich, die einzelnen Aufstellungsschritte per Digitalkamera oder Zeichnung zu dokumentieren und somit im therapeutischen Prozess immer wieder zur Verfügung zu stellen. Auch intrapsychische Prozesse, unbewusste Bedürfnisse, wie Nähewünsche, Distanzwünsche, Wünsche nach Zugehörigkeit, Wünsche nach Autonomie, Wünsche nach Selbstwert etc. können verdeutlicht werden. Im Gestalten entwickelt sich ein inneres Bild, welches andere Lernkanäle, Erfahrungen und Handlungsoptionen anspricht als das gesprochene Wort.

Mit Hilfe der Aufstellung im Familienbrett ist es auch möglich, transgenerative Themen und Aufträge an die Familienmitglieder über Generationen hinweg sichtbar zu machen. Spezielle Figuren werden auch für Täter-Opfer-Helfer-Konstellationen verwendet.

Das Familienbrett gibt es mittlerweile in den unterschiedlichsten Ausführungen mit Holzbrettern, Plastikbrettern, bunte, einfarbige, unterschiedlich große, eckige, runde, mit angedeuteten Augen, ohne Augen, weibliche und männliche oder Unisex-Figuren, Kinder und Erwachsene, Täter etc. Aufstellungen können auch mit Playmobil-Figuren, mit Plastiktieren oder anderen Symbolen und Materialien durchgeführt werden. Eine geringe Strukturierung des Materials fördert die Konzentration auf die wesentlichen Beziehungsdimensionen.

Vor allem untermauert mit theoretischen Konzeptionen aus der Systemtheorie haben weitere Methoden der Systemaufstellung Einzug gehalten im Coachingbereich, in der Beratung von Teams, bei der Teambildung, für Organisationsentwicklung und in Zukunftswerkstätten.

Aus unserer langjährigen Erfahrung mit Klienten und Patienten hat sich der Einsatz des Familienbretts bewährt. Besonders in der Arbeit mit Männern können Aspekte der

- Handlungsfähigkeit,
- Gestaltungsmöglichkeit,
- Veränderung,
- Emotionalisierung bei gleichzeitiger Möglichkeit der Distanzierung,
- Visualisierung von Beziehungsmustern und innerpsychischen Themen und
- Dokumentation

therapieförderlich eingesetzt werden. Bei sehr unsicheren Personen (»Ich weiß nicht, was ich tun soll.«) und bei starken Ambivalenzkonflikten (»schwarz oder weiß«) kann die Arbeit mit dem Familienbrett Handlungsoptionen und deren Konsequenzen sichtbar machen. Dies schützt den Therapeuten vor der »Ratgeberfalle« (»Sag du mir, was ich tun oder entscheiden soll!«) und lässt den Klienten in der Handlungsverantwortung.

Entspannungstechniken

Entspannungstechniken dienen der vegetativen Regulierung (Steuerung des Sympathikus und Parasympathikus), dem Abbau von Stresshormonen wie Adrenalin, Noradrenalin und Cortison, der Konzentration und Achtsamkeit, der Regulierung des Muskeltonus, der inneren Sammlung und der Bewusstmachung körperlicher Reaktionen und Befindlichkeiten. Die Auswirkungen von Stress auf die körperliche (rascher Herzschlag, erhöhter Muskeltonus bis zu Verspannungen, hoher Blutdruck, Probleme mit der Verdauung und dem Stoffwechsel, Schlafstörungen, Sexualstörungen) und seelische Gesundheit (Ärger, Ängste, Konzentrationsprobleme, Grübelneigungen, Aggressivität, Lustlosigkeit etc.) sind hinlänglich bekannt und mittlerweile Allgemeinwissen. Dennoch ist die Hürde, ca. 20 Minuten am Tag in Entspannung zu investieren, sehr hoch.

Wir haben aber die Erfahrung gemacht, dass Männer sogar sehr zugänglich für eine oder mehrere der aufgeführten Methoden sind, wenn ihnen der wissenschaftliche Hintergrund erklärt wurde und es eine konkrete Hinführung und Anleitung gab. Zur Erleichterung der täglichen Ausübung gibt es eine Fülle von Hilfsmaterialien wie begleitende CDs, DVDs, Yogamatten, Meditationskissen/-bänke, Bücher mit Fantasiereisen, Entspannungsmusik, Gongs, Klangschalen, Kursangebote in Fitnessstudios, in Yogaschulen, in Meditationszentren und teilweise als Angebote von Krankenkassen. Wir möchten an dieser Stelle kurz eine Auswahl der wichtigsten Entspannungsverfahren und Körperarbeitstechniken vorstellen. Einige, wie autogenes Training, progressive Muskelrelaxation nach Jakobsen, sind sogar im Gebührenkatalog für Ärzte bzw. Therapeuten aufgelistet. Dabei eröffnen wir an dieser Stelle nicht die Diskussion, ob das eine oder andere Verfahren auch einer anderen Zielsetzung zuzuordnen ist.

▶ Atemtherapie nach Ilse Middendorf

Bei der Atemtherapie (vgl. Middendorf 2008) wird die Wahrnehmung für den Atemvorgang (Atemfrequenz, Atemtiefe, Brustatmung, Bauchatmung etc.) und für die Signale des Körpers verbessert. Dabei kann sich der Pulsschlag verlangsamen, der Blutdruck senken und der Tonus der Skelettmuskulatur reduzieren. Auch bei Asthma, chronischer Bronchitis, Hyperventilation kann die Atemtherapie eingesetzt werden.

▶ Autogenes Training

Das autogene Training hieß ursprünglich »konzentrative Selbstentspannung« und ist eine leichte Form der Selbsthypnose. Durch Selbstsuggestion und Wahrnehmungslenkung wird das vegetative Nervensystem beeinflusst. Fortgeschrittene können in einen hypnotischen Bewusstseinszustand kommen, der durch eine Rücknahme-Übung wieder aufgelöst wird. Daher wird diese Methode teilweise auch zu den Therapieverfahren gezählt.

▶ Progressive Muskelentspannung nach Jakobson

Die progressive Muskelentspannung wurde von dem amerikanischen Mediziner Edmund Jacobson entwickelt. Sie arbeitet mit einem Wechsel zwischen An- und Entspannung bestimmter Muskelgruppen. Dadurch können Verspannungen aufgespürt und besser wahrgenommen werden.

▸ **Meditation**
Meditation wird in verschiedenen Schulen gelehrt. Sie kann im Sitzen oder auch im Gehen ausgeübt werden. Zentral ist das Erlernen einer erhöhten Achtsamkeit im täglichen Leben und gegenüber dem eigenen Körper, eine spirituelle Dimension, eine geistige Erweiterung, eine Sinnzuordnung, die Persönlichkeitsentwicklung, die Verbundenheit mit einer göttlichen Dimension – um nur einiges zu nennen. In diesem Anspruch wird deutlich, dass die Ziele nur mit einer ständigen Übung zu erreichen sind.

▸ **Pilates**
Pilates ist ähnlich wie das Yoga ein systematisches Ganzkörpertraining, bei dem vor allem die Beckenboden-, Bauch- und Rückenmuskulatur gestärkt wird. Durch Pilates wird eine bessere Bewegungskontrolle und -koordination erlernt und das Verletzungsrisiko damit gesenkt. Das bewusste Loslassen soll außerdem helfen, Verspannungen aufzufinden und zu lösen.

▸ **Qigong**
Qigong ist eine 3000 Jahre alte chinesische Übungsform und bedeutet »Energie üben«. Mit »Chi« oder »Qi« ist im Chinesischen die Lebensenergie gemeint. Fließende Bewegungen und eine ruhige Atmung helfen, verbunden mit symbolhaften Figuren, sich ausgeglichener und entspannter zu fühlen. Diese Form der Entspannung und Konzentration eignet sich auch für Menschen ohne besondere sportliche Begabung und Beweglichkeit

▸ **Tai-Chi**
Tai-Chi zählt zu den sogenannten inneren Kampfkünsten aus China und besteht aus vielen verschiedenen Stilen und Übungen. Bei dieser fernöstlichen Sportart bleibt jedes Körperteil ständig in Bewegung, baut sanft Spannungen auf und löst diese wieder. Das soll die Lebensenergie kräftigen und die Wahrnehmung schärfen.

▸ **Die 5 Tibeter**
So werden 5 dem Yoga verwandte Übungen genannt. Diese sind nicht kompliziert und dauern ca. 20 Minuten. Die Bewegungen sollen Sehnen, Muskeln und Knochen kräftigen, die Energiezentren aktivieren und die Ausschüttung von Serotonin (dem Glückshormon) fördern.

▸ **Yoga**
Der inhaltlichen Darstellung in Wikipedia folgend (www.wikipedia.org) ist Yoga eine indische philosophische und religiöse Lehre, die eine Reihe geistiger und körperlicher Übungen umfasst. Einige meditative Formen von Yoga legen

ihren Schwerpunkt auf die geistige Konzentration, andere mehr auf körperliche Übungen und Positionen sowie Atemübungen (Pranayama), andere Richtungen betonen die Askese. Die philosophischen Grundlagen des Yoga wurden vor allem von Patanjali im Yogasutra zusammengefasst, auch die Bhagavad Gita und die Upanishaden informieren über Yoga.

Yoga, wie er im Westen gelehrt wird, ist eine moderne Form, die ab Mitte des 19. Jahrhunderts erst entstanden ist, durch eine Übernahme westlicher esoterischer Ideen, westlicher Psychologie, physischem Training und wissenschaftlicher Annahmen durch englischsprachige und westlich ausgebildete Inder. Infolgedessen stellt der moderne Yoga eher eine New-Age-Religion dar, als eine Form hinduistischer Spiritualität. Traditioneller, indischer Yoga unterscheidet sich grundsätzlich vom westlichen, modernen Yoga und enthält sehr viel komplexere Lehren und Praktiken als die modernen Formen.

▶ **Wellness-Urlaub**
Als Antwort auf die höher empfundene alltägliche Belastung und den damit erhöhten Stresslevel einzelner Personen boomt der Markt des Wellness-Urlaubs. Von diversen Massagen, Hot-Stone-Behandlungen, Rasul-Bädern, Aryuvedischen Kuren, Hamam-Zentren, Kneipp-Behandlungen, Sauna-Landschaften bis zu Beauty-Programmen auch für den Mann wird alles angeboten, um einen kurzfristigen Wohlfühleffekt zu erreichen. Dauerhaft lässt sich im Alltag ein gesunder Wechsel zwischen Aktivität und Entspannung damit allerdings nicht sichern.

Ausdauertraining

Da viele Menschen im Beruf vorwiegend einer sitzenden Tätigkeit nachgehen, ist die aktive Form der Stressbewältigung durch eine Ausdauersportart wie Schwimmen, Radfahren, Joggen, Wandern, Nordic-Walking, Skaten etc. sinnvoll. Neben den nachgewiesenen präventiven Effekten für Herz-Kreislauf-Erkrankungen, Diabetes, arteriellem Hypertonus, Fettstoffwechselstörungen, Übergewicht, Krebserkrankungen und sexuellen Störungen haben Ausdauersportarten auch eine antidepressive Wirkung. Pointiert: Kein Medikament ist so hilfreich wie Ausdauersport!

Arbeit mit kreativen Medien

Carl Leuner hat die therapeutische Anregung zur bildlichen Vorstellung (Imagination) als Voraussetzung für (Persönlichkeits-) Veränderungen im Rahmen der Katathym-imaginativen Psychotherapie (vgl. Leuner 2005) ausgebaut und systematisiert. Innere Themen und die Bedeutung von Erlebten symbolisieren zu können, ist Grundlage für jeglichen Veränderungsprozess und für die Persönlichkeitsentwicklung (vgl. auch Christ 2006, S. 32). Das Medium der Darstellung für Symbolisiertes kann aber vom Zeichenblock bis zum Maskenspiel, von der authentischen Bewegung bis zur plastischen Gestaltung mit Holz, vom Text bis zur Musikimprovisation alles umfassen. Dazu eine persönliche Bemerkung aus langjähriger Erfahrung mit kreativen Medien: Männer unterliegen anscheinend gesellschaftlich weniger Leistungsansprüchen »schön« zu malen, sich bühnenreif zu bewegen, musisch gebildet zu sein oder Gelerntes zu reproduzieren. Gelingt es daher, anfängliche Hürden zu überwinden, profitieren männliche Klienten vom Einsatz dieser Methoden durch die Intensivierung des therapeutischen Proesses.

Therapeutische Hausaufgaben bzw. Selbsttraining

Untersuchungen von Kazantis et al. (2005) konnten bei einer Befragung von 827 niedergelassenen Psychotherapeuten zeigen, dass 98 % schon einmal Hausaufgaben eingesetzt haben. 68 % der Befragten gaben ihren Patienten »oft« bis »fast immer« Anweisungen für Übungen zwischen den Sitzungen. Die Meinung über die Wirkung von Hausaufgaben zeigte eine Abhängigkeit von der therapeutischen Schule. Psychoanalytische Therapeuten gaben an, dass Hausaufgaben keine Wirkung zeigten, bei der kognitiv-behavioralen Schule wurde ein positiver Effekt auf den Gesamterfolg der Therapie angegeben. Andere Autoren wie Sonnenmoser (2010, S. 17) bezeichnen »therapeutische Hausaufgaben« als ein »Standardrepertoire in der Psychotherapie, unabhängig von der psychotherapeutischen Schule, Störung oder Patientengruppe«. Besonders drei positive Funktionen und Zielsetzungen von Hausaufgaben wurden herausgearbeitet:

- Die Therapie wird durch die Beschäftigung mit den eigenen Themen auch außerhalb der Stunden intensiviert und unterstützt. Erlerntes kann vertieft und wiederholt und längerfristige, aktive Denkprozesse können in Gang gesetzt werden.
- Der Transfer zwischen Therapie und Alltag kann durch regelmäßige Übung rascher erfolgen. Der Klient kann seine eigenen Erfahrungen im konkreten Handeln machen und diese wieder in die Therapie mit einbringen.

- Eigeninitiative kann angeregt und Selbstwirksamkeit verbessert werden, indem der Klient eigenverantwortlich selbst aktiv wird.

Obwohl es häufig Ansätze gibt, Hausaufgaben auch in Therapien einzusetzen, sind die vielfältigen Wirkungen kaum untersucht – jedoch einige Hindernisse bereits beschrieben: Auf Nachfrage geben Klienten an, dass sie zur Aufgabe keine Zeit hatten oder diese nicht genau verstanden haben bzw. die Ernsthaftigkeit und der Sinn nicht deutlich wurden. Auch Angst, Fehler zu machen und den Therapeuten zu enttäuschen wurden als Gründe genannt. Die Aufgaben dürfen weder belanglos noch zu schwierig sein, sondern sollten möglichst individuell angepasst und genau formuliert werden. Vorsicht ist geboten, da die Nichtbeachtung von vereinbarten Hausaufgaben diese und folgende Aufgaben als unwichtig erscheinen lässt (vgl. Fehm u. Helbig-Lang 2009).

Aus unserer therapeutischen Erfahrung als Tiefenpsychologen können wir von guten Wirkungen von Selbsttrainingseinheiten berichten. Das Wort Selbsttrainingseinheiten finden wir besser, um die Assoziation »Schulhausaufgaben« zu vermeiden. Die Anleitungen müssen dabei individuell passgenau und den therapeutischen Prozess ergänzend und unterstützend gestellt werden. Der Therapeut sollte sich über die Zielsetzung der Trainingseinheit im Klaren sein und diese auch dokumentieren. Diese ergänzende Form der Zusammenarbeit setzt ein umfassendes Verständnis des therapeutischen Prozesses mit dem speziellen Klienten voraus. Wenn die Aufgaben wie »selbstverständlich« besprochen werden und das aktuelle innere Thema damit erreicht werden kann, sehen wir in der Praxis bei den Patienten wenig Widerstände bei der Durchführung der Selbsttrainingseinheiten.

Uns bekannte **Hindernisse** liegen dagegen häufig auf Seiten der Therapeuten. Zum Beispiel:

- fehlt praktisches und methodisches Wissen bezüglich Selbsttrainingseinheiten,
- werden eigene Ängste vor kreativer Gestaltung auf die Patienten übertragen,
- gibt es gegebenenfalls ablehnende schulenspezifische Gepflogenheiten,
- kann der richtige Zeitpunkt und die Bedeutung im therapeutischen Prozess nicht klar erkannt werden,
- wird ein verbindlicher Prozess abgewehrt, der nicht nur auf die 50 Minuten im geschützten Praxisraum begrenzt ist,
- wird eklektizistisch »irgendetwas« als Selbsttrainingseinheit ausprobiert,
- gelingt es nicht, Konsistenz zwischen der konkreten Aufgabe und der Metatheorie bezüglich Krankheits- und Gesundheitslehre und deren praktischer Ausgestaltung herzustellen.

Unsystematisch seien im Folgenden Beispiele möglicher Selbsttrainigseinheiten aufgeführt:

- spezielle Filme anschauen (Es gibt unzählige inhaltlich hervorragende Filme, die innerpsychische Themen verdeutlichen helfen.)
- Bilder mit bestimmten Themen zeichnen oder Kollagen zusammenstellen (z. B. »Wo wollen Sie in einem Jahr stehen?«), ein Gesundheitsbild erstellen (psychosomatische Zusammenhänge erkennen), ein Bild mit allen fünf Lebensbereichen erstellen, Bilder der eigenen Körperlichkeit/Körperschema zeichnen
- Tagesprotokolle per E-Mail schicken (z. B. bei Schwierigkeiten der Impulssteuerung, Aufrechterhaltung der Objektkonstanz zwischen den Stunden)
- Stimmungsbilder zeichnen (»Heute fühle ich mich so: …«)
- Stammbaum anfertigen und zu den einzelnen Personen Charakteristika verzeichnen (Dies dient der Entdeckung von transgenerativen Themen, von zugeschriebenen Aufgaben und Rollenvorgaben.)
- neu Entwickeltes einüben und die Erfahrungen niederschreiben (z. B. Abgrenzung und Copingstrategien)
- Symbole für bestimmte Themen mitbringen (z. B. ein Symbol für ein Gefühl, für einen Lebensbereich, für einen Menschen, für eine Tätigkeit, für eine Idee – Der emotionale Bezug kann damit deutlicher erfasst werden.)
- Fotos aus der Vergangenheit mitbringen (Eltern, Kinder, Geschwister, Freunde »Warum wurden genau diese Fotos ausgesucht? Was bedeuten diese für Sie? Welchen emotionalen Bezug haben sie?«)
- Lieblingsbuch, Lieblingsmusik, Lieblingsbild mitbringen (»Was kann sich darin von Ihnen ausdrücken?« Welcher emotionale Bezug tritt hervor?)
- Lebenslauf als Fluss darstellen (»Wo gab es Stromschnellen, Hindernisse, Helfer, Strudel?« Dient der Erkennung von wiederkehrenden Themen und der Integration bisheriger Lebensereignisse.)
- sich selbst als Baum zeichnen (»Wie stark sind die Wurzeln, wie dick ist der Stamm, sind Blätter oder Früchte am Baum?« – Erkenntnis über das eigene Selbsterleben)
- Bücher lesen als Selbsttraining (» Was war für Sie dabei wichtig?«)
- Arbeit mit inneren Kontrollüberzeugungen und Gedanken in bestimmten Situationen und deren Dokumentation (z. B. »Ich kann ja sowieso nichts.« »Das musste ja wieder schiefgehen.« »Ich bin von Pech verfolgt.«)
- Bekleben, Beschreiben oder Bemalen einer Schachtel mit symbolisiertem Außenbild (äußere Schachtel) und Innenbild (innere Schachtel besonders hilfreich bei sehr differierenden Selbstanteilen, falsches und wahres Selbst)
- konkrete Umgestaltung des Arbeitszimmers, Schlafzimmers, Wohnbereichs etc.

- konkrete Gestaltung des eigenen Auftretens (z. B. Kleidung, Pflege, Schmuck, Schminke, Händedruck, Haltung, Gesichtsausdruck)
- Arbeit mit Übergangsobjekten (z. B. als therapeutisches »Geschenk« oder als vom Patienten organisiertes Symbol für die eigene Identität)

Einbeziehen von Angehörigen in die Therapie

Der Klient sucht meist allein eine Beratung oder Psychotherapie auf, ist in der Regel aber in einen sozialen Rahmen eingebettet und davon auch im psychotherapeutischen Prozess nicht losgelöst zu betrachten. Ganz im Gegenteil, eigene Veränderungen bedingen Veränderungen in den verschiedenen Beziehungen. Der immer nette und sich zurücknehmende Mann erklärt plötzlich seine eigenen Bedürfnisse oder der die Familie finanziell absichernde Ehemann möchte weniger arbeiten. Diese Wechsel können auf das Umfeld bedrohlich wirken, da alle dadurch in eine Neuorientierungsphase gezwungen werden, Angehörige oder Kollegen möglicherwiese ihre »Komfortzone« teilweise verlassen müssen und sich nur langsam ein neues Gleichgewicht einstellt. Da Klienten mit hoher sozialer Unterstützung unabhängig von Diagnose und Verfahren eine bessere Prognose haben, kann aus verschiedenen Gründen die Arbeit mit Angehörigen sinnvoll sein. Zum Beispiel:

- können Unsicherheiten und Ängste von Angehörigen reduziert werden (Was passiert da in der Therapie? Mit wem hat mein Partner, das Kind etc. es in der Therapie zu tun?),
- sind Angehörige psychisch kranker Menschen mitbetroffen und profitieren von Informationen über die Erkrankungen (z. B. bei Depressionen, Ängsten, Zwängen, ADHS, Demenz, psychiatrischen Erkrankungen, MS),
- können bei Angehörigen Unsicherheiten im Kontakt mit dem Erkrankten bearbeitet werden (»Wie soll ich mich richtig verhalten?«),
- kann eine Fremdanamnese helfen, den Klienten besser zu verstehen und mehrperspektivisch verschiedene Problemfelder zu betrachten,
- können Angehörige eine co-therapeutische Funktion übernehmen und Hilfe bei der konkreten Umsetzung von Veränderungen in den Alltag hinein leisten,
- leisten wichtige Bezugspersonen oft Unterstützung bei finanziellen, rechtlichen und sozialen Fragen,
- wird so durch den Therapeuten dem Umfeld seines Klienten Wertschätzung entgegengebracht,
- kann dadurch gerade männlichen Klienten die Bedeutsamkeit sozialer Vernetzung unabhängig von beruflichen Vorteilsverbindungen vermittelt werden.

Obwohl in vielen Bereichen des Gesundheitswesens, wie bei zu pflegenden Patienten, bei psychiatrisch kranken Patienten, beim betreuten Wohnen, bei Patienten mit Behinderungen, in allen Selbsthilfegruppen, bei Patienten mit Krebserkrankungen, in der Suchttherapie, in der Schulsozialarbeit Angehörigenarbeit selbstverständlich geworden ist, wird im Bereich der Psychotherapie darüber kontrovers diskutiert. Wir erleben wir immer wieder, dass in der »Life-Begegnung« mit Angehörigen bisher nicht sichtbare Aspekte deutlich werden. Die Kommunikationsebenen, die nonverbalen Bezugsebenen, die szenische Gestaltung können dem Therapeuten unbewusste Dimensionen aufzeigen. Gleichzeitig ist er mit dem Abgleich seiner inneren Vorstellungsbilder konfrontiert. Wird von Patientenseite gefragt, ob der Partner, gelegentlich die Kinder oder auch die Eltern, in die Therapiestunde mitgebracht werden dürfen, gilt es für den Therapeuten zu prüfen, ob er methodisch-didaktisch imstande ist, ein Gespräch mit einem Paar oder einer (Teil-) Familie zu führen. Ebenso gilt es zu klären, welche Funktion diese Frage zum konkreten Zeitpunkt der therapeutischen Arbeit erfüllt. Abwehrorganisation und Neuorientierung können intrapsychisch gleichermaßen den Hintergrund bilden. Zu bedenken bleibt auch, dass das Einbeziehen von Angehörigen in die Einzeltherapie eine Paar- oder Familientherapie nicht ersetzen kann.

Zusammenarbeit mit Spezialisten

Da der lange therapeutische Prozess oder die Beratung immer in einem individuellen, konkreten Alltag stattfinden und sich angesprochene Themen in den vielen Facetten des normalen Lebens niederschlagen, halten wir eine interdisziplinäre Zusammenarbeit für notwendig. Die Therapie darf nicht vom Alltag isoliert werden. Insbesondere die Rücksprache mit dem **Hausarzt**, der den Patienten und eventuell sogar das soziale Umfeld gut kennt, ist sinnvoll. Gemeinsame Behandlung und Klärung psychosomatischer Zusammenhänge (z.B. Entgleisung der Blutzuckerwerte bei psychischen Belastungen; gemeinsames Hinführen des Patienten auf eine Entspannungsmethode bei hohem Blutdruck) sind im Sinne des Patienten. Begleitend zur Psychotherapie kann eine medikamentöse Therapie z.B. der depressiven Symptome oder der Schlafstörungen notwendig werden. Eine bessere Compliance des Klienten findet sich, wenn der Therapeut und behandelnde Ärzte unterschiedlicher Fachrichtungen ähnliche Vorstellungen haben und sich absprechen.

Viele Themen, die zu innerpsychischen Spannungen und damit möglicherweise auch zu Krankheitssymptomen führen, bedürfen im realen Fall auch einer **juristischen Klärung**. Besonders Scheidungsprozesse, Sorgerechtsstreitigkeiten, arbeitsrechtliche Auseinandersetzungen, Erbschaftsstreitigkeiten oder finanzielle Unsicherheiten nehmen Einfluss auf unser psychisches Befinden und müssen gleichzeitig von einem Juristen (oder gegebenenfalls der **Schuldnerberatung**) begleitet werden. Wie ein Beispiel zeigt, kann die »isolierte Behandlung« psychischer Symptome, ohne die konkrete juristische Einbettung (Sozialgesetzgebung, Arbeitsverträge etc.) der betroffenen Personen mit zu berücksichtigen, zu fatalen Folgen führen:

> Ein 35-jähriger Pilot verlor seinen Arbeitsplatz und die Möglichkeit, jemals wieder in seinem Beruf zu arbeiten, weil der behandelnde Therapeut die juristischen Konsequenzen einer langen Krankschreibung nicht bedacht und geklärt hatte.

Da besonders in den letzten Jahren die Anzahl der Arbeitsunfähigkeitstage aufgrund psychischer Erkrankungen (u.a. Burnout und Depression) auch bei Männern zugenommen haben, kann das Einbeziehen des **Arbeitgebers** von Vorteil sein. Wir ermuntern die Klienten, in Ruhe und mit genauen Zielvorstellungen (z. B. Reduzierung der Arbeitszeit auf eine 4-Tage-Woche, Entlastung vom Schichtdienst) mit dem Arbeitgeber die aktuell belastende Situation zu besprechen. Häufig kann durch ein klärendes Gespräch am Arbeitsplatz eine gute Lösung gefunden werden, ohne dass Arbeitslosigkeit, dauerhafte Krankschreibung oder sogar juristische Auseinandersetzungen zu erwarten sind.

In vielen Städten und Gemeinden werden zahlreiche **Selbsthilfegruppen** angeboten, wie z. B. Anonyme Alkoholiker, Gruppen nach Krebserkrankungen, Herzsportgruppen, Gruppen für alleinerziehende Väter, Gruppen für Sexabhängige, Gruppen für Strafentlassene und Gewalttäter etc. Viele Klienten finden dort zusätzlich einen Bezugsrahmen, der auch nach Beendigung der Therapie weiter tragen kann. Auch Hinweise auf soziale Einrichtungen, Fitnessstudios, Entspannungsgruppen etc. können hilfreich sein, die Selbstwirksamkeit zu stärken und vielfältige Lebensbereiche, die in der Therapie nicht realisiert werden können, zu beleben. Manchmal ist jedoch ein ganz normales Fußballtraining, die Feuerwehrübung oder die Ausfahrt mit dem Motorradclub der heilsamste Wirkfaktor.

Grundlegende Überlegungen für die Arbeit mit Männern

Wenn die Identitätsfrage der deutschen Männer so drängend wird, dass der Spiegel (vgl. Hollersen et al. 2013, S. 103) dafür eine Titelgeschichte reserviert, lohnt es für Psychotherapeuten und Berater zu überlegen, wie und wodurch Männer eingeladen, begleitet, behandelt und gestärkt werden können. Wir haben unsere Hauptpunkte zusammengefasst:

- Wie gestalte ich meine Praxis, dass sich Männer angenommen fühlen?
- Wie kann ich mich selbst von genderspezifischen Denkmustern lösen und sowohl männliche als auch weibliche Rollenideale integrieren?
- Wie kann ich als Therapeut den Mann in all seinen Facetten besser verstehen?
- Wie kann in der Psychotherapie (»als Psycho«) das Vertrauen von Männern gewonnen werden?
- Wie kann ich als Berater das Vertrauen von Männern gewinnen?
- Wie kann ich hinter der Symptomebene den »*Gentle-mental health Code*« verstehen?
- Welche Bedürfnisse haben die Männer verdrängt?
- Wodurch ersetzt der Mann das, was er eigentlich bräuchte und möchte?
- Wie wird der Mann zum Kämpfer und wofür?
- Wie kann ich männlichen Mut, männliche Wut und Rachegefühle, aber auch Schuldgefühle und Scham verstehen?
- Wie durchbreche ich die Verkettung Ohnmacht – Wut, Aggression –Schuld?
- Wie kann ich generationsübergreifende Aufgaben an den Mann verstehen?
- Das Weibliche wollen und es zugleich ablehnen: wie kommt Mann da heraus?
- Wie bringe ich den Mann zum Experimentieren?
- Wie wecke ich den neugierigen Jungen im starken Mann?
- Wie heile ich die Beziehung zum eigenen Vater/Großvater?
- Wie kann ich dem Mann helfen, sich als Sohn seiner Mutter und seines Vaters zu verstehen und dennoch den eigenen Lebensweg zu gehen?
- Wie kann ich die Partnerin sinnvoll einbinden?
- Welche verschiedenen Techniken stehen mir in der Begleitung von Männern zur Verfügung?
- Wie kann ich mit Männergruppen arbeiten?

12 Nachwort – ein Blick hinter die Rolle des Klienten oder Therapeuten

Gibt es Vergleichbares in Kassel und am Hintersee in Österreich? Ja – ein riesiger leerer Bilderrahmen lädt den Betrachter ein, die darin sichtbare Landschaft abhängig vom eigenen Standpunkt zu verstehen. Für Professionalisten, welche mit Männern arbeiten, schien es uns daher notwendig, »Mannwerden« und »Mannsein« in den Rahmen der Wissenschaft zu stellen. Interessierte Männer hingegen können sich sowohl hinter dem Rahmen in der »Landschaft ihres Lebens« bewegen als auch den Blick durch den Rahmen wagen, indem sie die Seite wechseln und im Gespräch Sichtbares verstehen lernen. Aus Literatur und eigenen Erfahrungen glauben wir weiterführend erkannt zu haben, dass Männer erst dann nach Orientierung in ihrem Leben suchen, wenn einer der sieben genannten vulnerablen Punkte (»7 V's«) Verwirrung stiftet. Dann gehen Männer die auf Suche! Da ihre Kontaktaufnahme jedoch häufig missverstanden wird, haben wir den »*Gentle-mental health Code*« entwickelt, um Ärzten, Therapeuten und Beratern die »Übersetzung« zu erleichtern. Vielleicht gelingt es dadurch auch den Lesern selbst, »Nicht-funktionieren« als Ausdruck innerer Themen zu verstehen und sich auf einen Weg der Identitätsentwicklung zu begeben. Mit Freunden, Partner(in) oder Therapeuten im persönlichen Austausch sind dafür sicherlich folgende Themen wichtig, Themen, die sich wie auf einem Serpentinenweg in unterschiedlicher Höhe immer wieder in anderer Darstellungsform zeigen werden.

12.1 Balance und Konfliktspannung

Schwellensituationen unseres Lebens wie der Wechsel in verschiedenen Altersklassen, Veränderungen in unseren Beziehungsformen oder die geforderte Anpassung an schicksalhafte Begegnungen erfordern von uns immer wieder, die Balance im Wechselspiel unserer fünf Lebensbereiche neu herzustellen. Wir kommen nicht umhin, Ziele neu zu definieren und Achtsamkeit für die Wechselwirkung zu lernen. Das Leben in der konkreten Situation verlangt den Ausgleich zwischen

- Beziehung und Arbeit,
- Körperlichkeit und Werten,
- Vision und materieller Sicherung.

Durch die Klärung unserer inneren (unbewussten) Motive in diesem Wechselspiel wird das Leben zu einem einmaligen, nicht wiederholbaren, sichtbaren Ereignis. Leider stehen dabei Zufriedenheit, Glück oder Sinnhaftigkeit nicht als Wegweiser am Beginn dieser Aufgabe, sondern stellen sich vielleicht – als Geschenk – am Ende eines Abstimmungszyklus ein. Um als Mann diesen Weg zu beschreiten, braucht es sicherlich männliche Begleiter und Kraftquellen.

12.2 Männerfreundschaften

Suchen Sie andere Männer und genießen Sie mit diesen, was immer Ihnen Spaß macht. Auf der Basis des gemeinsam Erlebten wagen Sie dann auch, über die wichtigen Aspekte Ihres Lebens ins Gespräch zu kommen. Trauen Sie sich, Fragen zu stellen, welche über die Beschreibung äußerer Ereignisse hinausgehen, und lernen Sie, Nähe auszuhalten, welche nicht nur über gemeinsame Sachthemen gehalten wird. Klarerweise braucht dies alles Verbindlichkeit im Umgang miteinander! Unterstützen Sie sich und feiern Sie gemeinsam Feste, fordern Sie den Austausch und geben Sie sich bei offenen Fragen nicht zufrieden, bis Sie auch männliche Antworten erhalten haben.

12.3 Die männlichen Vorfahren

Im Haaransatz finden sich Hinwiese auf die Frisur Ihres Vater oder Ihres Großvaters. Wenn Ihr Kind Sie bis aufs äußerste reizt, finden sich plötzlich Wortketten, welche Sie aus Ihrer eigenen Jugend kennen. Und manche väterlichen Erinnerungsstücke verteidigen Sie standhaft gegen jegliche Veränderung. Also: Klären Sie Ihre Geschichte mit Ihrem Vater! Suchen Sie in Dankbarkeit all das, was er Ihnen zur Gestaltung Ihres eigenen Lebens mitgegeben hat. Finden Sie die passenden Emotionen für all das, was er aus seiner eigenen biografischen Begrenzung als Vater und Weggefährte nicht leisten konnte oder wollte. Nur wenn Sie sich als Sohn frei in diesen Themen bewegen können, sind Sie offen für Ihren eigenen Lebensweg, nur dann können Sie selbst ein guter Vater sein. Nur dann werden Sie in Ihrer Haltung gegenüber anderen Männern flexibel und verfallen nicht in die endlose Wiederholung alter Muster. Nur dann können Sie aufhören, andere Männer zu entwerten, nur dann verlieren Sie die Angst vor der Nähe, nur dann müssen Sie sich nicht hinter der Rolle des Therapeuten verstecken, nur dann sind Sie kein »Mustermann und Sohn«! Dann erst sind Sie wirklich auf die Welt gekommen!

12.4 Die Mutter

Sie können als Mann ein Leben lang in allen Begegnungen mit Frauen immer wieder Ihre Mutter retten, oder beweisen, dass Sie emotional völlig unabhängig von jeglicher Frau durchs Leben kommen. Sie könnten aber auch überprüfen, welchem inneren Entwurf Ihre Mutter von Ihnen als Sohn gefolgt ist. Welche Weichen hat sie für Sie gestellt, wodurch hat sie Sie geprägt, welche Aufgaben wurden an Sie delegiert und wodurch sollten Sie Ihre Mutter glücklich machen? Ist Emotionalität per se schon gefährlich, da mit Ihrer Mutter verbunden oder war Ihre Mutter möglicherweise »erfolgreich«, Ihnen jegliche lebensdienliche Aggressivität als Gefährdung der gemeinsamen Einheit auszutreiben. Die Auseinandersetzung mit unseren zentralen Bezugspersonen – häufig also mit der Mutter – ist nicht frei von Gefühlen der Wut, der Scham, der Resignation, der Schuld oder der Angst. Vielleicht kann es aber dennoch gelingen, als erwachsener Mann irgendwann die Mutter als konkrete Frau mit eigener Lebensgeschichte zu verstehen und mit ihr, am Sonntag ausgesöhnt am See sitzend, Kaffee zu trinken. Falls Sie auf dem Weg dorthin allerdings Ihre Therapeutin oder Supervisorin retten und beschützen, dann versuchen Sie dringend eine Klärung. Falls sich auf dem Weg dorthin Ihr Therapeut mit Ihnen gegen mütterliche Instanzen verbrüdert, dann schicken Sie ihn in die Supervision.

12.5 Die Kinder

Werden Sie Vater oder übernehmen Sie väterliche Aufgaben für Ihre Neffen, Schüler, Mitarbeiter oder Fußball-Kids. Wir wissen aus der Bindungsforschung, dass Bindungsmuster – ob stabil oder ambivalent – transgenerational ziemlich stabil sind, sofern die erwachsene Generation nicht bereit ist, sich mit ihren eigenen Erfahrungen auseinanderzusetzen. Klären Sie Ihre eigenen Themen als Mann und werden Sie dadurch zu einer (»Bindungs«-) Chance für die Jungs von morgen. Mit den eigenen oder den anvertrauten Kindern Dinge zu erleben, welche der eigene Vater nicht möglich machen konnte, versöhnt mit der eigenen Geschichte und belebt die eigene Männlichkeit. Und, dass solche Augenblicke nachhaltiger sind als das größere Büro, die neuere Autoversion oder der Hai in 40 Meter Tiefe, braucht nicht erklärt zu werden. Extra für die Kollegen: Viele Männer brauchen bei diesem Thema mutvolle Unterstützung und keine ausufernde Klärung aller Ambivalenzen!

12.6 Kraft und Vision

Männer brauchen Orte, an denen sie zu sich kommen. Möglicherweise sind diese im Alltag verborgen: während der Autofahrt, in einer handwerklichen Tätigkeit, im Tagtraum, nach 90 Minuten sportlicher Anstrengung, in der kurzen schweigsamen Minute beim Therapeuten oder in der Gedenkminute im Fußballstadion. Um Sicherheit im Umgang mit den inneren Themen zu erlagen, um nicht nur flüchtige Empfindungen zu ahnen, braucht es aber mehr. Definierte Zeit, ein Ritual zu Beginn und eine Form, den inneren Dialog festzuhalten, sind grundlegende Pflastersteine für diesen Weg. Suchen Sie sich Männer, welche auf diesem Weg Erfahrung haben bzw. nehmen Sie als Therapeut die Aufgabe an, nicht nur pathologisierender »Fachmann« zu sein, sondern sich als Mentor selbst auf diesem Weg zu zeigen.

12.7 Partnerschaft und Sexualität

Wenn Sie Wertschätzung und Gleichberechtigung mit Gleichheit verwechseln, verlieren Sie alle Lebendigkeit in Ihrer Partnerschaft. Erinnern Sie sich bitte ganz kurz an Ihren letzten getanzten Walzer und Sie werden mich verstehen! Ihre Partnerin bzw. Ihren Partner immer wieder für sich zu gewinnen braucht Aktivität; die Beziehung zu gestalten braucht den Mut, Entscheidungen zu treffen und voranzugehen; gemeinsam zu gestalten (oder zu schreiben) braucht die Klärung, wer wann führt. Übertragen Sie nicht Ihre Themen auf den anderen und lassen Sie sich nicht in unaufgelöste Themen Ihrer Partnerin oder Ihres Partners verstricken. Legen Sie großen Wert darauf, Gelingendes zu erhalten und suchen Sie gleichzeitig die energievollen Momente, in denen Sie bisherige Grenzen innerhalb der Partnerschaft hin zum Unbekannten öffnen können. Dazu wird es notwendig sein, Ihrer Partnerin bzw. Ihrem Partner emotional spürbar zu begegnen. Dann wird es auch gelingen, Ihrer Sexualität gemeinsam Raum zu geben, Hingabe und Aggression gleichermaßen zu leben und identitätsstiftend das Dasein mit dem Partner oder der Partnerin immer wieder fortzuentwickeln.

Dürfen Sie als Therapeut Einblick in das Leben eines Paares nehmen, so stehen auch Sie in dem Spannungsfeld, Stabiles zu wahren und Fortentwicklung zu ermöglichen. Fehlende Positionierung heißt oft, Ihren Klienten an entscheidender Weggabelung allein zu lassen. Für mögliche »Fehlentscheidungen« zahlen hingegen alle Beteiligten einen hohen Preis. Sich in das Leben eines anderen hineinzuverweben, braucht daher Mut und die Bereitschaft, Begrenzung und Fehler einzugestehen und auszuhalten.

12.8 Gedanken

Wir sind fähig, zu wissen und zu erkennen, was wir selbst gemacht haben und für die Zukunft planen werden (vgl. Arendt 2011, S. 358). So können wir uns von der Infantilisierung der Erwachsenen durch die Medien (vgl. Stiegler 2008, S. 42) kritisch distanzieren; wir werden möglicherweise durch die Wissensarbeit die Kontrolle über die Produktionsmittel wieder zurückgewinnen (vgl. Gürtler 2001, S. 15); wir müssen über das beunruhigende Phänomen des Verschwimmens der Grenze zwischen der Natur, die wir sind, und der organischen Ausstattung, die wir uns geben wollen, verständigen (vgl. Habermas 2002, S. 44); wir sollten nicht vergessen, dass nur wenige Menschen, die sich von ihrem Selbst entfremden und keine auf inneren Prozesse basierende Identität aufbauen können, ihre Menschlichkeit auch in kritischen Situationen nicht verlieren (vgl. Gruen 2001, S. 117); wir brauchen Kriterien für die Klärung von Grenzen, um Illusionen der gesellschaftlichen Konstrukte auf den Boden der Realität zurückzuholen (vgl. Lissmann 2012, S. 9). Wir sind fähig zu wissen und zu erkennen und brauchen Männer und Frauen, die sich gemeinsam mit Menschenverstand (vgl. Druyen 2012, S. 12) austauschen.

12.9 Gefühle und Aggression

Technisch gesprochen werden wir nicht gesund, wenn wir nicht biografische Erlebnisse adäquat emotional besetzen können. Kein Mensch versteht die Botschaft eines anderen, wenn uns diese nicht emotional erreicht. Was wäre der Western ohne das »Lied vom Tod«? Versuchen Sie als Mann, Ihre Empfindungen und Körpersensationen in die Sprache der Gefühle zu übersetzen. Lernen Sie, diese zu regulieren, ohne einfach davon überschwemmt zu werden, und muten Sie sich mit Ihren Gefühlen Ihrer Umgebung zu! Seien Sie aber gerade im Gespräch unter Männern vorsichtig! Die gemeinsame Routine zu bagatellisieren oder zu rationalisieren kann nicht hoch genug eingeschätzt werden. Üben Sie sich in Ihrer Aggression. Statt diese in den Dienst der Quartalszahlen Ihres Arbeitgebers zu investieren, verfolgen Sie Ihre eigenen Wünsche und Ziele. Und zeigen Sie den Menschen, mit denen Sie verbunden sind, Ihre Liebe.

Literaturverzeichnis

Albert M, Hurrelmann K, Quenzel G. 16. Shell Jugendstudie. Jugend 2010. Frankfurt a. M.: Fischer 2010.

Amann S, Tietz J. Endstation Schleckerland. Der Spiegel 2012; 26: 68–70.

Anderson P, Baumberg B. Alcohol in Europe: A Public Health Perspective. London: Institute of Alcohol Studies 2006. http://ec.europa.eu/health/ph_determinants/life_style/alcohol/documents/alcohol_europe.pdf. (aufgerufen 22.01.2013).

Anderssen E. Why guys won´t get off the couch – to get on the couch. The Globe and Mail 2012; 14: F6.

Andreescu T, Gallian JA, Kane JM, Mertz JE. Cross-cultural analysis of students with exceptional talent in mathematical problem solving. Notices of the American Mathematical Society 2008; 55/10: 1248–1260.

Antonovsky A. Salutogenese. Zur Entmystifizierung der Gesundheit. Tübingen: dgvt-Verlag 1997.

Arbeitskreis OPD (Hrsg.). Operationalisierte Psychodynamische Diagnostik OPD-2. Das Manual für Diagnostik und Therapieplanung. Bern: Hans Huber 2006.

Argelander H. Das Erstinterview in der Psychotherapie. Darmstadt: Wissenschaftliche Buchgesellschaft 1989.

Arendt H. Vita activa oder Vom tätigen Leben. München: Piper 2011.

Backenstraß M, Mundt C. Psychotherapie. In: Rohde A, Marneros A (Hrsg.). Geschlechtsspezifische Psychiatrie und Psychotherapie. Stuttgart: Kohlhammer 2007. 392–404.

Barnyard K, Lewis R. Corporate sexism: The sex industry´s infiltration of the modern workplace. London: The Fawcett Society 2009.

Bastaits K, Ponnet K, Mortelmans D. Parenting of Divorced Fathers and the Association with Childrens´s Self-Esteem. Journal of youth and adolescence 2012; 41/12: 1643–1656.

Baur N, Luedtke J. Männlichkeit und Erwerbsarbeit bei westdeutschen Männern. In: Luedtke J, Baur N (Hrsg.). Die soziale Konstruktion von Männlichkeit. Hegemoniale und marginalisierte Männlichkeit in Deutschland. Opladen: Barbara Budrich 2008. 81–103.

BauSteineMänner (Hrsg.). Kritische Männerforschung – Neue Ansätze in der Geschlechtertheorie. Hamburg: Argument 2001.

Bayerisches Gesetz über das Erziehungs- und Unterrichtswesen (BayEUG) in der Fassung der Bekanntmachung vom 31. Mai 2000. www.gesetze-bayern.de. (aufgerufen 22.01.2013).

Beck-Gernsheim E. Das halbierte Leben. Männerwelt Beruf. Frauenwelt Familie. Frankfurt a.M.: Fischer 1980.

Bedi RP, Richards M. What a Man Wants: The Male Perspective on Therapeutic Alliance Formation. Psychotherapy 2011; 48/4: 381–390.

Behning U. Implementation von Gender Mainstreaming auf europäischer Ebene. Geschlechtergleichstellung ohne Zielvorstellung? In: Meuser M, Neusüß C. (Hrsg.).

Gender Mainstreaming. Konzepte, Handlungsfelder, Instrumente. Bonn: Bundeszentrale für Politische Bildung 2004. 122–134.
Benjamin J. Die Fesseln der Liebe. Psychoanalyse, Feminismus und das Problem der Macht. Basel: Stroemfeld Verlag 1991.
Benjamin J. Phantasie und Geschlecht. Psychoanalytische Studien über Idealisierung, Anerkennung und Differenz. Frankfurt a. M.: Fischer 1996.
Benz E. Zen in westlicher Sicht. Zen-Buddhismus – Zen-Snobismus. Weilheim: Barth-Verlag 1962.
Bernard A. Körperkultur und Parteienwerbung. Tattoo und Trachtenmode. http://www.sueddeutsche.de/Kultur/1.422730 23.07.2003. (aufgerufen 22.01.2013).
Best S, Engel B. Qualitäten der Mediennutzung. Media-Perspektiven 2007; 1: 20–37.
Beutler LE, Malik M, Alimohamed S, Harwood TM, Talebi H, Noble S, Wong E. Therapist variables. In: Lambert MJ (Hrsg.). Bergin and Garfild´s handbook of psychotherapy and behavior change. New: York Wiley: 2004. 227–306.
Bibel. Einheitsübersetzung der Heiligen Schrift. Altes und Neues Testament. Stuttgart: Pattloch 1980.
Bigler RS, Liben LS. Developmental intergroup theory: Explaining and reducing children´s social stereotyping und prejudice. Current Directions in Psychological Science 2007; 16/3: 162–166.
Bilitzer KW. Ein psychoanalytisches Modell zur männlichen Suchtentwicklung unter Berücksichtigung von struktureller Störung und Konfliktpathologie. In: Bilitzer KW. Psychodynamik der Sucht. Psychoanalytische Beiträge zur Theorie. Göttingen: Vandhoeck & Ruprecht 2008. 189–215.
Bleier R. Science and gender: A critique of biology and its theories on woman, New York: Pergamon Press 1984.
Bönt R. Das entehrte Geschlecht. Ein notwendiges Manifest für den Mann. München: Pantheon 2012.
Borstnar N. Männlichkeit und Werbung. Inszenierung – Typologie – Bedeutung. Kiel: Verlag Ludwig 2002.
Bourdieu P. Die männliche Herrschaft. Frankfurt a. M.: Suhrkamp 2005.
Bowman D, Scogin F, Floyd M, McKendree-Smith N. Psychotherapy length of stay and outcome: A meta-analysis off the effect of therapist sex. Psychotherapy 2001; 38: 142–148.
brand eins. Die Welt in Zahlen 2012. Hamburg: brand eins 2011.
Brannen J, Nilsen A. From Fatherhood to Fathering: Transmission and Change among British Fathers in Four-generation Families. Sociology 2006; 40: 335–352.
Brudereck Ch, Gamper M. FrauenVertrauen. Witten: SCM-Verlag 2012.
Budde J. Bildungs(miss)erfolge von Jungen und Berufswahlverhalten bei Jungen/männlichen Jugendlichen. Bonn: Bundesministerium für Bildung und Forschung. Bildungsforschung Band 23. 2008.
Buergel-Goodwin U. MannsBilder. Von Frauen. München: dtv 1993.
Bundeskriminalamt. Polizeiliche Kriminalstatistik, PKS. Wiesbaden 2011. www.bka.de.

Bundesministerium für Familie, Senioren, Frauen und Jugend (BMFSFJ), Cornelißen W. (Hrsg). 1. Datenreport zur Gleichstellung von Frauen und Männern in der Bundesrepublik Deutschland. 2005. http://www.bmfsfj.de/doku/Publikationen/genderreport/01-Redaktion/PDF-Anlagen/gesamtdokument,property%3Dpdf,bereich%3Dgenderreport,sprache%3Dde,rwb%3Dtrue.pdf (aufgerufen 22.01.2013).

Bundesministerium für Gesundheit. Froböse I, Schaller A, Feodoroff B, Biallas B. (Hrsg.). Männer in Bewegung! Auswirkungen von Bewegung auf die psychische Gesundheit von Männern. Im Auftrag des Bundesministeriums für Gesundheit. 2011. http://www.bmg.bund.de/fileadmin/dateien/Publikationen/Praevention/Broschueren/Broschuere_Maenner_in_Bewegung__Auswirkungen_von_Bewegung_auf_die_psychische_Gesundheit_von_Maennern.pdf (aufgerufen 22.01.2013).

Bundeswehr, BMVG (Namenskürzel). »Vom Einsatz her denken« Gesamttagung des Psychologischen Dienstes der Bundeswehr in Dresden. Die Bundeswehr 2012; 11: 1819.

Caddy E, Platts DE. Die Tore zur Liebe öffnen. Ein Findhorn-Buch. Güllesheim: Silberschnur 2010.

Chodorow N. Das Erbe der Mütter. Psychoanalyse und Soziologie der Geschlechter. München: Frauenoffensive 1985.

Christ C, Fenn B. Der Glücksweg. München: Ariston 2010.

Christ C, Mitterlehner F, Bethge J. Akademie-Fragebogen zur Burnout-Gefährdung. Wiesbaden: Quellenakademie 2011.

Christ C. Brennen ohne Auszubrennen. Apotheken-Fachmagazin beraten & verkaufen 2010; 7/8. http://www.selfmedic.de/Artikel-Archiv_TEST /Team/ Mitarbeiterfuehrung / 2010/brennen_ohne_auszubrennen.html. (aufgerufen 22.01.2013).

Christ C. Genderspezifische Aspekte in sozialen Berufen. Konsequenzen für die Praxis. Unveröffentlichtes Thesenpapier. 2012.

Christ C. Was hat Kunst mit seelischer Gesundheit zu tun? Tausche Kopf gegen Bauch. In: Schmitz-Welkenbach U. Ich male – also bin ich! Hochheim: Co´Med 2006: 29 –40.

Claus Th, Gruner M. Gender-Report Sachsen-Anhalt 2006. Daten und Fakten zur Lebenssituation von Frauen und Männern. Magdeburg: docupoint 2006.

Connell R. Der gemachte Mann. Konstruktion und Krise von Männlichkeit. Wiesbaden: Verlag für Sozialwissenschaften 2006.

Csikszentmihalyi M, Charpentier A. Flow: Das Geheimnis des Glücks. Stuttgart: Klett-Cotta 2010.

CSU. Das Betreuungsgeld. http://www.csu.de/Partei/aktuelles/1531127. (aufgerufen 22.01.2013).

Dannenbeck C, Stich J. Sexuelle Erfahrungen im Jugendalter. Aushandlungsprozesse im Geschlechterverhältnis. Eine qualitative Studie. Köln: Bundeszentrale für gesundheitliche Aufklärung 2002.

Davis SN. Sex Stereotypes in Commercials Targeted toward Children: A Content Analysis: Sociological Spectrum 2003; 23: 407–424.

De Beauvoir S. Das andere Geschlecht. Eine Deutung der Frau. Reinbeck b. H. 1960.

Degener T. Der Streit der Gleichheit und Differenz in der Bundesrepublik seit 1945. In: Gerhard U. (Hrsg.). Frauen in der Geschichte des Rechts. Von der frühen Neuzeit bis zur Gegenwart. München: Beck 1997. 871–899.

Deida D. Der Weg des wahren Mannes. Ein Leitfaden für Meisterschaft in Beziehungen, Beruf und Sexualität. Bielefeld: Kamphausen 2011.

Dickopf D. Nummer drei. http://wiseguys.de/songtexte/details/nummer_drei. (aufgerufen 22.01.2013).

Diekman AB, Murnen SK. Learning to be little women and little men: The inequitable gender equality of nonsexist children´s literature. Sex Roles 2004; 5/6: 373–385.

Dietschi I. Hormonschwund. Wenn Männer in die Jahre kommen. Die Weltwoche 2001; 30. http://www.weltwoche.ch/ausgaben/2001-30/artikel-2001-30-wenn-maenner-in.html. (aufgerufen 22.01.2013).

Dietz H. Männerkrankheiten. Schmutzblindheit, Mitdenkschwäche, Einkaufsdemenz und weitere unheilbare Leiden unserer echten Kerle. Berlin: Ullstein 2012.

Dilling H, Mombour W, Schmidt MH (Hrsg.). Internationale Klassifikation psychischer Störungen. ICD-10 Kapitel V (F) Klinisch-diagnostische Leitlinien. Bern: Huber 2011.

Dinger-Broda A, Broda M. Geschlechtsspezifische Unterschiede im Rehabilitationserfolg und Überlegungen zu einem veränderten Therapieangebot. In: Verband Deutscher Rentenversicherungsträger (Hrsg.). Interdisziplinarität und Vernetzung. Frankfurt a. M.: VDR-Schriften 1998. 187–189.

Döge P, Volz R. Männer – Paschas und Nestflüchter? Zeitverwendung von Männern in der Bundesrepublik Deutschland. Wiesbaden: Budrich 2006.

Döge P. Geschlechterdemokratie als Männlichkeitskritik. Männerforschung, Männerpolitik und der »neue Mann«. Aus Politik und Zeitgeschichte 2000; 31–32/B: 18–23.

Druyen Th. Krieg der Scheinheiligkeit. Plädoyer für einen gesunden Menschenverstand. Düsseldorf: Maxlin 2012.

Dube SR, Anda RF, Felitti VJ, Chapman DP, Williamson DF, Giles WH. Childhood Abuse, Household Dysfunction and The Risk of Attempted Suicide Throughout the Life Span. The Journal of the American Medical Association. 2001; 286/24: 3089–3096.

Dühringer F, Sicheritz H. Hinterholz 8. Filmkomödie. Österreich 1998.

Ehmann H. Männerängste – Wovor Männer sich wirklich fürchten. Freiburg i. B.: Kreuz-Verlag 1997.

Elbert T, Rockstroh B. Reorganisation of human cerebral cortex: The range of changes following use and injury. Neuroscientist 2004; 10/2: 129–141.

Elhardt S. Tiefenpsychologie. Eine Einführung. Stuttgart: Kohlhammer 1988.

Engel GL. The need for a new model: a challenge for biomedicine. Science 1977; 196/4286: 129–137.

Enomiya-Lassalle HM. Wohin geht der Mensch. Freiburg i. B.: Aurum 1988.

Erikson EH. Der vollständige Lebenszyklus. Frankfurt a. M.: Suhrkamp 1988.

EU-Arbeitsgruppe Sport und Gesundheit (Hrsg.). EU-Leitlinien für körperliche Aktivität. 2008. http://ec.europa.eu/sport/library/documents/c1/eu-physical-activity-guidelines-2008_de.pdf. (aufgerufen 22.01.2013).

European Commission. Causes of death statistics. 2012. http://epp.eurostat.ec.europa.eu/statistics_explained/index.php/Causes_of_death_statistics#Analysis_by_sex. (aufgerufen 22.01.2013).

European Commission. The State of Men's Health in Europe – Report. Printed by the services of the European Commission 2011. http://ec.europa.eu/health/population_groups/docs/men_health_report_en.pdf. (aufgerufen 22.01.2013).

Ewles L. Key Topics in Public Health. Essential Briefings on Prevention and Health Promotion. Edingburgh: Elsevier 2005.

Fallaci O. Brief an ein nie geborenes Kind. Frankfurt a. M.: Fischer 1983.

Faltermaier T. Männliche Identität und Gesundheit. In: Altgeld Th (Hrsg.). Männergesundheit. Neue Herausforderung für Gesundheitsförderung und Prävention. München: Juventa 2004. 11–33.

Fedtke-Polley C. Widerstand in der Verhaltenstherapie. Inwieweit weit lässt sich Widerstand auf das Phänomen Reaktanz zurückführen. Uelvesbüll: Der andere Verlag 2005.

Fehm F, Helbig-Lang S: Hausaufgaben in der Psychotherapie. Psychotherapeut 2009; 54/5: 377–392.

Feierabend S, Klinger W. Kinder und Medien: Ergebnisse der KIM-Studie 2008. Media Perspektiven 2009; 8: 398–412.

Fenske H, Mertens D, Reinhard W, Rosen K. Geschichte der politischen Ideen. Frankfurt a. M.: Fischer 2004.

Fine C. Die Geschlechterlüge. Die Macht der Vorurteile über Frau und Mann. Stuttgart: Klett-Cotta 2012.

Forster St, Little M. Die Vier Schilde. Initiationen durch die Jahreszeiten der menschlichen Natur. Uhlstädt-Kirchhasel: Arun 2000.

Frank JD. Die Heiler. Wirkungsweisen psychotherapeutischer Beeinflussung. Stuttgart: Klett-Cotta 1997.

Freud A. Das Ich und die Abwehrmechanismen. Frankfurt a. M.: Fischer 2012.

Freud S. Gesammelte Werke. Band. VIII. Frankfurt a. M.: Fischer 1999.

Freudenberger H, North G. Burn-out bei Frauen. Über das Gefühl des Ausgebranntseins. Frankfurt a. M. Fischer 2012.

Fritz-Schubert E. Schulfach Glück: Wie ein neues Fach die Schule verändert. Freiburg i. B.: Herder 2012.

Früchtel F. Modernisierung männlicher Sexualität. In: Karatepe H, Stahl Ch. Männer-Sexualität. Hamburg: Rowohlt 1993. 50–83.

Geisler A. Ich bin alt, müde, ich habe genug. 2008. www.stern.de/wissen/mensch/suizid-ich-bin-alt-muede-ich-habe-genug-631165.html. (aufgerufen 22.01.2013)

Gesterkamp Th. Die Krise der Kerle – Männlicher Lebensstil und der Wandel der Arbeitsgesellschaft. Münster: Lit 2004.

Gesterkamp Th. Die neuen Väter zwischen Kind und Karriere. Opladen & Farmington Hills: Barbara Budrich 2010.

Giampieri-Deutsch P. Die psychoanalytische Theorie des Mentalen und die analytische Philosophie des Geistes. In: Giampieri-Deutsch P. (Hrsg.). Psychoanalyse im

Dialog der Wissenschaften. Band. 1: Europäische Perspektiven. Stuttgart: Kohlhammer 2002. 58–75.
Giampieri-Deutsch P. Einleitung. In: Giampieri-Deutsch P. (Hrsg.). Psychoanalyse im Dialog der Wissenschaften. Band. 1: Europäische Perspektiven. Stuttgart: Kohlhammer 2002. 13–36.
Gisler P. Liebliche Leiblichkeit. Frauen, Körper und Sport. Schweizerische Zeitschrift für Soziologie 1995; 21: 651–667.
Good, G.E.; Robertson, J.M. «To Accept a Pilot? Adressing men´s Ambivalence and Altering. Their expectancies about therapy, Psychotherapy Research 2010; 47/3: 306–315.
Götz M. Girls and boys and television: A few reminders for more gender Sensitivity in children´s TV. Internationales Zentralinstitut für das Jugend- und Bildungsfernsehen 2008.
Grätzel von Grätz P. Viele alte Menschen besuchen vor dem Suizid ihren Hausarzt – eine gute Chance, den Freitod zu verhindern. Ärzte Zeitung 2005. www.aerztezeitung.de/medizin/krankheiten/neuro-psychiatrische_krankheiten/depressionen/article/342869/viele-alte-menschen-besuchen-suizid-ihren-hausarzt-gute-chance-freitod-verhindern.html (aufgerufen 22.01.2013).
Graubner B. ICD-10-GM 2013 Systematisches Verzeichnis: Internationale statistische Klassifikation der Krankheiten und verwandter Gesundheitsprobleme 10. Revision German Modification. Köln: Deutscher Ärzte Verlag 2012.
Grepmair L, Nickel M. Achtsamkeit in der Psychotherapie. München: Springer 2007.
Großmaß R. »Man wird nicht als Frau (oder Mann) geboren, man wird es« Oder: Was heißt »soziale Konstruktion«? alice 2005; 10: 42–47.
Gruen A. Der Fremde in uns. Stuttgart: Klett-Cotta 2001.
Gürtler D. Die humane Revolution. Warum Sie in Zukunft an Ihrem Arbeitsplatz tun können was Sie wollen. München: Deutsche Verlags-Anstalt 2001.
Habermas J. Die Zukunft der menschlichen Natur. Auf dem Weg zu einer liberalen Eugenik? Frankfurt a. M.: Suhrkamp 2002.
Hammer E. Männer altern anders. Eine Gebrauchsanweisung. Freiburg i.B.: Herder 2007.
Haushofer M. Die Wand. Berlin: List 2004.
Hausner H, Hajak G, Spiessl H. Gender differences in help-seeking behavior on two internet forums for individuals with self-reported depression. Gender Medicine 2008; 5: 181–185.
Hautzinger M, Bailer M, Worall H, Keller F. BDI Beck-Depressions-Inventar Testhandbuch 2., überarbeitete Auflage. Bern: Hans Huber 1995.
Heilman ME. Description and prescription: How gender stereotypes prevent women´s ascent up the organizational ladder. Jourrnal of Social Issues 2001; 57/4: 657–674.
Herman JL. Die Narben der Gewalt. Traumatische Erfahrungen verstehen und überwinden. München: Kindler 1994.
Hinterhuber H. Die Seele. Natur- und Kulturgeschichte von Psyche, Geist und Bewusstsein. Wien: Springer 2001.

Hollersen W, Kullmann K, Schmitz GP, Shafy S, Tietz J. Männerdämmerung. Spiegel 2013; 1: 99–105.

Hollstein W. Geschlechterdemokratie Männer und Frauen: Besser miteinander leben. Wiesbaden: Verlag für Sozialwissenschaften 2004.

Hollstein W. Potent werden – das Handbuch für Männer. Bern: Hans Huber 2001.

Hollstein W. Was vom Manne übrig blieb. Krise und Zukunft des starken Geschlechts. Berlin: Aufbau Verlag 2008.

Holmes TH, Rahe RH. The Social Readjustment Rating Scale. Journal of Psychosomatic Research 1967; 11/2: 213–218.

Howe Ch. Männer(bilder) im Rahmen von Prostitution. Die Konstruktion des Freiers. In: Luedtke J, Baur N (Hrsg.). Die soziale Konstruktion von Männlichkeit. Hegemoniale und marginalisierte Männlichkeit in Deutschland. Opladen: Barbara Budrich 2008. 239–263.

Hüther G. Männer. Das schwache Geschlecht und sein Gehirn. Göttingen: Vandenhoeck & Ruprecht 2009.

Ickes W, Gesn PR, Graham T. Gender differences in empathic accuracy: Differential ability or differential motivation? Personal Relationships 2000; 7: 95–109.

Ickes W. Everyday mind reading: Understanding what other people think and feel. New York: Prometheus Books 2003.

Jaffke M: Es war kein Abschied – Die Zeit nach dem Selbstmord der Eltern. Münster: Michael-Jaffke-Verlag 2002.

Jähn A. Vater_Sohn_Konflikte. www.planet-wissen.de/alltag_gesundheit/familie/vaeter/vater_sohn_konflikte.jsp (aufgerufen 22.01.2013).

Jaschinski I. Der Übergang in eine nacheheliche Partnerschaft. Eine vergleichende Analyse zwischen Männern und Frauen auf der Basis des deutschen Generations und Gender Survey. Zeitschrift für Familienforschung 2011; 23/2: 219–240.

Jatzko H, Jatzko S. »Wie speziell gehen Männer mit dem Tod und der Endlichkeit um ?« männerforum 1998; 18: 4.

Jösting S. Männlichkeit und geschlechtshomogene Praxis bei Jungen. In: Luedtke J, Baur N (Hrsg.). Die soziale Konstruktion von Männlichkeit. Hegemoniale und marginalisierte Männlichkeit in Deutschland. Opladen: Barbara Budrich 2008. 45–60.

Jungnitz L, Lenz HJ, Puchert R, Ruhe H, Walter W (Hrsg.). Gewalt gegen Männer. Personale Gewaltwiderfahrnisse von Männern in Deutschland. Opladen: Barbara Budrich 2007.

Kasper S, Kalousek M, Kapfhammer HP. et al. Suizidalität. Konsensus-Statement. State of the art 2011. CliniCum Neuropsy Sonderausgabe April 2011.

Kazantzis N, Lampropoulos G, Deane F. A National Survey of Practicing Psychologists' Use and Attitudes Toward Homework in Psychotherapy. Journal of Consulting and Clinical Psychology 2005; 4: 742–748.

Kinsey AC. Das sexuelle Verhalten der Frau. Frankfurt a.M.: Fischer 1953.

Kinsey AC. Das sexuelle Verhalten des Mannes. Frankfurt a.M.: Fischer 1955.

Kirig A, Mijnals P, Sturm D, Wenzel E. Die Männerstudie. Kelckheim: Zukunfts-Institut 2008.

Kirschstein H. Männer trauern anders. Typische Strategien angesichts von Tod und Verlust – und wie sich damit umgehen ließe. Veranstaltungsreihe des Osnabrücker Hospitz Vereins, 21.9.2005.

Kiselica MS, Englar-Carlson M. Identifying, Affirming and Building Upon Male Strengths: The Positive Psychology/Positive Masculinity model of psychotherapy with boys and Men. Psychotherapy Research 2010; 47/3: 276–287.

Klammer P. Der hohe Preis der Männlichkeit. Maskulines Krankheitsrisiko. 2011. http://www.focus.de/gesundheit/ratgeber/maenner/gesundheitsrisiko/tid-23501/maskulines-krankheitsrisiko-das-benachteiligte-maennliche-geschlecht_aid_661165.html. (aufgerufen 22.01.2013).

Klaus E. Kommunikationswissenschaftliche Geschlechterforschung. Zur Bedeutung der Frauen in den Massenmedien und im Journalismus. Münster: Lit Verlag 2005.

Kleiber D, Velten D. Prostitutionskunden. Eine Untersuchung über soziale und psychologische Charakteristika von Besuchern weiblicher Prostituierte in Zeiten von AIDS. Bonn: Bundesministerium für Gesundheit 1994.

Klein KJK, Hodges SD. Gender differences, motivation and empathic accuracy: When it pays to understand. Personality and Social Psychology Bulletin 2001; 27/6: 720–730.

Klinger L, Hamilton J, Cantrell PJ. Children´s Perceptions of Aggression and Gender-Specific Content in Toy Commercials. Social Behavior and Personality 2001; 29: 11–20.

Koch J. Das Leben vor der Geburt. Der Spiegel 2012; 25: 120–128.

Kohnstamm D. Und plötzlich wurde mir klar: Ich bin ich! Die Entdeckung des Selbst im Kindesalter. Bern: Huber 2004.

Kohut H. Die Heilung des Selbst. Frankfurt a.M.: Suhrkamp 1979.

Koppetsch C, Burkart G. Die Illusion der Emanzipation. Zur Wirksamkeit latenter Geschlechternormen im Milieuvergleich. Konstanz: Universitätsverlag 1999.

Kowalski JT, Hauffa R, Jacobs H, Höllmer H, Gerber WD, Zimmermann P. Einsatzbedingte Belastungen bei Soldaten der Bundeswehr. Deutsches Ärzteblatt 2012; PP/9: 418–424.

Kowalski JT, Niederberger U, Koch A, Gerber WD. Akute Krisenintervention. Einstellung von Einsatzkräften bezüglich Präventionsmaßnahmen. Nervenheilkunde 2011; 30/4: 264–268.

Kranz W (Hrsg.). Die Fragmente der Vorsokratiker. Griechisch und Deutsch von Hermann Diels. Band 1. Hildesheim: Weidmann 2004.

Krell C. Das Männerbild von Lesben und Schwulen. In: Luedtke J, Baur N (Hrsg.). Die soziale Konstruktion von Männlichkeit. Hegemoniale und marginalisierte Männlichkeit in Deutschland. Opladen: Barbara Budrich 2008. 265–285.

Kurz PK. Der verletzte Eros – Frau und Mann in der zeitgenössischen Literatur. In: Gordan P. (Hrsg.). Gott schuf den Menschen als Mann und Frau. Salzburger Hochschulwochen 1988. Wien: Styria 1989. 207–232.

Küstenmacher M, Haberer T, Küstenmacher WT. Gott 9.0. Wohin unsere Gesellschaft spirituell wachsen wird. München: Gütersloher Verlagshaus 2010.

Lackinger F. Übertragungsfokussierte Psychotherapie mit forensischen Patienten. 2004. http://marianneringlerpreis.eu/preistraeger/ (aufgerufen 22.01.2013).
Lao Tse. Tao-Tê-King. Das heilige Buch vom Weg und von der Tugend. Ditzingen: Reclam 1997.
Larson M. Gender, Race and Aggression in Television Commercials that feature Children. Sex Roles: A Journal of Research 2003; 48: 67–75.
Lautmann R. Soziologie der Sexualität. Erotische Körper, intimes Handeln und Sexualkultur. München: Juventa 2002.
Leaper C, Anderson KJ, Sanders P. Moderators of gender effects on parents´ talk to their children: A meta-analysis. Developmental Psychology 1998; 34/1: 3–27.
Leimbach BT. Männlichkeit leben – Die Stärkung des Maskulinen. Hamburg: Ellert & Richter 2011.
Leithner-Dziubas K, Springer-Kremser M. Geschlechtsgebundene Aspekte in der Psychotherapie. Spectrum Psychiatrie 2009; 3: 14–16.
Lenz HJ. Gewalt und Geschlechterverhältnisse aus männlicher Sicht. In: Gahleitner SB, Lenz HJ (Hrsg.). Gewalt und Geschlechterverhältnisse. Interdisziplinäre und geschlechtersensible Analysen und Perspektiven. München: Juventa 2007. 21–52.
Lenz K, Adler M. Geschlechterverhältnisse: Einführung in die sozialwissenschaftliche Geschlechterforschung. Band 1. Weinheim: Juventa 2010.
Lenz K, Adler M. Geschlechterbeziehungen: Einführung in die sozialwissenschaftliche Geschlechterforschung. Band 2. Weinheim: Juventa 2011.
Leuner HC. Katathym-imaginative Psychotherapie (KiP). Fortgeführt von Eberhard Wilke. Stuttgart: Thieme 2005.
Levang E. Männer trauern anders. Freiburg i.B.: Herder 2002.
Lewin K. Feldtheorie in den Sozialwissenschaften: Ausgewählte theoretische Schriften. Bern: Huber 2012.
Liben L, Bigler R, Krogh H. Pink and blue collar jobs: Children´s judgment of job status and job aspirations in relation to sex of worker. Journal of Experimental Child Psychology 2001; 79/4: 346–363.
Lichtenberg JD, Lachmann FM, Fosshage JL. Das Selbst und die motivationalen Systeme. Zu einer Theorie psychoanalytischer Technik. Frankfurt a.M.: Brandes & Apsel 2000.
Limmer R. Mein Papa lebt woanders – Die Bedeutung des getrenntlebenden Vaters für die psycho-soziale Entwicklung seiner Kinder. In: Mühling T, Rost H (Hrsg.). Väter im Blickpunkt. Perspektiven der Familienforschung. Opladen: Barbara Budrich 2007. 243–267.
Linda E. Key Topics in Public health – Essential Briefings on Prevention and Health Promotion. München: Elsevier 2005.
Lissmann KP. Lob der Grenze. Kritik der politischen Unterscheidungskraft. Wien: Paul Zsolnay Verlag 2012.
Löffler-Stastka H. Das Geschlecht des Therapeuten/der Therapeutin. Auswirkungen der Geschlechtszugehörigkeit auf die psychotherapeutische Behandlungssituation. Neuropsychiatrie 2012; 26/2: 55–58.
Lothrop H. Gute Hoffnung – jähes Ende. München: Kösel 1998.

Ludewig K, Pflieger K, Wilken U, Jakobskötter G. Entwicklung eines Verfahrens zur Darstellung von Familienbeziehungen: Das Familienbrett. Familiendynamik 1983; 8: 235–251.

Ludewig K, Wilken U. Das Familienbrett. Ein Verfahren für die Forschung und Praxis mit Familien und anderen sozialen Systemen. Göttingen: Hogrefe 2000.

Luedtke J, Baur N. Die soziale Konstruktion von Männlichkeit. Opladen & Farmington Hills: Barbara Budrich 2008.

Luedtke J. Lebensführung in der Arbeitslosigkeit. Pfaffenweiler: Centaurus 1998.

Lurie N, Slater J, McGovern P, Ekstrum J, Quam L, Margolis K. Preventive Care for Women: Does the Sex of Physican Make a Differenz? The New England Journal of Medicine 1993; 329: 478–482.

Luy M, Wegner Ch. Lebe langsam, stirb alt. Geschlechterspezifische Mortalitätsforschung mit der Klosterstudie. Journal für Gynäkologische Endokrinologie 2011; 4: 18ff.

Lytton H, Romney DM. Parents´ differential socialization of boys and girls. A meta-analysis. Psychological Bulletin 1991; 109/2: 267–296.

Meade M. Die Männer und das Wasser des Lebens. Wege zur wahren Männlichkeit. München: Knaur 1996.

Metzger HG. Ein Zugang zum Mann. Deutsches Ärzteblatt 2012; PP 11/5: 216–217.

Meuser M. Ernste Spiele. Zur Konstruktion von Männlichkeit im Wettbewerb der Männer. In: Luedtke J, Baur N (Hrsg.). Die soziale Konstruktion von Männlichkeit. Hegemoniale und marginalisierte Männlichkeit in Deutschland. Opladen: Barbara Budrich 2008. 33–44.

Middendorf I. Der erfahrbare Atem in seiner Substanz. Paderborn: Junfermann 2008.

Mitscherlich A. Die Unfähigkeit, erwachsen zu werden. Psychoanalytiker Alexander Mitscherlich über die Krise in der Lebensmitte. Der Spiegel 1976; 31: 40–46.

Mitterlehner F. Warum darf man einen arbeitenden Menschen nicht ausschließlich unter ökonomischen Gesichtspunkten betrachten? Das Menschenbild der Integrativen Unternehmensethik, der Bibel und der Katholischen Soziallehre. Linz: Unveröffentlichte Diplomarbeit 2008.

Möller HJ, Laux G, Kapfhammer HP (Hrsg.). Psychiatrie und Psychotherapie. Band 1: Allgemeine Psychiatrie. Band 2: Spezielle Psychiatrie. Heidelberg: Springer 2008.

Möller-Leimkühler AM. Männer und Depression: geschlechtsspezifisches Hilfesuchverhalten. Fortschritte der Neurologie und Psychiatrie 2000; 68: 489–495.

Mondschein ER, Adolph KE, Tamis-LeMonda CS. Gender bias in mothers´ expectations about infant crawling. Journal of Experimental Child Psychology 2000; 77/4: 304–316.

Moser U, Zeppelin von I. Die Entwicklung des Affektsystems. Psyche 1996; 1: 33–84.

Mühling T, Rost H (Hrsg.). Väter im Blickpunkt. Perspektiven der Familienforschung. Opladen: Barbara Budrich 2007.

Nash A, Krawczyk R. Boy´s and girls´ rooms revisited: the contents of boy´s and girls´ rooms in the 1990´s. Vortrag vor der Conference on Human Development. Pittsburg, Pennsylvenia 1994.

Neumann G. Wenn das Altwerden zur Last wird. Alterssuizid, Prävention, Ausmaß der Verzweiflung. Diesseits 2008; 3/84: 12–14.

Newen A, Vogeley K. Selbst und Gehirn. Paderborn: Mentis 2000.

Nieschlag E, Schlatt St, Behre HM, Niesch S. WHO Laborhandbuch zur Untersuchung und Aufarbeitung des menschlichen Ejakulates. Heidelberg: Springer 2012.

Nitzschke B. Männerängste. Männerwünsche. München: Matthes & Seitz 1984.

O'Connell H, Chin AV, Cunningham C, Lawlor BA. Recent developments: suicide in older people. British Medical Journal 2004; 329: 895–899.

Ogrodniczuk JS, Piper WE, Joyce AS: Differences in men's and women's responses to short-term group psychotherapy. Psychotherapy Research 2004; 14: 231–243.

Orenstein P. Flux: Women on sex, work, love, kids, and life in a half-changed world. New York: Anchor Books 2000.

Otto R. Das Heilige. Über das Irrationale in der Idee des Göttlichen und sein Verhältnis zum Rationalen. München: Beck 1917.

Paul J. Wahrheit aus meinem Leben. In: Paul J. Dichtungen. Leipzig: Dieterich 1940.

Pech D. »Neue Männer« und Gewalt. Gewaltfacetten in reflexiven männlichen Selbstbeschreibungen. Opladen: Barbara Budrich 2002.

Peitz A. Chick Lit. Genrekonstituierende Untersuchung unter anglo-amerikanischem Einfluss. Frankfurt a.M.: Peter Lang Internationaler Verlag der Wissenschaft 2012.

Perrez M. Verhaltenstherapie – eine Technologie zur Mehrung der Humanität? In: Rüdiger D, Perrez, M. Anthropologische Aspekte der Psychologie. Salzburg: Otto Müller 1979; 92–103.

Peseschkian N. Psychosomatik und positive Psychotherapie. Transkultureller und interdisziplinärer Ansatz am Beispiel von 40 Krankheitsbildern. Berlin: Springer 1992.

Peseschkian N. 33 und eine Form der Partnerschaft. Frankfurt a. M.: Fischer 2004.

Peseschkian N. Wenn du willst, was du noch nie gehabt hast, dann tu, was du noch nie getan hast. Geschichten und Lebensweisheiten. Freiburg: Herder 2007.

Petzold HG. Integrative Therapie. Modelle, Theorien und Methoden für eine schulenübergreifende Psychotherapie. 1. Klinische Philosophie. Paderborn: Junfermann 1993a.

Petzold HG. Integrative Therapie. Modelle, Theorien und Methoden für eine schulenübergreifende Psychotherapie. 3. Klinische Praxeologie. Paderborn: Junfermann 1993b.

Petzold HG, Orth I (Hrsg.). Poesie und Therapie. Über die Heilkraft der Sprache: Poesietherapie, Bibliotherapie und Literarische Werkstätten. Bielefeld: Aisthesis (Edition Sirius) 2005.

Peukert R. Familienformen im sozialen Wandel. Wiesbaden: Verlag für Sozialwissenschaften 2008.

Pirkis J, Burgess Ph, Meadows G, Dunt D. Self-Reported Needs for Care Among Persons Who Have Suicidal Ideation or Who Have Attempted Suicide. Psychiatric Services 2001; 52/3: 381–383.

Platon. Kratylos. Berlin: Zenodot Verlagsgesellschaft 2011. 402AA6.

Pongratz LJ. Hauptströmungen der Tiefenpsychologie. Stuttgart: Kröner 1983.

Priggemeier S. Mann, ist der breit! Mächtiges Kreuz oder schmales Hemd: Unser Muskel-TÜV zeigt, wie gut Ihre Karosserie in Schuss ist, und nennt die besten Tipps fürs Feintuning. Men´s Health 2012; 6: 132f.

Rahm D, Otte H, Bosse S, Ruhe-Hollenbach H. Einführung in die Integrative Therapie. Grundlagen und Praxis. Paderborn: Junfermann 1993.

Reimer C, Eckert J, Hautzinger M, Wilke E. Grenzen der Psychotherapie. In: Reimer C, Eckert J, Hautzinger M, Wilke E. Psychotherapie. Ein Lehrbuch für Ärzte und Psychologen. Heidelberg: Springer 2007; 735–743.

Remberg B. Unfruchtbarkeit. www.kinderwunschpraxis-berlin.de/ihr-kinderwunsch/unfruchtbarkeit. (aufgerufen 22.01.2013).

Richter-Kuhlmann E. Zivilisationskrankheiten nehmen zu. Nach der Studie zur »Gesundheit Erwachsener in Deutschland« sind Adipositas und Diabetes auf dem Vormarsch. Die Untersuchung liefert Ansätze für die Prävention. Deutsches Ärzteblatt 2012; 109/26: A1376f.

Ridgeway CL, Correll SJ. Unpacking the gender system: A theoretical perspective on gender beliefs and social relations. Gender & Society 2004; 18: 510–531.

Rinehart MS, Kiselica MS. Helping Men With the Trauma of Miscarriage. Psychotherapy, Theory, Research, Practice, Training 2010; 47/3: 288–295.

Ringel E. Der Selbstmord. Abschluß einer krankhaften Entwicklung. Wien: Maudrich, 1953

Robert-Koch-Institut (Hrsg.). Studie zur Gesundheit von Kindern und Jugendlichen in Deutschland (KiGGS-Studie). Berlin 2006.

Robert-Koch-Institut (Hrsg.). Gesundheit in Deutschland aktuell. Berlin 2010.

Robinder PB, Richards M., What a Man wants: The Male Perspective on Therapeutic Alliance Formation, Psychotherapy Research 2011; 48/4: 381–390.

Rohde A, Marneros A (Hrsg.). Geschlechtsspezifische Psychiatrie und Psychotherapie. Ein Handbuch. Stuttgart: Kohlhammer 2007.

Rohde A. Frauenspezifische psychische Störungen in der Psychiatrie. In: Möller HJ, Laux G, Kapfhammer HP (Hrsg.). Psychiatrie und Psychotherapie. Band 2: Spezielle Psychiatrie. Heidelberg: Springer 2008; 1217–1234.

Rohde-Dachser Ch. Expedition in den dunklen Kontinent. Weiblichkeit im Diskurs der Psychoanalyse. Gießen: Psychosozial-Verlag 2003.

Rohr R. Der wilde Mann. Geistliche Reden zur Männerbefreiung. München: Claudius 2000.

Rohr R. Männer – Die Bibel. Meditationen auf dem Weg zur Freiheit. München: Kösel 2011.

Rost WD. Psychoanalyse des Alkoholismus. Theorie, Diagnostik, Behandlung. Stuttgart: Klett-Cotta 1994.

Roth G. Wie das Gehirn die Seele macht. In: Giampieri-Deutsch P. (Hrsg.) Psychoanalyse im Dialog der Wissenschaften. Band. 2: Anglo-amerikanische Perspektiven. Stuttgart: Kohlhammer 2004; 171–191.

Rudolf G, Stratmann H. Psychogene Störungen bei Männern und Frauen. Zeitschrift für psychosomatische Medizin 1989; 35: 201–219.

Rüger U, Dahm A, Kallinke D. Faber/Haarstrick. Kommentar Psychotherapie Richtlinien. München: Urban & Fischer 2011.
Sartre JP. Das Spiel ist aus. Hamburg: Rowohlt 1984.
Satir V, Banmen J, Gerber J. Das Satir-Modell. Familientherapie und ihre Erweiterung. Paderborn: Junfermann 2007.
Scheub U. Heldendämmerung. Die Krise der Männer und warum sie auch für Frauen gefährlich ist. München: Pantheon 2010.
Scheuermann Ch. Ortstermin: beim 30. Deutschen Männertreffen ist es sexy, schwach zu sein. Der Spiegel 2012; 22: 59.
Schirach F. Schuld. München: Piper (E-book-Ausgabe) 2012.
Schlichtermann K. Suizid im Alter – Härtere Methoden als bei Jüngeren, TAZ: 29.6.2009.
Schmidt G, Matthiesen S, Dekker A, Stark K. Spätmoderne Beziehungswelten. Report über Partnerschaft und Sexualität in drei Generationen. Wiesbaden: Verlag für Sozialwissenschaften 2006.
Schmidt W. Männer trauern anders. www.badische-zeitung.de/deutschland-1/maenner-trauern-anders--21864002.html. (aufgerufen 22.01.2013).
Schmidtke A, Weinacker B, Löhr C. Epidemiologie von Suizid und Suizidversuch in Deutschland. Psycho 2002; 28/ 11+12: 578–588.
Schmitz H. System der Philosophie. Der Leib. Zweiter Teil. Bonn: Bouvier Verlag Herbert Grundmann 1987.
Schmuck P, Nagels N, Brody C. Studying gender consciousness in single-sex and coeducational high schools. In: Datnow A, Hubbard L (Hrsg.). Gender in Policy and Practice: Perspectives on single-sex and coeducational Schooling. New York: Routledge 2002.
Schnack D, Neutzling R. Die Prinzenrolle. Über die männliche Sexualität. Hamburg: Rowohlt 1993.
Scholz S. Männlichkeit und Erwerbsarbeit bei ostdeutschen Männern. Paradoxe Identitätskonstruktionen. In: Luedtke J, Baur N (Hrsg.). Die soziale Konstruktion von Männlichkeit. Hegemoniale und marginalisierte Männlichkeit in Deutschland. Opladen: Barbara Budrich 2008. 105–121.
Schönenborn M. Patchwork-Familien. www.brigitte.de/gesellschaft/politik-gesellschaft/patchwork-51530. (aufgerufen 22.01.2013).
Schulte-Herbrüggen O, Heinz A. Psychische Traumatisierung bei Soldaten: Herausforderung für die Bundeswehr. Deutsches Ärzteblatt 2012; PP/9: 416–417.
Schulz H, Barghaan D, Harfst T, Koch U. Gesundheitsberichterstattung des Bundes Heft 41, Psychotherapeutische Versorgung. Berlin: Robert-Koch-Institut 2008.
Seiwert LJ. Wenn du es eilig hast, gehe langsam. Mehr Zeit in einer beschleunigten Welt. Frankfurt a. M.: Campus 2005.
Sellschopp-Rüppell A, Dinger-Broda A. Geschlechtsspezifische Aspekte in der Psychotherapie. In: Senf W, Broda M (Hrsg.). Praxis der Psychotherapie. Stuttgart: Thieme 2005: 114–119.
Shafy S. Crash der Alpha-Männchen. Der Spiegel 2012; 27: 111.

Sigusch V. Neosexualität. Über den kulturellen Wandel von Liebe und Perversion. Frankfurt a.M.: Campus (Kindle-Ausgabe) 2005.
Sinclair S, Hardin CD, Lowery BS. Self-stereotyping in the context of multiple social identities. Journal of Personalized Medicin 2006; 4: 529–542.
Sommer F. VigorRobic. Potenter durch gezieltes Fitnesstraining. Aachen: Meyer & Meyer 2008.
Sommer F. VigorRobic vs. Viagra vs. Placebo. Poster. http://www.maennergesundheit.info/publikationen_wissenschaft.html. (aufgerufen 22.01.2013).
Sonneck G. Suizid des alten Menschen, Österreichische Ärztezeitung 2006; 11: 38–47.
Sonneck G. Kapusta N, Kapitany T. Krisenintervention. Österreichische Ärzte Zeitung 2011; 4: 34–44.
Sonnenmoser M. Psychotherapie und Geschlechtsspezifische Aspekte: Theoretisches Desinteresse. Deutsches Ärzteblatt 2007; PP/6: 232.
Sonnenmoser M. Hausaufgaben in der Psychotherapie – Noch unentdecktes Potential, Deutsches Ärzteblatt 2010; PP/9: 16–17.
Sonnenmoser M., Psychotherapie mit Männern. Was sie wirklich wollen. Deutsches Ärzteblatt 2011; PP/9: 405f.
Spiegel Y. Der Prozeß des Trauerns. Analyse und Beratung. München: Kaiser 1990.
Spielberg P. Die Leiden des starken Geschlechts. Deutsches Ärzteblatt 2011; PP/7: 315f.
Stangl W. Arbeitsblätter. http://arbeitsblaetter.stangl-taller.at/ (aufgerufen 22.01.2013).
Statistisches Bundesamt. Bevölkerung und Erwerbstätigkeit. Natürliche Bevölkerungsbewegung. Fachserie 1.1.1. Wiesbaden 2010a.
Statistisches Bundesamt. DeStatis. Statistisches Jahrbuch 2010. (www.destatis.de) Wiesbaden 2010b.
Statistisches Bundesamt. Gesundheit. Diagnosedaten der Patienten und Patientinnen in Krankenhäusern. Fachserie 12.6.2.1. Wiesbaden 2009.
Statistisches Bundesamt. Hochschulen auf einen Blick. Wiesbaden 2012.
Statistisches Bundesamt. Strafvollzug – Demographische und kriminologische Merkmale der Strafgefangenen. Fachserie 10.4.18. Wiesbaden 2011.
Statistisches Bundesamt. Wo bleibt die Zeit? Die Zeitverwendung der Bevölkerung in Deutschland 2001/02. Wiesbaden 2003.
Stern DN. Die Lebenserfahrungen des Säuglings. Stuttgart: Klett-Cotta 1996.
Stiegler B. Die Logik der Sorge. Verlust der Aufklärung durch Technik und Medien. Frankfurt a. M.: Suhrkamp 2008.
Stier B. Weissenrieder N. Jugendmedizin: Gesundheit und Gesellschaft. München: Springer 2006.
Straus E. Der Mensch als fragendes Wesen. Jahrbuch für Psychologie und Psychotherapie 1952; 1: 139–153.
Süfke B. Männerseelen, Düsseldorf: Patmos 2008.
Techniker Krankenkasse (Hrsg.). Gesundheitsreport 2011. http://www.tk.de/tk/broschueren-und-mehr/studien-und-auswertungen/gesundheitsreport-2011/281904 (aufgerufen 22.01.2013).
Thomä H, Kächele H. Lehrbuch der psychoanalytischen Therapie. Band 2: Praxis. Heidelberg: Springer 1997.

Tritt K, Nickel M, Mitterlehner F, Nickel C, Forthuber P, Leiberich P, Rother W, Loew Th. Chronic fatigue and indicators of long-term employment disability in psychosomatic inpatients. Wiener Klinische Wochenschrift 2004; 116/ 5–6: 182–189.

Tyson P, Tyson RL. Lehrbuch der psychoanalytischen Entwicklungspsychologie. Stuttgart: Kohlhammer 2001.

van de Beek C, van Goozen SHM, Buitelaar JK, Cohen-Kettenis PT. Prenatal sex hormones (maternal and amniotic fluid) and gender-related play behavior in 13-month-old infants. Archives of Sexual Behavior 2009; 38: 6–15.

Vennemann A, Holtz-Bacha Ch. Mehr als Frühjahrsputz und Südseezauber? Frauenbilder in der Fernsehwerbung und ihre Rezeption. In: Holtz-Bacha Ch. Stereotype? Frauen und Männer in der Werbung. Wiesbaden: Verlag für Sozialwissenschaften 2008. 76–106.

Vogelmann W. Weggefährtenschaft an Lebensübergängen: Kirchliche Männerarbeit. In: Bischöfliches Ordinariat der Diözese Rottenburg Stuttgart (Hrsg.). Männernetzwerk 2005; 1/1: 49–53.

von Franz ML, Henderson JL. Der Mensch und seine Symbole von Carl G. Jung. Düsseldorf: Walter-Verlag 1999.

von Thun S. Miteinander reden 3 – Das 'innere Team' und situationsgerechte Kommunikation. Reinbeck: Rowohlt 1998.

von Uexküll T. Psychosomatik als Suche nach dem verlorenen lebenden Körper. Psychotherapie, Psychosomatik, Medizinische Psychologie 1991; 41: 482–488.

Wagner D. Behandlung von akuten und posttraumatischen Belastungsstörungen bei Einsatzkräften der Feuerwehr. Psychotherapeut 2001; 46: 398–401.

Wehr G. »Nirgends, geliebte, wird Welt sein als innen«. Lebensbilder der Mystik im 20. Jahrhundert. München: Gütersloher Verlagshaus (e-book-Ausgabe) 2011.

Wehrli U. Kunst aufräumen. Zürich: Kein & Aber 2002.

Weltgesundheitsorganisation WHO. Ottawa Charter for Health Promotion 1986. http://www.euro.who.int/de/who-we-are/policy-documents/ottawa-charter-for-health-promotion,-1986. (aufgerufen 22.01.2013).

Weltgesundheitsorganisation WHO. Psychische Gesundheit. www.who.int/ features/qa/62/en/index.html. (aufgerufen 22.01.2013).

Wide J. Effect of gender socialization on the presentation of depression among men: A pilot study. Canadian Family Physician 2011; 57: 74–78.

Wilber K. Integrale Vision. Eine kurze Geschichte der integralen Spiritualität. München: Kösel 2009.

Wilkins D. (Hrsg.). Untold Problems. A review of the essential issues in the mental health of men and boysr London: The Men´s Health Forum. 2010.

Williams CL. The glass escalator: Hidden advantages for men in the «female" professions. Social Problems 1992; 23/1: 253–266.

Wikipedia. http://de.wikipedia.org/wiki/Yoga. (aufgerufen 22.01.2013).

Wingfield A. Racializing the glass escalator: Reconsidering mens´s experiences with women´s work. Gender & Society 2009; 23/1: 5–26.

Winnicott DW. Von der Kinderheilkunde zur Psychoanalyse. Frankfurt a. M.: Fischer 1983.

Wippermann C. Calmbach M. Wippermann K. Männer: Rolle vorwärts, Rolle rückwärts? Identitäten und Verhalten von traditionellen, modernen und postmodernen Männern. Opladen & Farmington Hills: Barbara Budrich 2009.

Wittchen HU, Jacobi F, Klose M, Ryl L. Gesundheitsberichterstattung des Bundes Heft 51, Depressive Erkrankungen. Berlin: Robert-Koch-Institut 2010.

Wolfersdorf M, Schulte-Wefers H, Straub R, Klotz T. Männer-Depression: Ein vernachlässigtes Thema – ein therapeutisches Problem. Blickpunkt Der Mann 2006; 4/2: 6–9.

Wolff LW. MannsBilder. Von Männern. München: dtv 1993.

Wurmser L. Flucht vor dem Gewissen. Analyse von Über-Ich und Abwehr bei schweren Neurosen. Berlin: Springer 1993.

www.mantherapy.org. online mental health awareness campaign. Colorado 2012. (aufgerufen 22.01.2013).

Wyss D. Das Menschenbild in der integrativen Psychotherapie. In: Rüdiger D, Perrez, M. Anthropologische Aspekte der Psychologie. Salzburg: Otto Müller 1979, 137–148.

Yildirim-Fahlbusch Y. Kulturelle Missverständnisse. Die Beziehung zwischen deutschen Ärzten und ihren türkischen Patienten gestaltet sich oft schwierig. Sprachprobleme sind dabei nur die Spitze des Eisberges. Deutsches Ärzteblatt 2003; 18: C928–C930.

Zartler U. Die Kernfamilie als Ideal. Zur Konstruktion von Scheidung und Nachscheidungsfamilien. Zeitschrift für Familienforschung 2012; 24/1: 67–84.

Zukunftsinstitut (Hrsg.). Die Männerstudie. Strategien für ein erfolgreiches Marketing. Kelkheim 2008.

Zulehner PM, Volz R. Männer im Aufbruch. Wie deutsche Männer sich selbst und wie Frauen sie sehen. Ellwangen: Schwabenverlag 1999.

Zurstiege G. Mannsbilder – Männlichkeit in der Werbung. Zur Darstellung von Männern in Anzeigenwerbung der 50er, 70er und 90er Jahre. Opladen: Westdeutscher Verlag 1998.